NOUVEAU MANUEL

DE

MÉDECINE VÉTÉRINAIRE

HOMOEOPATHIQUE

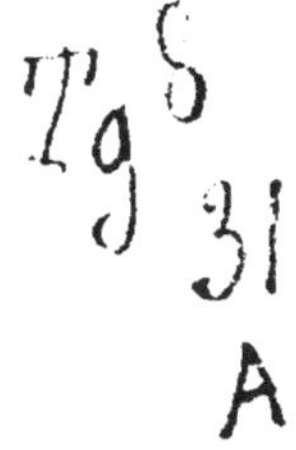

SUR LE MÊME SUJET :

Dictionnaire vétérinaire homœopathique, ou Guide homœopathique pour traiter soi-même les maladies des animaux domes ·
tiques, par J. PROST-LACUZON, membre correspondant de la Société
homœopathique de France, et H. BERGER, élève des Écoles vétérinaires, ancien vétérinaire de l'armée. Paris, 1865, in-18 jésus de
486 pages.   4 fr. 50

Manuel de médecine vétérinaire homœopathique, à l'usage
du vétérinaire, du propriétaire de troupeaux et du cultivateur,
indiquant le traitement des maladies de tous les animaux domestiques, la composition d'une pharmacie vétérinaire et le moyen de
se la procurer, par LOTZBEK ; traduit de l'allemand par Sarrazin.
Paris, 1837, in-18.   3 fr. 50

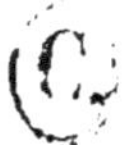

PARIS. — IMPRIMERIE DE E. MARTINET, RUE MIGNON, 2.

NOUVEAU MANUEL

DE

MÉDECINE VÉTÉRINAIRE

HOMŒOPATHIQUE

OU

TRAITEMENT HOMŒOPATHIQUE DES MALADIES

DU CHEVAL, DES BÊTES BOVINES, DES BÊTES OVINES
DES CHÈVRES, DES PORCS ET DES CHIENS

A l'usage des vétérinaires, des propriétaires ruraux, des fermiers, des officiers de cavalerie
et de toutes les personnes chargées du soin des animaux domestiques

Par F. A. GUNTHER

TRADUIT DE L'ALLEMAND SUR LA TROISIÈME ÉDITION

Par P. J. MARTIN

Médecin vétérinaire, ancien élève des écoles vétérinaires

—

Deuxième Édition

REVUE ET CORRIGÉE

Avec 34 figures intercalées dans le texte

———

PARIS

J.-B. BAILLIÈRE ET FILS

LIBRAIRES DE L'ACADÉMIE DE MÉDECINE

19, rue Hautefeuille, 19

1871

PRÉFACE.

L'incalculable utilité que l'esprit inventif de l'homme sait tirer des animaux domestiques, leur assigne une place parmi les biens dont on peut le moins se passer, et comme la fortune du propriétaire dépend souvent de leur conservation, on s'est attaché dans tous les temps à découvrir des moyens propres à combattre les maladies qui peuvent mettre leur existence en danger.

En effet, nous trouvons déjà des traces de la médecine vétérinaire, et surtout de l'hippiatrique, dans les plus anciens écrivains de la Grèce : Homère (1000 ans avant J.-C.) et Hérodote (né en 484 avant J.-C.) en font mention, et Xénophon (né en 446 avant J.-C.) cite des vétérinaires grecs, par exemple, Simon d'Athènes. L'empereur Constantin Porphyrogénète (né en 770) fit rédiger un recueil d'anciens ouvrages (1), que le médecin J. de la Ruelle traduisit

(1) *Hippiatrique.*

en latin, par ordre de François Ier (1). Hippocrate (né en 460 avant J.-C.) s'était livré à la dissection des animaux, et Galien (né en 131) a fait l'application à l'homme des connaissances anatomiques acquises de cette manière. Aristote (né en 384 avant J.-C.) donne aussi (2) beaucoup de détails sur la médecine vétérinaire de son temps.

Cependant Columelle (au milieu du premier siècle de notre ère) est le premier qui consacre un chapitre particulier aux maladies du cheval. Il ne nous reste rien des écrits que Celse, médecin romain du temps d'Auguste, avait composés à ce sujet. Au quatrième siècle, Végèce (3) rédigea un ouvrage en huit livres.

On ne trouve plus rien ensuite sur la médecine vétérinaire jusqu'en 1598, époque à laquelle un Italien, Carlo Ruini, donna un traité de l'anatomie du cheval (4). Depuis lors, les écuyers de la France et de l'Angleterre s'occupèrent beaucoup de l'hippiatrique.

Enfin, lorsque au commencement du dix-huitième siècle, de cruelles épizooties étendirent leurs ravages sur l'Europe entière, les gouvernements engagèrent les médecins les plus célèbres du temps à en faire le

(1) Jean de la Ruelle, *Interpretatio latina scriptorum græcorum de medicina veterinaria*. Parisiis, 1530, in-fol. — Voyez aussi *Veterinariæ medicinæ* lib. II. Basileæ, 1537.

(2) Aristote, *Histoire des animaux*, texte grec, avec la traduction par Camus. Paris, 1783, 2 vol. in-4.

(3) P. Vegetii, *Artis veterinariæ* lib. VIII.

(4) C. Ruini, *Dell' infirmita del Cavallo*. Bologna, 1598, in-fol.

sujet de leurs études et à chercher les moyens de les combattre. Telle fut la source des écrits que publièrent Ramazzini et Lancisi en Italie, Sauvages, Vicq d'Azyr (1) et Paulet (2) en France, et P. Camper en Hollande. Les pertes qu'on avait éprouvées appelèrent l'attention générale sur la médecine vétérinaire, et l'on créa des écoles spéciales, dans lesquelles cependant le Cheval seul fut pris en considération, de sorte qu'il s'écoula du temps encore avant qu'on acquît d'égales lumières sur les maladies des bêtes bovines et ovines.

Mais, malgré tous ces efforts, la médecine vétérinaire demeura dans le plus triste état jusque vers la fin du siècle dernier. Elle était soumise à un empirisme grossier, de sorte qu'elle se bornait presque à un catalogue de noms de maladies, et à une liste de recettes, et qu'elle n'avait pour ainsi dire aucune tendance scientifique. D'ailleurs, elle se trouvait disséminée entre les mains d'autant d'exploiteurs qu'on comptait d'animaux divers ; les écuyers s'occupaient des maladies du cheval, les bergers de celles des bœufs et des brebis, les chasseurs de celles des chiens, et fort souvent les bourreaux, les maréchaux ferrants

(1) Vicq d'Azyr, *Exposé des moyens curatifs et préservatifs qui peuvent être employés contre les maladies pestilentielles des bêtes à cornes.* Paris, 1776, in-8.

(2) Paulet, *Recherches historiques et physiques sur les maladies épizootiques, avec les moyens d'y remédier.* Paris, 1775, 2 vol. in-8.

accaparaient tout ce qu'on savait en médecine vétérinaire, surtout par rapport aux maladies de nos grands
animaux domestiques.

Quoique les épizooties et la question de l'amélioration des races eussent donné de l'importance à la médecine vétérinaire, elle ne s'élevait pas au rang d'une
véritable science, parce que ce n'était pas en elle-
même, mais dans la médecine humaine, qu'elle allait
chercher ses éléments de progrès. Aussi continuait-
elle d'être, comme par le passé, un chaos de manœuvres empiriques, couvert seulement d'un vernis
scientifique. On ne pouvait surtout pas se détacher
du fâcheux préjugé qu'elle est une branche de la médecine humaine, tandis qu'au contraire la médecine
humaine n'est qu'une ramification de la vétérinaire.
A la vérité, même à présent, elle ne peut point encore
se passer des emprunts qu'elle fait à sa sœur ; cependant on commence à se défier des secours qu'elle en
reçoit, et l'on remarque aujourd'hui une tendance
bien prononcée à rechercher en elle-même les ressources qui doivent la porter au rang de science.

Tel est à peu près le point de vue sous lequel la
médecine vétérinaire, considérée d'une manière générale, se présente aujourd'hui à nos yeux. Elle s'occupe plus encore à colliger des observations et des
faits particuliers, qu'à les réunir en corps de doctrine.
Cependant tout porte à espérer qu'elle finira par con-
quérir son indépendance, sans toutefois rompre les

liens qui doivent la tenir unie à la médecine en général.

Les branches de la vétérinaire ne sont point arrivées toutes au même degré de développement. En première ligne se place la médecine des chevaux, puis celle des chiens et des bêtes bovines, ensuite celle des brebis et des chèvres, enfin celle des porcs, la plus négligée de toutes. Cette différence tient au plus ou moins d'importance que nous attachons aux animaux.

Le cheval a été, de tous les temps, celui qui a eu le plus de prix pour l'homme (1); mais cette valeur, il ne l'a qu'autant qu'il jouit d'une bonne santé et peut rendre les services qu'on attend de lui; de là, les soins qu'on lui prodigue en général, et surtout quand il tombe malade. D'ailleurs, l'habitude qu'il a contractée de vivre avec l'homme, fait qu'il se prête plus qu'aucun autre animal à des modes de traitement fort différents.

De même, le chien, notre compagnon fidèle (2), a acquis une valeur souvent plus imaginaire que réelle, et nous veillons au maintien de sa santé.

Quant aux maladies des bêtes à cornes, il a fallu les épizooties dévastatrices du siècle dernier pour appeler l'attention sur elles.

(1) *Voy.* A. E. Brehm, *La vie des animaux*. Paris, 1870, t. II, p. 296.

(2) *Voy.* Brehm, *loc. cit.*, t. I, p. 318.

La médecine des bêtes ovines ne date guère non plus que de l'introduction des races étrangères.

Quant à celle du porc, si elle est au-dessous de toutes les autres, c'est qu'on s'occupe encore peu de l'élève de cet animal.

Ce qui vient d'être dit s'applique à plus forte raison à la vétérinaire populaire, qui, on le conçoit aisément, ne pouvait commencer à sortir de l'enfance qu'autant que la vétérinaire elle-même prenait un caractère réellement scientifique. Quand on comprit l'étendue et les difficultés de cette science, quand on sentit le besoin de l'établir sur l'observation, sur l'expérience, on mit en doute la possibilité, la nécessité et l'utilité d'une vétérinaire populaire.

Mais à peine eut-on commencé à classer les faits péniblement réunis, et à en faire la base d'un édifice à peu près scientifique, on crut n'avoir rien de plus pressé que de les mettre à la portée du peuple, et de faire un médecin rationaliste de chaque propriétaire de bestiaux. Or, comme on se plaçait ainsi sous un faux point de vue, on ne manqua pas non plus de se heurter contre des écueils. La littérature fut surchargée d'ouvrages populaires, dont la plupart n'étaient que des spéculations indignes de la science, et ne répondaient nullement aux besoins de l'époque. Il s'ensuivit que la médecine vétérinaire redescendit au point où elle se trouvait jadis, avec cette seule différence qu'elle fut mise entre les mains de tout le monde, au lieu d'appartenir exclusivement à quelques-uns, qu'elle redevint un simple catalogue des maladies, à chacune desquelles on croyait pouvoir rattacher un remède toujours efficace, un spécifique. Malheureusement, le mal qui résulte de là est grand, non-seulement pour la science et ceux qui s'y livrent, mais encore pour le public, qu'un préjugé enraciné empêche de reconnaître, la plupart du temps, qu'à lui seul doivent être attribués les préjudices dont il est victime.

Cependant il est permis aujourd'hui d'espérer que la vétérinaire populaire prendra peu à peu une autre forme, plus appropriée à son but, car il ne manque pas de personnes qui en ont senti la portée, et dont les efforts tendent à lui imprimer la véritable direction qu'elle doit prendre (1).

A l'homœopathie surtout il était réservé de lui ouvrir une nouvelle carrière, en lui apprenant à individualiser les maladies, à les regarder et à les traiter comme des faits particuliers, à ne plus s'inquiéter, ainsi que faisait l'ancienne école, de leur nom, de leur genre, de leur espèce, et à ne plus croire qu'on

____

(1) Chauveau et Arloing, *Traité d'anatomie comparée des animaux domestiques*, 2ᵉ édition. Paris, 1871, 1 vol. in-8, avec 250 fig. — G. Colin, *Traité de physiologie comparée des animaux domestiques*, 2ᵉ édition. Paris, 1871, 2 vol. in-8, avec 200 fig. — Galisset et Mignon, *Nouveau traité des vices rédhibitoires, ou Jurisprudence vétérinaire*, 3ᵉ édition. Paris, 1864. — Lacassin, *Guide pratique du vétérinaire, ou Mémento thérapeutique*. Paris, 1865, in-18.

en connaît le remède dès qu'on est parvenu à leur
imposer un nom (1).

Toutefois, quelques progrès que la vétérinaire ait
faits en s'engageant dans cette voie nouvelle, elle n'en
est pas moins fort imparfaite encore, attendu qu'il y
a des maladies que nous pouvons reconnaître, mais
que nous ne saurions guérir, et d'autres qu'il n'est en
notre puissance ni de connaître ni de guérir. On peut
sans doute espérer que cette imperfection deviendra
de moins en moins sensible; mais il n'en demeure pas
moins vrai que, par des causes faciles à apprécier, la
vétérinaire doit rencontrer des limites qu'il ne lui sera
point permis de franchir. Il ne manque pas parmi
les homœopathes, d'enthousiastes qui prétendent
tout guérir; mais l'expérience est là, qui trop souvent
leur donne un démenti formel. Ici, comme partout,
s'applique l'ancien adage : « Le plus savant est celui
qui sent le mieux combien il sait peu de chose, tandis
que le demi-savant s'imagine tout savoir. »

31 mars 1871.

(1) *Voy.* Lotzbeck, *Manuel de médecine vétérinaire*, traduit de
l'allemand par Sarrazin. Paris, 1837, in-18. — Prost-Lacuzon et
H. Berger, *Dictionnaire vétérinaire homœopathique, ou Guide pour
traiter soi-même les maladies des animaux domestiques.* Paris, 1865,
1 vol. in-18 jésus.

MÉDECINE VÉTÉRINAIRE

HOMŒOPATHIQUE

INTRODUCTION

I

De l'homœopathie en général.

Homœopathie est un nom tiré du grec, par lequel Hahnemann a désigné une doctrine médicale (1), fondée sur les lois immuables de la nature, que les brillants résultats auxquels elle est arrivée depuis une trentaine d'années environ, répandent chaque jour de plus en plus dans les contrées civilisées de l'Europe, de l'Asie, de l'Amérique et même de l'Afrique, et dont les principes sont en opposition directe avec ceux de l'école ancienne.

L'ancienne école, à laquelle ses partisans donnent

(1) Hahnemann, *Exposition de la doctrine médicale homœopathique, ou Organon de l'art de guérir*, traduit de l'allemand, par A.-J.-L. Jourdan. 4ᵉ édition. Paris, 1856. — Hahnemann, *Doctrine et traitement des maladies chroniques*, trad. par A.-J.-L. Jourdan. 2ᵉ édition. Paris, 1846, 3 vol. in-8. — Hahnemann, *Études de médecine homœopathique*. Paris, 1855, 2 vol. in-8.

l'épithète ambitieuse de *rationnelle*, mais à laquelle Hahnemann applique avec plus de raison celle d'*allopathique*, pour indiquer en quoi elle diffère de la sienne, emploie dans le traitement des maladies des moyens contraires aux symptômes de ces dernières, par exemple, les échauffants contre le froid, les rafraîchissants contre la chaleur fébrile, ou des substances capables, par elles-mêmes, de susciter une maladie n'ayant aucun rapport avec celle qu'elles sont appelées à combattre. Cette dernière méthode est celle qui mérite, à proprement parler, la dénomination d'*allopathie*, l'autre étant désignée par celle d'*antipathie*.

Partant d'un principe tout opposé, l'homœopathie ne combat les maladies que par des substances qui, prises à grandes doses, ont le pouvoir d'en faire naître une analogue chez l'homme bien portant (1).

Quant à ce qui concerne le principe fondamental de l'homœopathie, il est bien connu que, sans avoir le moindre soupçon de la nouvelle doctrine, on l'a depuis longtemps déjà pris pour guide dans le choix d'une foule de moyens domestiques, dont l'efficacité est bien connue. Ainsi, après s'être brûlé le doigt, on l'expose au feu, et l'on guérit ainsi très-bien le mal par un moyen qui le produirait sur un autre doigt sain. De même une goutte de cire d'Espagne brûlante, qui tombe sur la main, n'est suivie d'aucun accident, lorsque, triomphant de la douleur qu'elle cause, on la laisse refroidir sur place, au lieu de

____

(1) *Voy.* Jahr, *Principes et règles qui doivent guider dans la pratique de l'homœopathie. Exposition raisonnée des points essentiels de la doctrine médicale de Hahnemann.* **Paris, 1857, in-8.**

l'enlever brusquement. Quand le moissonneur se sent trop échauffé, il boit de l'eau-de-vie, qui le rafraîchit, tandis que l'homme qui voyage en hiver avale de la bière froide, qui le réchauffe. On plonge un membre gelé dans la neige, qui suffirait pour geler un membre sain. L'allopathie elle-même est redevable d'un grand nombre de ses plus beaux résultats à l'emploi qu'elle fait de moyens aptes à provoquer des symptômes morbides analogues chez un sujet bien portant, car elle fait naître la maladie artificielle de la vaccine pour préserver de la variole; elle prescrit le soufre contre la gale, le mercure contre la syphilis, le quinquina contre certaines fièvres, et tous ces moyens produisent chez l'homme en santé des phénomènes analogues à ceux que, par leur secours, elle veut faire disparaître chez les malades.

Au premier aperçu, il semble surprenant qu'une substance, capable de faire naître une certaine maladie chez un homme bien portant, jouisse aussi de la propriété de guérir cette même maladie. Mais ce phénomène trouve une explication satisfaisante dans le fait mille et mille fois constaté par l'expérience, que quand à une maladie déjà existante vient s'en joindre une nouvelle qui a plus ou moins d'affinité avec elle, la nouvelle maladie éteint et fait cesser l'ancienne, si elle l'égale ou la surpasse de très-peu en intensité, de même que la lumière du soleil empêche d'apercevoir celle des étoiles ou d'une bougie, de même encore que deux boules, animées d'une égale force de propulsion, qui viennent à se rencontrer, s'arrêtent sur-le-champ.

Fort de ces expériences, l'homœopathe n'a donc plus à s'inquiéter que d'une seule chose, c'est-à-dire de provoquer une maladie *artificielle*, qui ressemble le plus possible à la maladie *naturelle* existante, condition indispensable pour rétablir la santé. Mais comme, d'après une loi connue de tout le monde, deux forces ne se détruisent réciproquement qu'autant qu'elles se ressemblent sous le point de vue de leurs effets, il faut encore calculer si bien le degré de la maladie artificielle à laquelle on donne lieu, qu'elle dépasse bien la maladie naturelle, mais que son excès d'intensité se réduise à très-peu de chose, sans quoi, à la place de la maladie naturelle, qui s'éteindrait, on aurait une maladie artificielle, qui persisterait; il ne doit donc rien rester de cette dernière, pour que la guérison homœopathique ait lieu. Je crois nécessaire d'entrer ici dans quelques détails à l'égard de ces deux conditions.

On vient de voir que le médecin homœopathiste guérit en suscitant, par des médicaments, une maladie factice, aussi analogue que possible à la maladie naturelle. Les idées accréditées par l'ancienne école semblent donner à penser qu'il y a là une double contradiction. Comment? vous prétendez guérir en provoquant une maladie nouvelle, et vous avez même recours à des médicaments pour faire naître cette maladie! Cherchons d'abord à concevoir une idée nette du médicament et de la manière dont il agit sur l'organisme vivant. La légitimité du procédé homœopathique deviendra ensuite aussi claire que le jour.

L'idée que l'allopathie nous a transmise des médicaments est tout à fait inexacte. Qu'un homme vienne à tomber malade, il envoie chercher le médecin. Celui-ci écrit une recette, et prescrit un mélange de deux, trois, quatre substances, auxquelles il attribue des vertus curatives. Le malade avale ce mélange avec d'autant plus de confiance que, raisonnant d'après un ancien dicton, il s'imagine qu'une grande quantité de remèdes est nécessaire pour triompher d'une forte maladie. Le préjugé qui fait attribuer des propriétés curatives *absolues* aux substances provenant d'une officine, a été poussé si loin que certains partisans de l'ancienne école, alors même qu'ils ne ressentaient aucune incommodité, se droguaient encore, dans l'espoir d'arriver ainsi à quelque chose de plus que la santé. Quelle déplorable erreur ! Un médicament est un produit quelconque de la nature, qui détermine, dans la manière d'être du corps vivant, des changements incompatibles avec l'état ordinaire de la santé (1). Les poisons eux-mêmes sont donc en ce sens des médicaments, à la vérité doués d'une action très-puissante, et dont une très-petite dose suffit pour provoquer des modifications, des accidents. Cette aptitude à faire naître un changement dans la manière d'être est donc la seule particularité qui distingue les médicaments des aliments. Cependant, comme la nature ne fait jamais de sauts, qu'elle procède toujours par des nuances insensibles, il existe aussi, parmi les aliments, un certain nombre de substances qui, indépendamment du principe alibile, possèdent une dose

---

(1) *Voy.* sur la matière médicale et la thérapeutique homœopathique : Bœnninghausen, *Manuel de thérapeutique médicale homœopathique*, trad. par D. Roth. Paris, 1846, in-18. — Teste, *Systématisation de la matière médicale homœopathique*. Paris, 1853, in-8. — Espanet, *Traité méthodique et pratique de matière médicale et de thérapeutique, basé sur la loi des semblables*. Paris, 1861, in-8.

plus ou moins forte de vertu médicinale, de manière que, fort souvent, surtout lorsqu'on les prend en grande quantité, elles donnent lieu à des incommodités, par l'influence médicinale qu'elles exercent sur le corps, et qui, bien qu'émoussée par l'effet d'une longue habitude, n'en devient pas moins très-sensible dans une foule de circonstances. Mais, de même que les aliments passent aux poisons par une gradation insensible, de même aussi les poisons diffèrent beaucoup les uns des autres, eu égard à l'intensité de leur action. Il n'y a donc pas de poison absolu dans la nature, car tous les poisons, employés à propos et d'une manière convenable, deviennent des médicaments, tout comme les choses les plus innocentes en elles-mêmes peuvent devenir, par l'abus qu'on en fait, des poisons qui mettent l'existence en danger.

Ainsi, tous les médicaments produisent une modification dans la manière d'être, et tout ce qui peut déterminer un semblable effet est médicament. Donc, lorsqu'un homme bien portant prend un médicament, il devient plus ou moins malade, suivant le degré d'énergie de cette substance; car tout changement dans la manière d'être ne peut être que *maladie* chez une personne qui se porte bien, ou *santé* chez un individu malade : il n'y a pas moyen de concevoir un troisième cas. Donc aussi les médicaments peuvent être appelés *remèdes* ou *moyens curatifs*, en tant qu'ils modifient l'état d'un malade, et la mission du vrai médecin est de savoir les bien choisir, les employer à propos.

Si nous cherchons comment la substance modifiante (médicament) agit sur l'organisme vivant, nous sommes conduits aux propositions suivantes,

qui font bien ressortir toute l'importance de la méthode homœopathique.

L'organisme, c'est-à-dire l'ensemble de toutes les
parties solides et liquides qui, disposées dans un
certain ordre, constituent le corps organisé, est pénétré, pendant la vie, d'une puissance à laquelle nous
donnons le nom de *force vitale,* et qui fait que chaque
organe accomplit les fonctions auxquelles il a été
destiné par la nature. Si cet accomplissement a lieu
sans secousse et sans interruption, l'organisme se
trouve dans un état normal ou régulier, que nous
appelons *santé.* Mais si quelque influence extérieure
vient à troubler la force vitale de tel ou tel organe, à
déranger ainsi ou à arrêter quelqu'un des rouages de
l'organisme, ce qui s'annonce par des phénomènes
insolites, par des sensations inaccoutumées, nous di-
sons qu'il y a *maladie*, et nous nommons *symptômes*
de la maladie les phénomènes qui sortent de la règle,
les sensations étrangères à l'état de santé. Tout ce qui
peut exercer une influence nuisible sur la force vitale
doit donc rendre l'organisme plus ou moins malade,
suivant que l'impression est plus ou moins vive, et la
force vitale elle-même plus ou moins énergique. Si
l'atteinte est légère, la force vitale y résiste par sa
propre réaction, et parvient à rétablir les choses dans
l'état normal : on dit alors que la maladie a été guérie
par les seuls efforts de la nature, et, en employant ce
dernier mot, on entend la force vitale qui n'a pas eu
besoin de secours étrangers pour éloigner son ennemi
menaçant. Si, au contraire, l'atteinte est vive, et la
force vitale elle-même déjà plus ou moins débile,
celle-ci ne peut plus suffire à elle seule, et il faut venir à son aide pour qu'elle ne succombe pas dans la

lutte. Nous lui portons assistance par des *médicaments*, qui, bien choisis et administrés à juste dose, rendent leur alliée victorieuse.

Dès qu'une substance douée de vertus médicamenteuses parvient dans l'organisme, elle y détermine un changement plus ou moins sensible et plus ou moins durable. Les premiers des phénomènes qu'elle suscite sont connus sous le nom d'*effets primaires*. Mais la force vitale, qui, jusque-là, s'était comportée d'une manière purement passive, se soulève de toutes ses forces contre l'impression qu'elle reçoit. C'est ce qu'on appelle l'*effet secondaire* ou la *réaction. La réaction a toujours pour effet de produire un changement précisément inverse de celui auquel le médicament avait donné lieu.* Cette proposition fait la base de l'homœopathie ; l'expérience journalière en démontre la justesse. Si, par exemple, nous plongeons le bras dans de l'eau glacée, il devient d'abord plus froid et plus pâle que l'autre ; mais, après avoir été essuyé, il se montre bientôt, non-seulement plus chaud et plus rouge, mais encore brûlant et parfois même enflammé. De ces deux phénomènes, le premier est l'effet primaire de l'eau froide, et le second son effet secondaire, c'est-à-dire le résultat de la réaction de l'organisme : entre ces deux effets, il y a opposition absolue. De même, un exercice violent détermine d'abord de la chaleur, à laquelle succède ensuite du froid. Le café stimule d'abord, puis porte à la somnolence ; l'opium engourdit en premier lieu, puis amène l'insomnie, etc. L'homœopathe agit donc conformément à la nature lorsqu'il oppose à chaque maladie le médicament qui a pour effet primaire de provoquer une maladie analogue chez l'homme bien portant, car il sait que l'effet secondaire de cette substance devra produire le contraire de la maladie qu'il veut guérir, c'est-à-dire la santé. De là vient aussi que, dans beaucoup de cas, une dose de médicament homœopathique est suivie d'une légère exaspération de la maladie, ou de ce qu'on nomme l'*aggravation homœopathique*, événement qu'on doit toujours regarder comme de bon augure, parce qu'il prouve que le remède a été bien choisi. En effet, tout médicament, lors de son action primaire, fait naître, chez le malade, un état morbide analogue à celui dont on se propose de le débarrasser; mais comme il y a une très-grande analogie entre ces deux états, et que la maladie artificiellement provoquée dépasse un peu la maladie naturelle en intensité, il doit sembler au malade que celle-ci se soit légèrement aggravée. Mais, par cela même que l'effet primaire a été identique, ou du moins aussi analogue que possible, la réaction ne peut manquer d'amener l'état inverse, c'est-à-dire la santé.

En conséquence, lorsque l'homœopathe veut attaquer une maladie quelconque, il a besoin d'un médicament dont l'effet primaire soit de susciter une maladie aussi analogue que possible, afin que la réaction donne lieu à l'état opposé, c'est-à-dire ramène la santé. Il est donc absolument indispensable de bien connaître les effets primaires des substances médicamenteuses. Mais cette connaissance ne peut être acquise qu'en essayant chaque substance seule, sans mélange, sur une personne bien portante, et à des doses un peu fortes. Tous les phénomènes qu'on observe alors chez le sujet mis en expérience sont les effets primaires, qu'on est en droit de lui attribuer,

après qu'ils ont été vérifiés par des expérimentations
répétées et faites avec soin. L'homœopathie possède
en ce moment environ deux cents substances qu'elle
a étudiées ainsi, et jamais elle ne se permet d'appliquer
au traitement d'une maladie un corps qui n'aurait pas
subi cette épreuve. Aussi les guérisons qu'elle opère
sont-elles des conséquences nécessaires, tout comme le
laboureur récolte du blé parce qu'il a semé du blé.

Il n'en est pas de même des guérisons effectuées
par l'allopathie. Comme l'ancienne école suit une
marche purement empirique, la guérison, quand elle
l'obtient, est toujours l'effet du hasard. Un malade a la
fièvre, une fièvre intermittente; on lui donne du quinquina, et il recouvre la santé. Qu'est-ce que la fièvre?
Personne ne le sait. Qu'est-ce qu'une fièvre intermittente? On l'ignore, et on accumule hypothèses sur
hypothèses à ce sujet. Le quinquina guérit certaines
fièvres, c'est un fait indubitable. Mais quelles sont ces
fièvres? On nous répond encore par des hypothèses.
Pourquoi le malade guérit-il? Nous ne le savons pas.
Quand il ne guérit point, pourquoi ne recouvre-t-il
point la santé? Nous ne saurions le dire. N'est-il
donc pas bien vrai que la guérison a été un pur effet
du hasard (1)?

Mais si l'homœopathie diffère déjà de l'ancienne
école par son point de départ, puisque, fidèle aux lois
de la nature, elle n'emploie que des substances dont
les effets primaires sont exactement les mêmes que
ceux de la maladie, ou du moins leur ressemblent
beaucoup, elle s'en éloigne encore sous un autre point

____

(1) *Voy.* Hahnemann, *Exposition de la doctrine homœopathique.* 4° édition. Paris, 1856.

de vue, car elle ne prescrit jamais qu'un seul médicament à la fois, et elle l'administre toujours à aussi faible dose que possible.

On sait que l'allopathie se sert de mélanges plus ou moins compliqués, qu'elle oppose un moyen particulier à chacun des symptômes les plus saillants, et que du tout elle fait une masse, qu'elle confie à l'estomac. Agir de la sorte, c'est supposer :

1° Que l'estomac, qui reçoit le mélange, en fait le départ, qu'il envoie par exemple une substance à la tête, une autre aux pieds, une troisième, Dieu sait où;

2° Que l'association de plusieurs substances, souvent opposées dans leurs effets, et par conséquent de nature à se neutraliser réciproquement, ne produit pas un nouveau corps apte à exercer une action inconnue sur l'organisme.

Le sens commun nous dit qu'aucune de ces deux suppositions n'est admissible; il n'y a pas besoin, pour les rejeter, d'avoir la moindre notion ni de la nature de l'homme, ni des lois de la chimie. Mais la conséquence nécessaire est que l'allopathie ne connaît point les effets des mélanges de médicaments qu'elle emploie, et qu'elle veut atteindre un but par des moyens sur la manière d'agir desquels elle ne sait absolument rien. N'est-ce pas là jouer aux dés la santé et la vie des hommes ?

Pour prouver que ces reproches adressés à l'ancienne école ne sont pas dépourvus de fondement, j'emprunterai, à quelques-uns de ses partisans eux-mêmes, les passages suivants, qui les justifieront.

1. C'est une absurdité que d'accumuler tant de drogues simples dans une même recette. Malheureuse

méthode! elle ne fait que gâter et corrompre les choses qu'elle associe ainsi (Paracelse).

2. Mêler ensemble des substances diverses dans une même recette, c'est prouver qu'on ne prend pour guide que des hypothèses, qu'on abandonne l'issue au hasard des conjectures, qu'en conséquence le pauvre malade est toujours trompé pour son argent (Van Helmont).

3. Si l'on compare le bien qu'une demi-douzaine de vrais enfants d'Esculape ont fait sur la terre depuis l'origine de la médecine, avec les maux dont tant de docteurs ont accablé le genre humain, on pensera sans doute qu'il eût beaucoup mieux valu que le monde ne connût jamais les médecins (Boerhaave).

4. La thérapeutique n'est qu'un recueil des hypothèses imaginées dans tous les temps par les médecins. Comme la médecine n'a point de principes fixes, que rien n'y est arrêté, qu'elle ne possède qu'un petit nombre de faits sur lesquels on puisse compter, chaque médecin a le droit de suivre sa propre opinion. Là où il ne s'agit pas de science, mais seulement de croyance, chaque croyance a autant de valeur que les autres. Au milieu de la profonde obscurité dans laquelle marchent les médecins, il n'y a pas le moindre rayon de lumière qui puisse leur servir à s'orienter. Lorsque deux médecins se rencontrent au lit d'un homme qui n'est pas dangereusement malade, il leur arrive souvent, comme aux augures de Cicéron, d'avoir de la peine à se regarder sans rire (Girtanner).

5. Ce que nous savons des effets des médicaments est purement empirique. Tout ce qu'on dit des altérants, des dépuratifs, des fondants, des incisifs, n'est en grande partie qu'une traduction figurée de la nature

morte en nature vivante. Jusqu'à présent il y a fort peu de médicaments dont nous connaissions la composition ; du moins ne savons-nous rien des proportions respectives de leurs principes constituants, qui cependant modifient à l'infini leur nature et leurs effets. Nous ignorons comment ils changent dans le corps, s'y réduisent en leurs éléments, s'y combinent en de nouvelles substances. Nous ne savons pas quels changements ils déterminent dans la composition et la forme des matières organiques, comment ils les provoquent, quels sont les organes sur lesquels ils agissent directement et ceux qu'ils impressionnent indirectement : or, il faut savoir tout cela pour saisir l'enchaînement des phénomènes qui ont lieu depuis le moment où l'on administre les médicaments, jusqu'à celui où se prononcent leurs effets définitifs, ceux par lesquels ils viennent frapper nos sens (Reil).

6. Quand nous voulons faire cesser l'état inflammatoire, nous employons, non pas le nitre seul, ou le sel ammoniac seul, ou un acide végétal seul, mais ordinairement plusieurs substances dites antiphlogistiques à la fois : s'agit-il de combattre la putridité, ce n'est point assez d'un des antiseptiques connus, le quinquina, les acides minéraux, l'arnica, la serpentaire, etc., administré à hautes doses, nous aimons mieux en réunir plusieurs, et nous comptons sur leur effet collectif, ou plutôt nous les associons ensemble, parce qu'ignorant quel est celui qui convient le mieux au cas présent, nous laissons pour ainsi dire au hasard le soin de choisir, dans le mélange, celui qui répondra au but. Voilà pourquoi il est si rare qu'on n'ait recours qu'à un seul médicament pour provoquer la

sueur, corriger le sang, résoudre les stases, faciliter les excrétions, même évacuer les premières voies. Nos recettes ne sont presque jamais simples, et par conséquent nous ne savons rien de positif touchant les effets propres à châcune des subtances qui les constituent. En effet, nos connaissances sont beaucoup trop bornées quant à ce qui concerne les qualités essentielles de nos médicamemts, et les innombrables affinités qu'ils déploient qu'and ils se trouvent réunis ensemble, pour qu'il nous soit permis de dire quelle sera la manière d'agir de la substance même la plus indifférente en apparence lorsqu'elle aura été introduite avec d'autres dans le corps (Marcus Herz).

7. Malheureusement nous n'avons encore que très-peu de notions certaines sur les véritables forces des médicaments, et sur les modifications qu'ils impriment au corps humain. Ce qui surtout nous manque presque partout, c'est de pouvoir distinguer les effets primaires des effets consécutifs, les effets principaux des effets accessoires et accidentels. De cela précisément il suit que nous sommes hors d'état, dans une maladie quelconque, de calculer les effets de telle ou telle substance, d'empêcher qu'elle n'agisse trop ou trop peu, de prévenir les inutiles phénomènes consécutifs ou accessoires qu'elle peut produire. Or, chacun voit que cette impuissance marque notre pratique du cachet de l'imperfection (Jœrg).

8. L'insuccès dans le traitement des maladies tient toujours ou à ce que nous connaissons mal ces dernières, ou à ce que nous ignorons les remèdes qui doivent leur être opposés. Non-seulement nous avons exaspéré la maladie, mais encore nous l'avons même parfois rendue mortelle (Rush).

9. L'abus que le *servile pecus* des médecins fait des médicaments, dont il ne soupçonne même pas les effets, contre les maladies, dont il connaît rarement la forme et dont il ignore toujours la nature, a des résultats vraiment effrayants. La médecine fait périr plus d'hommes qu'elle n'en sauve (Schmalz).

10. Comme tout agent extérieur peut être médicament et poison, comme l'effet de chaque médicament est une oscillation de la vie qu'on peut aussi appeler travail morbifique, les médicaments, lorsqu'on les emploie mal à propos et en temps inopportun, sont eux-mêmes susceptibles de devenir causes de maladie. Aussi, dans beaucoup de cas, le remède est-il pire que le mal, et le médecin plus à craindre que la maladie. Cela est vrai surtout des praticiens livrés à l'empirisme ou à de fausses théories, qui mettent leurs pauvres idées au-dessus de la nature, qui croient en dominer les lois éternelles par de vaines formules, et qui doivent être entraînés aux plus grandes erreurs par leur ignorance de l'organisme et des effets généraux ou particuliers des médicaments. Beaucoup de maladies sont guéries par la nature seule, et, dans beaucoup de celles qui affectent un type aigu, le médecin doit se borner à écarter les influences nuisibles, à combattre l'activité désordonnée de tel ou tel système, de tel ou tel organe. Va-t-il plus loin, soit pour complaire au malade, soit pour caresser ses propres théories, ou même par cupidité, il ne peut que nuire. C'est ainsi, en effet, que se produisent souvent des maladies artificielles, et qu'on est en droit de dire, dans beaucoup de cas, que l'affection chronique consécutive est uniquement le fait du médecin. Aussi, dans l'état actuel de la pratique, les malades

doivent-ils se garder des médecins comme du plus dangereux des poisons (Kieser).

11. Nous sommes encore, eu égard à la connaissance de l'action des médicaments sur notre corps, dans la situation de celui qui voudrait manier la lyre ou les pinceaux sans avoir aucune notion de musique ou de peinture. Ce que chacun d'eux produit, quand il est seul, nous le voyons sans doute, de même que nous entendons un son qui frappe seul notre oreille; mais nous sommes hors d'état de produire un effet harmonique avec les médicaments soit en les mêlant ensemble, soit en les administrant à la suite les uns des autres. De ce qu'il n'a rien été fait jusqu'à présent en médecine, il ne faut pas croire qu'on n'y puisse réellement arriver à rien, car nous avons quelque raison de penser qu'en changeant de méthode on parviendrait en effet à quelque chose. Comparons les découvertes que la physique a faites durant les milliers d'années avec celles dont elle s'est enrichie dans le cours seulement d'un demi-siècle! Le germe d'une science peut rester longtemps engourdi, et tout à coup se réveiller (Mises).

12. Les attaques des homœopathes doivent nous engager à soumettre au creuset de la raison la doctrine des causes internes des maladies et celle de l'action des médicaments, qui renferment encore tant d'imperfections, à bannir les hypothèses de notre thérapeutique, et à nous mettre, par des procédés plus simples, en état de pouvoir porter un jugement plus certain sur la manière dont agissent les substances médicinales. Avec notre méthode actuelle de mêler les drogues ensemble, nous arriverons à voir blanchir nos cheveux, mais nous n'acquerrons jamais l'expé-

rience. Si l'homœopathie peut nous amener à donner moins de médicaments, à les changer moins souvent, à ne pas les associer ensemble sans nécessité, nous arriverons à mieux connaître les effets qu'ils produisent, et nous pourrons parler de notre expérience médicale avec moins de jactance qu'il ne nous est malheureusement permis aujourd'hui de le faire (Wedekind).

Je sais très-bien, disait un médecin vieilli sous le harnais, que les sept dixièmes des malades meurent non pas de leur maladie, mais de ce qu'on leur a donné des médicaments hors de propos, ou de ce qu'ils en prennent trop. Une dame disait au célèbre Petit : Un aussi habile anatomiste que vous doit certainement guérir toutes les maladies. Petit lui répondit avec franchise : Vous vous trompez, Madame ; il en est des médecins comme des cochers de fiacre, qui connaissent toutes les rues sans savoir ce qui se passe dans les maisons.

L'homœopathe procède d'une tout autre manière que l'allopathe. Il ne prescrit à ses malades que des substances dont les effets lui sont bien connus, et il n'en donne jamais qu'une seule à la fois, parce qu'il sait que de l'association de deux ou plusieurs corps, quand ils ne se détruisent pas réciproquement, résulte un nouveau corps qui doit produire des effets différents de ceux auxquels ses principes constituants donnent naissance.

Mais il y a encore une différence essentielle entre les deux écoles sous le rapport des doses. L'homœopathie guérit, comme on l'a vu, en opposant à la maladie naturelle existante une maladie artificielle aussi analogue que possible, et assez forte pour l'éteindre par sa prépondérance. Si la maladie factice était plus faible que la maladie naturelle, elle n'enlèverait celle-ci qu'en partie; si elle était plus intense, elle la ferait bien disparaître en totalité, mais laisserait à sa place une maladie artificielle, fort analogue quant à ses symptômes, de sorte que le malade n'éprouverait point d'amélioration dans son état. Telle est la cause des faibles doses qu'emploie l'homœopathe, car l'expérience lui a mille et mille fois appris qu'elles suffisent pour faire naître, dans leurs effets primaires, une maladie semblable à celle qu'il veut guérir, seulement un peu plus forte, afin que le résultat de l'effet consécutif soit le contraire, c'est-à-dire la santé. Bien souvent on a demandé comment il se faisait qu'elles eussent cette efficacité; nous l'ignorons, de même que nous ne savons pas comment il se fait que l'aimant attire le fer. Cependant on s'est donné beaucoup de peine pour expliquer ce phénomène remarquable, sur lequel je crois devoir insister un peu parce que la petitesse des doses est précisément le côté de l'homœopathie sur lequel s'est le plus exercée la verve des adversaires.

L'expérience nous prouve tous les jours que ce sont des substances agissant d'une manière plutôt virtuelle que matérielle, qui déterminent des modifications maladives dans l'organisme. Qui ne sait, en effet, que la frayeur, le dépit, le chagrin, les soucis, etc., sont autant de causes de maladie? Qui ignore qu'un orage donne la diarrhée à certaines personnes, que d'autres ne peuvent supporter le voisinage d'un chat, d'un crapaud, etc., sans tomber en défaillance? Qui n'a entendu parler de la subtilité des miasmes producteurs de certaines épidémies? A-t-il

jamais existé un homme dont les sens aient assez de
finesse pour percevoir ces sortes d'agents ? Pourquoi
les médicaments ne seraient-ils pas également re-
devables de leur manière d'agir sur l'organisme, à
une puissance non moins subtile ? S'ils ne la tenaient
que de leur masse matérielle, ils ne pourraient l'exercer que par les organes digestifs. Cet appareil sert,
comme on sait, à séparer la matière nutritive contenue dans les aliments, de celle qui ne peut servir à la
nutrition, et à la faire passer dans le torrent de la
circulation; mais il ne saurait pas plus avoir la destination de faire le départ entre les principes médicamenteux et ceux qui ne le sont pas, que le mou-
lin, qui sépare la farine du son, n'a le pouvoir de
développer les vertus excitantes de la bière et de
l'eau-de-vie. Ce n'est donc pas la masse ou la partie matérielle du médicament, mais quelque chose
d'inappréciable aux sens, qui influe sur tout le système sensitif, et détermine ainsi un changement
dans la manière dont l'homme se sent.

Trois choses contribuent à l'efficacité des faibles
doses de l'homœopathie :

1° Les manipulations par lesquelles on développe
les propriétés des substances médicamenteuses, et
qu'on nomme *dynamisations;*

2° Le soin qu'on prend de n'employer les substances que dans leur sphère spéciale ;

3° Enfin l'attention qu'on a d'éloigner tout ce qui
pourrait troubler leur action.

Chacun de ces trois points mérite d'être examiné à
part.

Tout le monde sait, du moins pour l'avoir entendu
dire, que les médicaments homœopathiques sont for-

tement dilués, ou plutôt dynamisés. On prend deux gouttes d'un mélange à parties égales de suc végétal et d'alcool, et on les ajoute à 98 gouttes d'alcool, à 80 ou 90 degrés, ou bien on mêle 20 gouttes de la teinture obtenue d'une plante sèche avec 80 gouttes d'alcool, et l'on donne deux secousses au mélange. C'est là ce qu'on nomme la *première dilution* ou *dynamisation* (1). Une goutte de ce liquide. mêlée avec 99 gouttes d'alcool, et traitée de la même manière, donne la seconde dynamisation, et ainsi de suite jusqu'à la trentième. Ces préparations ne sont pas un jeu arbitrairement admis : l'expérience, seul juge en pareil cas, a établi qu'elles jouissent d'une efficacité incontestable, et qu'elles suffisent parfaitement au but qu'on se propose. Voilà qui est absurde, entend-on dire de tous côtés, car on ne conçoit pas la possibilité d'action d'un médicament dont aucun de nos sens ne reconnaît la présence. Mais c'est à l'objection elle-même qu'on doit adresser le reproche d'absurdité; car quel allopathe, si obstiné qu'il soit, disconviendra qu'une tuile qui tombe aux pieds d'un homme, peut l'effrayer assez pour le rendre malade? Et quel est, dans ce cas, le corps qui modifie l'organisme? Le chagrin, des miasmes, un courant d'air, etc., produisent des effets analogues; et cependant personne ne dit qu'il soit contraire au sens commun d'admettre que le chagrin a causé une fièvre bilieuse, ou le refroi-

(1) *Voy.* Jahr et Catellan, *Nouvelle pharmacopée homœopathique ou Histoire naturelle, préparation et posologie ou administration des doses des médicaments homœopathiques.* 3ᵉ édition. Paris, 1862, in-18 jésus avec 144 fig. — Weber, *Codex des médicaments homœopathiques ou Pharmacopée pratique et raisonnée.* Paris, 1854, in-18 jésus.

dissement un rhumatisme. Personne ne révoque donc en doute que des influences qui ne sont point matérielles puissent agir sur l'homme, parce que l'expérience a convaincu qu'il en est réellement ainsi. Pourquoi donc refuser de croire que les propriétés inhérentes aux médicaments sont dans le même cas, lorsque des milliers de faits sont là pour l'attester ?

Que cette propriété inhérente aux substances médicamenteuses puisse être dégagée, excitée par les manœuvres de la dynamisation, c'est une chose très-vraisemblable, mais dont on ne saurait faire un article de foi. Chacun peut toucher un disque de résine coulé sur une caisse de fer blanc sans ressentir le moindre effet de sa part, mais qu'on frotte ou qu'on frappe cet électrophore avec une peau de chat ou une queue de renard, on en tire une multitude d'étincelles électriques, qu'on peut réunir et concentrer dans une bouteille de Leyde. N'est-ce donc point là une manipulation qui a réveillé une force inpondérable auparavant endormie ou latente dans la matière inerte ? La physique nous fournit plusieurs autres exemples analogues. On peut toucher des disques de zinc, de cuivre et de carton sans ressentir rien de particulier ; mais les empile-t-on de manière qu'un disque de carton imbibé d'eau salée soit interposé entre ceux de zinc et de cuivre, on a une pile galvanique dont l'admirable puissance serait presque capable de ranimer un mort. Deux morceaux de fer rapprochés n'exercent pas la moindre action visible l'un sur l'autre ; mais qu'on en frotte un avec une pierre d'aimant, cette simple manipulation suffira pour le convertir lui-même en un aimant, et lui procurer la faculté d'attirer le fer, et, si on le suspend par son centre à un fil, de tourner toujours l'un de ses pôles vers le nord. Les étonnantes propriétés de l'électricité, du galvanisme, du magnétisme n'ont rien de matériel, et chacun peut se convaincre de ses propres yeux qu'elles sont mises en éveil par une simple manipulation. Pourquoi donc des manipulations ne pourraient-elles pas rendre manifestes les vertus des substances médicamenteuses? Ajoutons que ces propriétés sont probablement enchaînées à tel point dans la substance matérielle que les organes digestifs de l'homme n'auraient pas assez de puissance pour les dégager, tandis que les manœuvres de la dynamisation les mettent en liberté et leur permettent de passer avec plus de facilité dans l'organisme, en vertu de cette loi générale, suivant laquelle tout mélange artificiel est plus facile à décomposer qu'une combinaison naturelle.

Une seconde circonstance qui vient à l'appui de l'efficacité des petites doses homœopathiques, c'est qu'on n'y a recours que dans les limites mêmes de leur propre sphère d'activité. On sait que le corps humain est d'autant plus disposé à recevoir les impressions modificatrices du dehors, que la maladie a déjà accru en lui l'aptitude à être affecté par elles. Qu'une personne souffre d'un rhumatisme, le moindre courant d'air lui causera des douleurs violentes ; une fièvre intense fait qu'on supporte avec peine une chaleur même très-modérée de l'appartement ; l'eau froide détermine de cruelles angoisses chez celui qui a de mauvaises dents, tandis qu'elle ne fait rien sur l'homme dont les dents sont saines ; tout ébranlement devient insupportable quand on a mal à la tête ; une légère frayeur fait tomber en syncope ou dans les convulsions une personne dont les nerfs sont délicats, et le pléthorique est frappé d'apoplexie par une chaleur qui n'a rien de pénible pour la plupart des hommes. Tous ces phénomènes nous prouvent que les organes qui sont devenus le siége d'un état morbide quelconque, ont par cela même une plus grande prédisposition à ressentir les effets des agents modificateurs (médicaments), et qu'il suffit d'une très-petite dose de ces substances pour exercer sur eux une influence prononcée. Or cette appropriation des doses à la sphère particulière d'action de chaque médicament, a lieu surtout dans l'homœopathie, dont l'adepte n'emploie jamais un moyen quelconque sans être bien convaincu d'avance qu'il est capable de mettre tout homme bien portant dans un état de maladie analogue à celui dont se trouve atteint le sujet qu'il veut guérir. Douter de l'efficacité des petites doses homœopathiques, c'est donc agir comme ferait celui qui ne voudrait pas croire qu'une goutte d'eau ou un léger courant d'air attire de vives douleurs à l'homme dont les dents ne sont pas saines.

Enfin l'efficacité de ces faibles doses est encore assurée par le soin avec lequel on écarte toutes les influences qui pourraient en troubler l'action. Ces influences perturbatrices ne sauraient résider dans le médicament lui-même, ou dans d'autres choses qui sont tout à fait indépendantes de lui ; elles doivent donc se rattacher à des choses qui agissent en sens inverse de lui, qui lui sont hostiles. Quant au premier point, le médicament homœopahtique ne renferme rien qui soit le moins du monde capable de troubler ou d'interrompre son action. En effet, il est simple et non pas mélangé comme la plupart de ceux dont l'allopathie fait usage. De plus on n'en répète jamais les doses de manière à retarder la guérison, ou à remplacer la maladie naturelle par une maladie artificielle. Lorsque l'allopathe prescrit le quinquina contre une certaine espèce de fièvres intermittentes, il a raison d'agir ainsi, puisque le quinquina détermine des symptômes analogues chez un homme en santé; mais lorsqu'il en fait prendre une cuillerée toutes les deux ou trois heures, il provoque une maladie médicamenteuse semblable à la maladie naturelle qu'il veut guérir, et le moins qui puisse résulter de là, c'est que la guérison soit inutilement retardée, parce qu'à chaque pas fait en avant on recule de deux. L'homœopathe, au contraire, attend que le médicament ait épuisé son action, et alors seulement il en administre un autre, suivant que le commande la marche particulière de la maladie. De cette manière, non-seulement il ne court pas le risque de détruire d'une main le bien qu'il a fait de l'autre, mais encore il évite de fatiguer la force vitale, en l'obligeant à des réactions continuelles, et de l'engager ainsi dans des luttes d'où, même quand elle est victorieuse, elle ne peut jamais sortir sans peine.

Doppler, de Prague, a essayé de nous faire concevoir comment une substance médicamenteuse peut encore posséder de grandes vertus, alors même que l'atténuation ou la dilution a été portée jusqu'au décillionième. Suivant lui, une goutte de la décillionième dilution contient une énorme quantité de surfaces matérielles du médicament atténué, parce qu'à chaque trituration le nombre de ces surfaces augmente prodigieusement; comme, dans son opinion, c'est de

la multiplicité des points de contact de la substance
médicinale avec le corps vivant, que dépend l'effet
curatif de cette substance, il suit de là qu'une seule
goutte de la trentième dilution doit déterminer une
réaction beaucoup plus forte que plusieurs gouttes
d'une atténuation moins élevée. Les hautes dynamisations ne différeraient donc des autres que sous le
rapport de la quantité des surfaces matérielles qu'elles
contiendraient, et non, comme le prétendent certaines personnes, sous celui de la qualité, de sorte
qu'avec la première nous prourrions guérir tout aussi
bien qu'avec la trentième, en ayant recours à des
doses plus fortes et plus fréquentes. Or, c'est là une
vérité que l'expérience a déjà suffisamment démon-
trée, et de laquelle il ressort que l'essence de l'homœopathie ne tient point à la quotité des doses, mais
seulement à la similitude entre les effets purs du
médicament, c'est-à-dire ceux qu'il détermine chez
l'homme en santé, et les symptômes de la maladie à
la guérison de laquelle on l'applique.

Cette vérité est importante à connaître sous plus
d'un rapport.

D'abord elle nous permet de résoudre un problème
qui a soulevé bien des discussions oiseuses, celui de
savoir quelle est la dilution ou la dynamisation dont on
doit faire usage. Sachant que les hautes dilutions ne
renferment rien qui ne soit déjà dans les premières,
qu'on ne dynamise pas le médicament, et qu'on ne
fait que l'atténuer de plus en plus, c'est-à-dire mul-
tiplier ses surfaces ou ses points de contact, nous de-
meurons convaincus qu'on peut s'épargner la peine
inutile de recourir à des décillionièmes. L'atténuation
des substances au millionième, ou tout au plus au

billionième, doit suffire pour ne pas être obligé de les employer sous forme tout à fait grossière, à des doses massives et fréquemment répétées.

En second lieu elle nous explique pourquoi l'aggravation homœopathique, si souvent observée par Hahnemann, est fort rare aujourd'hui, à tel point que la plupart des homœopathes modernes la révoquent en doute ou la nient formellement. Comme l'usage s'est établi d'employer les dilutions inférieures, avec lesquelles on arrive plus promptement et plus sûrement au but, et de prescrire les médicaments à doses fréquentes ou même par gouttes, il est clair que nous ne devons plus voir l'exaspération des symptômes ou l'aggravation homœopathique, qui ne peut avoir lieu que quand on attaque la maladie par de hautes dilutions, c'est-à-dire par des agents médicamenteux offrant une multitude de surfaces de contact, et par conséquent déterminant un très-grand nombre de symptômes à eux propres.

Mais l'action d'un médicament peut être entravée aussi par des circonstances extérieures, par des choses indépendantes de lui, et sous ce point de vue l'homœopathie fait tout ce qui dépend d'elle pour assurer l'efficacité de ses petites doses. Elle prescrit au malade un régime non pas sévère, mais réglé ; elle lui interdit les aliments de digestion difficile, et lui défend l'usage de toutes les substances qui, avec de la matière alibile, contiennent des principes plus ou moins médicamenteux. Comme les doses qu'elle emploie ne dépassent point les bornes du strict nécessaire, on conçoit que la sévérité qu'elle montre à cet égard n'est point du pédantisme, mais une précaution fondée sur les lois de la nature. Plus d'une fois on a prétendu qu'elle condamnait ses malades à périr de faim, qu'elle les privait de presque tout ce qui peut rendre la vie agréable. C'est une calomnie. Beaucoup de familles, sans être malades, observent habituellement le régime homœopathique (1), et ne meurent pour cela ni de faim ni de soif. Elle interdit le café ! c'est vrai, mais des milliers d'exemples attestent qu'on peut très-bien se passer du café, et d'ailleurs l'homœopathie ne le supprime que pendant le traitement des maladies, cas hors duquel elle laisse chacun libre d'en user comme il veut à tous égards. Au reste, ne devrait-on pas voir avec plaisir qu'en bannissant peu à peu l'usage du café et de l'eau-de-vie, elle travaille au bonheur, à la santé et à la moralisation des familles ?

Une différence fort essentielle entre l'allopathie et l'homœopathie, tient à ce que cette dernière quitte les malades qui se sont confiés à elle sans avoir porté atteinte ni à leur santé ni à leur bourse. Consacrons quelques lignes à ces deux points, qui sont d'un grand intérêt.

En ce qui concerne le premier, j'avoue que je tremble involontairement lorsque je prends la plume pour relater les conséquences ordinaires d'un traitement allopathique. Mais, ne voulant pas m'exposer au

(1) *Voy.* Hering, *Médecine homœopathique domestique,* traduction nouvelle, précédée de conseils d'hygiène et de thérapeutique générale, par Léon Simon fils. Paris, 1867, in-18 jésus avec 168 fig. — Oriard. *L'Homœopathie mise à la portée de tout le monde.* 3ᵉ édition. Paris, 1863, in-18 jésus. — Prost Lacuzon, *Formulaire pathogénétique usuel ou guide homœopathique pour traiter soi-même les maladies.* 3ᵉ édition. Paris, 1866, in-18 jésus. — Achille Hoffmann, *l'Homœopathie exposée aux gens du monde.* Paris, 1870, 1 vol. in-18 jésus.

moindre soupçon de partialité, je vais laisser parler
quelques allopathes; ils exprimeront eux-mêmes ce
que j'aurais à dire, d'une manière qui édifiera complétement le lecteur.

1. L'histoire de la médecine prouve qu'on a eu raison de dire que des millions d'hommes son tombés
sous les coups des médecins. Les moyens dont on se
sert aujourd'hui, et qui se multiplient de jour en
jour, sont un sûr garant qu'à l'avenir le nombre des
victimes deviendra incalculable (Bergk).

2. On en croit à peine ses yeux lorsqu'on lit que
Marcus faisait monter la dose du calomel, chez certains enfants, jusqu'à quatre cents grains, et qu'en
outre il prescrivait plusieurs onces d'onguent mer-
curiel en frictions. Eschenmeyer veut qu'aux premiers symptômes du croup, outre des vésicatoires, on
prescrive du calomel mêlé à un tiers de soufre doré;
il continue de même pendant la seconde période;
jamais il ne reste au-dessous de cinquante grains de
calomel, et monte parfois jusqu'à quatre-vingt-dix
et plus; il est même allé jusqu'à cent six grains chez
un enfant de six ans, quoiqu'il avoue que quand
cinquante grains, pris dans l'espace de trente-six
heures, n'ont point amené d'amélioration, le malade
est irrévocablement perdu. Cependant, de sept morts
qui eurent lieu entre ses mains, il n'en attribue
que deux à la méthode. Si l'enfant avait déjà été conduit là par cinquante grains, on ne voit pas trop
pourquoi quarante autres grains lui furent administrés, si ce n'est pour accélérer la catastrophe. Si l'on
réfléchit à ces doses énormes, et à tous les excitants
qui les accompagnaient, on comprendra sans peine
qu'Eschenmeyer, sur vingt-trois enfants atteints du

croup, en ait vu succomber sept ; il serait intéressant de savoir quelles furent ensuite les conditions de santé de ceux qui échappèrent. On se plaint beaucoup de ce que la génération actuelle est faible ; la raison suffisante s'en trouve dans la prodigalité avec laquelle les médecins usent des moyens les plus violents (Kruger-Hansen).

3. Dans l'hôpital de Galata, sur une population de soixante à cent malades, chaque jour on pratique cinquante à soixante-dix saignées, et l'on applique huit à quinze cents sangsues. Un médecin de la Grèce écrvait à Maurocordato : Ibrahim-Pacha n'a pas fait périr ici tant de monde que le système de Broussais, et la méthode qu'on suit à Constantinople y enlève bien plus d'hommes que n'en détruiraient toutes les maladies abandonnées à elles-mêmes (Kruger-Hansen).

4. Nous voyons, aux Indes-Orientales, les tristes résultats des méthodes curatives adoptées par les aveugles partisans de Johnson et de Broussais. Les premiers considèrent le calomel comme une panacée contre les fièvres régnantes dans ces contrées, ainsi que contre la plupart des autres maladies, et semblent trouver plaisir à en sursaturer l'organisme. Leur manie, à cet égard, est poussée si loin, qu'ils dédaignent tous les autres moyens, et qu'ils paraissent lutter entre eux à qui prescrira les plus fortes doses de mercure doux. Je sais même un médecin haut placé à Java, qui en vint au point d'ordonner à l'un de ses malades de prendre du calomel sur du pain beurré. Quant aux partisans de Broussais, dans cette île, leur manie est d'épuiser le sang de ceux qui se confient à leurs soins ; les émissions sanguines sont le remède qu'ils opposent au plus grand nombre des

maladies, et si l'on excepte quelques boissons rafraîchissantes, relâchantes, ils rejettent presque tous les autres moyens (Weitz).

5. Quel danger ne court pas la vie d'un malade qui avale avec confiance tout ce que son médecin lui prescrit. Puisque les gouvernements permettent aux médecins de jouer, sans nulle responsabilité, avec les poisons, c'est bien le moins que les malades eux-mêmes prennent souci de leur existence. Je leur conseillerais de ne jamais prendre ce que le médecin ordonne, sans l'avoir préalablement vu avaler lui-même la dose prescrite, afin d'être bien certain qu'il n'a point dépassé les bornes de la prudence. Quand ils le verraient hésiter ils auraient la certitude que leur vie pourrait être compromise (Kruger-Hansen).

6. En racontant qu'un malade, qui avait pris, dans l'après-midi, les deux tiers d'un vomitif composé de quarante grains d'émétique dissous dans une once et demie d'eau, était mort à six heures du soir, on considère comme un suicide cette action d'avaler à la fois vingt-six grains et deux tiers de tartre stibié; quel nom devons-nous donner à celle d'un médecin qui fait prendre d'un seul coup quarante grains de ce sel, dont une petite quantité, appliquée en frictions sur la peau, suffit pour y faire naître de profondes ulcérations? (Kruger-Hansen).

Ces citations, empruntées à des médecins allopathes, suffiront, et je laisse volontiers au lecteur le soin d'en déduire les conclusions.

L'homœopathie suit une tout autre marche. Elle ne connaît pas les émissions sanguines, et guérit les personnes atteintes de maladies inflammatoires sans leur enlever une seule goutte de sang, tandis qu'en 1834, à Berlin, sur huit cent dix-sept malades décédés dans l'espace de trente-six jours, cent vingt-six avaient succombé à des inflammations. Elle ne connaît point les empoisonnements par le mercure, l'iode, le tartre stibié, et autres substances semblables. Elle n'emploie ni vomitifs, ni purgatifs, ni sétons, ni cautères; elle ne torture pas ses malades par la pierre infernale ou par le feu, et n'apoint à rougir d'elle-même à la vue de tant de malheureux que l'hydrargyrose et autres maladies médicamenteuses font marcher lentement vers le tombeau. Elle n'attaque point les parties saines de l'organisme, elle ne les rend pas intentionnellement malades, dans la vue d'attirer sur elles le mal qui frappe d'autres organes; mais elle s'adresse à la maladie même, partout où elle la rencontre, et n'a rien de commun avec ceux qui, parodiant un mot trop célèbre, la fin sanctifie les moyens, corrompent des générations entières.

La santé et la vie ne sont pas les seules choses que l'homœopathie respecte. Elle ménage aussi la bourse, et, sous ce rapport, l'influence qu'elle doit exercer n'est pas moins grande. Chacun sait que les mémoires d'apothicaire sont devenus proverbiaux, et l'on pourrait citer des familles, qui, dans l'espace d'une année, ont versé des sommes considérables chez le pharmacien. Naguère encore une enquête constata que les bénéfices de tous les pharmaciens de la monarchie prussienne s'élevaient annuellement à la somme d'environ soixante millions, qui, répartie entre tous les habitants, portait à cinq francs la contribution de chacun, en sorte que le gouvernement s'est vu dans la nécessité de prendre des mesures pour soulager la population de cet impôt. Qui ne se rappelle qu'au temps du choléra, le prix des médicaments qu'on regardait comme préservatifs, ou curatifs, fut doublé, même triplé, et que le gouvernement de Bade rendit une ordonnance pour chercher à arrêter cette odieuse spéculation. L'homœopathie, on le sait, ne connaît pas les mémoires d'apothicaires, qui réduisent tant de familles à la mendicité; de là vient que les pharmaciens prennent une part si active à la guerre qu'on lui suscite, et n'épargnent rien pour l'empêcher de prospérer. A la vérité, ils ont payé si cher leurs officines et leurs priviléges, qu'on ne peut s'empêcher de les plaindre; mais n'est-ce pas le cours ordinaire des choses d'ici bas, qu'il y ait toujours quelques-uns qui perdent pour que tout le monde gagne, et ne serions-nous pas frappés de démence si, pour ne pas faire de tort aux fabricants de chapeaux de feutre, qui sont chers et pesants, nous refusions d'accueillir l'invention moderne des chapeaux de soie, qui sont plus commodes et coûtent moins. ·

L'homœopathie a encore un autre côté qui la recommande aux économistes et aux hommes d'État; elle ramène les hommes à un genre de vie plus simple et plus conforme à la nature, elle tend à éteindre peu à peu, ou, du moins, à restreindre beaucoup une foule de besoins factices, café, thé, épices, aromates, etc., qui rendent les nations tributaires de l'étranger. Ainsi, nous voyons que, durant la première moitié de l'année 1833, comparée à celle de l'année précédente, la consommation du café, en Europe, a diminué d'environ trente-et-un millions de livres; de même la quantité de rhum exportée de la Jamaïque, en 1836, ne s'élevait pas à la moitié de ce qu'elle était vingt ans auparavant. Ce résultat doit certainement être attribué en grande partie à l'influence de l'homœopathie, et il acquiert plus d'importance encore lorsqu'on songe aux sommes énormes que la nouvelle méthode empêche de sortir du pays, pour payer des médicaments étrangers. Déjà, en 1806, Hahnemann écrivait les lignes suivantes, à l'occasion d'un succédané du quinquina, proposé par Breitfeld : « Qu'on n'emploie pas le quinquina à des doses « énormes, qu'on n'y ait recours que là où il est « réellement nécessaire, qu'on s'en abstienne toutes « les fois qu'il ne peut être utile, et plus encore lors- « qu'il ne fait que nuire, et à peine en consom- « mera-t-on un dixième de celui dont on a besoin « aujourd'hui; alors il coûtera moins, car les douze « millons que l'Europe paye annuellement à l'Amé- « rique pour cette drogue, se réduiront à un million « et demi, et peut-être même, si les médecins de- « viennent plus sages encore, au cinquième de cette « dernière somme, le tout au grand avantage des ma- « lades. » Si Hahnemann pouvait aujourd'hui reprendre la plume sur ce sujet, il aurait encore à effacer de son calcul plusieurs zéros, et peut-être même tous.

L'allopathie et l'homœopathie diffèrent totalement l'une de l'autre dans la manière dont elles saisissent le portrait ou l'image de la maladie qu'elles ont sous les yeux. L'allopathe croit avoir fait plus qu'assez lorsqu'il a tâté le pouls, inspecté la langue, et adressé quelques questions en l'air, car il considère toutes les maladies comme des espèces dont il connaît (ou, du moins, croit connaître) d'avance la marche d'après son système de nosologie, et il les soumet à une méthode qui est la même pour tous les cas de ce qu'il nomme une espèce.

« A l'égard des maladies aigües, dit Hahnemann,
« l'allopathe ne les traite pas d'après les particularités
« qu'elles présentent, mais uniquement d'après le
« nom pathologique qu'elles ont reçu dans son école,
« et d'après le plan de conduite que ses livres tracent
« pour chacun de ces noms. Ainsi, quelque différentes
« que les fièvres intermittentes soient les unes des
« autres, au lieu d'opposer à chacune le remède spé-
« cifique contre elle, il les supprime toutes par le
« quinquina à fortes doses, répétées pendant plu-
« sieurs semaines. Mais le malade n'est point par là
« rendu à la santé; il n'éprouve plus, à la vérité, des
« alternatives de froid et de chaleur, mais il est de-
« venu malade d'une autre manière, et plus qu'il ne
« l'était durant sa fièvre; car on lui a donné une
« maladie quinique, qui, souvent, durera plusieurs
« années. Les sectateurs de la médecine qui se dit
« rationnelle trouvent de même, pour les autres ma-
« ladies sporadiques, épidémiques et contagieuses, des
« noms tout établis dans leurs livres, et pour chaque
« nom qu'il leur plaît d'assigner à la maladie ré-
« gnante, un certain plan de traitement, modifié seu-
« lement de temps en temps par la mode, le plan dont
« la fièvre, quoique peut-être absolument inconnue
« jusqu'alors, et n'ayant jamais existé, doit s'accom-
« moder, qu'il lui convienne ou non. Celui qui n'a
« pas la force de résister, doit périr. » L'homœopathe,
au contraire, n'a point de système nosologique, il
ne connaît point de genres ni d'espèces de maladies,
il n'a donc pas à s'escrimer contre un fantôme, c'est-
à-dire contre une maladie qui n'existe que dans sa
tête, et dont, peut-être, le malade n'est point atteint.
Il sait que chaque maladie se manifeste, d'une ma-

nière quelconque, par des phénomènes ou symptômes extérieurs, et qu'on ne peut la considérer comme éteinte que quand tous les symptômes ont disparu. Mais, pour apprendre à connaître la spécialité de la maladie qu'il veut guérir, il en étudie les symptômes jusque dans les plus minutieux détails; car, pour lui, une maladie n'est que l'ensemble de tous les symptômes existants, la cause interne qui la produit n'étant pas plus accessible à nos moyens d'investigation que celle de la vie elle-même. De là vient que son examen s'étend jusque sur les circonstances en apparence les plus insignifiantes, et comprend non-seulement ce qui a lieu actuellement sous ses yeux, mais encore les symptômes qui se sont présentés auparavant, le genre de vie, même l'état de santé des parents, etc. Quand il s'est formé une image de la maladie, par la recherche, aussi exacte que possible, de tous les symptômes, il choisit, parmi les moyens dont les effets lui sont bien connus, celui qui, dans son action primaire, produit chez l'homme en santé, le plus grand nombre possible des symptômes qu'il a observés chez son malade, de sorte que, dans la plupart des cas, il peut prédire le résultat avec certitude; l'allopathe, au contraire, ne fait que des essais, il cherche si tel moyen qui, dans tel ou tel cas, a été utile contre une certaine maladie, ne pourra pas l'être aussi dans la circonstance présente (1).

Enfin, si nous comparons les résultats auxquels

(1) *Voy.* Griesslich, *Manuel pour servir à l'étude critique de l'homœopathie,* trad. de l'allemand, par Schlesinger. Paris, 1858, 1 vol. in-18 jésus. — Jahr, *Nouveau manuel de médecine homœopathique.* 7e édition. Paris, 1862, 4 vol. in-18 jésus.

l'homœopathie est arrivée déjà, avec ceux que l'allopathie a obtenus, nous voyons l'expérience constater
que ce que la première pose en théorie, la pratique le
confirme de manière, non-seulement à satisfaire les
exigences les plus difficiles, mais encore à dépasser
fort souvent toute attente. Nul être vivant, à la vérité,
n'est à l'abri de la mort, et les traitements homœopathiques échouent quelquefois. Cependant, si nous
réfléchissons que l'homœopathie entreprend assez
fréquemment des malades sur lesquels l'allopathie
a déjà épuisé en vain tout son arsenal, que certains
sujets dédaignent ses préceptes diététiques, qui leur
paraissent mesquins et pédantesques, que d'autres
manquent de persévérance, l'abandonnent au moment où elle allait, sinon à coup sûr, du moins probablement, les soulager, que, dans beaucoup de cas
enfin, la maladie primitive a été rendue réellement
incurable par les maladies médicamenteuses qu'a fait
naître l'emploi longtemps continué des moyens de
l'allopathie, nous ne serons pas surpris de ce qu'elle
compte parfois des insuccès. Ce qu'il y a de certain,
c'est que partout où les secours de l'homme peuvent
avoir encore quelque efficacité, elle guérit plus sûrement, plus promptement, plus facilement, moins dés-
agréablement, et à meilleur marché, qu'aucune autre
méthode, c'est qu'il lui arrive même assez souvent de
rendre en peu de jours à la santé des malades que
l'allopathie avait abandonnés, les regardant comme
incurables.

Il existe encore actuellement entre l'homœopathie
et l'allopathie une lutte d'où l'on finira par voir la
vérité sortir victorieuse, quoique l'opposition absolue
des principes émis par les deux écoles ne permette pas

de penser que jamais une transaction proprement dite s'établisse entre elles. C'est pourquoi je vais terminer cet aperçu en jetant un coup-d'œil sur les principaux reproches que les adversaires de l'homœopathie lui adressent.

La première classe de ses adversaires comprend les médecins allopathes. Il s'agit pour eux, en effet, d'une question vitale, car l'homœopathie les menace dans leur existence; et d'après cela on ne doit pas être surpris que la plupart des attaques auxquelles elle a été en butte soient parties de leur côté. A cela on pourrait dire : Mais pourquoi ne l'adoptent-ils pas? Parce que, comme l'a fait voir Bœnninghausen, la vanité et la paresse les en détournent; car il faudrait étudier des choses qui n'ont aucun rapport avec ce qu'ils ont appris, mettre de côté la plus grande partie de la matière médicale ancienne, de la pathologie, de la thérapeutique, et se livrer à des recherches péni-bles, tant pour graver dans sa mémoire les nombreux symptômes des médicaments, que pour se former une véritable image de chaque cas individuel de maladie.

On peut combattre l'homœopathie ou dans sa pra-tique, ou dans les principes de son système. Attaquer les résultats de son expérience est impraticable, à moins de vouloir nier ce qui est au vu et au su de tout le monde, et de rejeter le témoignage d'hommes dont la probité et la sincérité sont au-dessus de tout soupçon. Quant à la réfutation de ses principes, on peut l'essayer de deux manières : ou en jugeant ces principes d'après ceux de l'école allopathique, et prenant par conséquent pour point de départ des pré-misses et des suppositions qui ne lui sont nullement applicables, ou en l'accusant d'inconséquence, ce qui, du moins, jusqu'à présent, n'a encore pu être démontré par aucun de ses adversaires; aussi beaucoup de médecins appartenant à l'ancienne école, et parmi eux des hommes d'une grande réputation, ont-ils passé, depuis longtemps déjà, sous les drapeaux de la nouvelle, en prenant soin de faire connaître au public les motifs de leur défection.

Une seconde classe d'adversaires embrasse tous ceux qui se voient atteints par elle, d'une manière quelconque, dans leur industrie. Ici se rangent les marchands de vins et d'eau-de-vie, les cafetiers, les épiciers, les aubergistes, les confiseurs, les parfumeurs, mais surtout les droguistes et les apothicaires. Tous se sentent plus ou moins blessés par elle; de sorte qu'à moins de lui devoir par hasard le recouvrement de leur santé, ou de croire trouver quelque avantage à son succès, ils en sont les ennemis naturels; ce qui explique pourquoi elle a plus de peine à pénétrer dans les masses qu'on n'aurait dû s'y attendre. L'intérêt joue un si grand rôle aujourd'hui dans la société, que toute nouvelle invention est décriée par ceux qui craignent pour leur bourse. L'histoire est là pour nous apprendre que dans tous les temps les ennemis les plus acharnés ont été ceux dont l'intérêt personnel allumait les passions. C'est pour avoir proclamé des idées trop larges que Socrate but la ciguë et que le Christ expira sur la croix.

Enfin, une dernière classe d'adversaires comprend ceux qui, ne connaissant pas l'homœopathie, veulent faire de l'esprit à ses dépens, ou ne s'élèvent contre elle que par désœuvrement, par habitude de parler à tort et à travers. On sait que, d'après les idées reçues, tout ce qui présente une sorte de contradiction, ne fût-elle qu'apparente, entre le moyen et le but, est regardé comme comique et ridicule. Il suffisait donc que les principes de l'homœopathe, déjà extraordinaires par eux-mêmes, fussent ou un peu forcés, ou faussés dans leur application, pour que les rieurs et les satyriques se rangeassent contre eux, et, chacun le sait, la multitude aime mieux rire que réfléchir; d'un autre côté, il ne manque pas de gens à qui rien ne plaît davantage que de parler des choses qu'ils ne comprennent pas, et l'homœopathie étant devenue un des principaux sujets d'entretien dans les réunions, l'occasion ne leur a pas manqué d'exercer leur talent et leur verve.

Ces diverses classes d'antagonistes ont lancé contre l'homœopathie des accusations de toute espèce, dont elle s'est lavée depuis longtemps dans une foule de journaux et d'écrits de circonstance (1).

L'homœopathie, disait-on, est l'œuvre de trompeurs dupés! Mais comment peut-il être question de tromperie, de duperie, lorsque l'homœopathe emploie un médicament dont il a essayé les effets primaires chez des sujets bien portants, et qu'administré à un malade, ce médicament produit tout juste l'effet annoncé d'avance?

La nouvelle doctrine, s'écriait-on ailleurs, n'est qu'un pur charlatanisme! Mais le but du charlatan n'est-il pas de soutirer de l'argent à des gens qu'il trompe, et de tout faire pour envelopper d'un secret impénétrable le moyen à l'aide duquel il produit

____

(1) *Voy.* Michel Granier, *Des homœopathes et de leurs droits.* Paris, 1860, in-8. — Granier, *Conférences sur l'homœopathie.* Paris, 1868.

l'illusion qui lui permet de fouiller dans les bourses?
Or, l'homœopathie n'a jamais rien fait de semblable.
Elle a dévoilé tous ses principes dans une multitude
d'écrits, elle a spontanément et à tout jamais laissé
sortir de ses mains les secrets qu'elle avait découverts,
et dont il lui eût été facile de tirer profit.

L'homœopathie est contraire au bon sens, affirme
celui-ci! Mais ne sommes-nous pas entourés d'effets
dont nous ne connaissons pas les causes, et personne
a-t-il jamais, pour cette raison, conçu la pensée de
les mettre en doute?

Les brillants succès de l'homœopathie, dit celui-là,
sont produits non par les médicaments, mais par la
foi du malade, dont l'imagination tendue espère un
résultat extraordinaire! Mais cette assertion peut-elle
s'appliquer aux petits enfants (1) et aux animaux,
chez lesquels la nouvelle méthode opère des guérisons, tout aussi bien que chez les adultes?

Les médicaments homœopathiques sont des poisons! Mais l'allopathie n'emploie-t-elle pas les
mêmes poisons, à des doses plusieurs millions de fois
plus fortes? Est-il jamais arrivé à l'homœopathie de
mettre ses malades au bord du tombeau, ou même de
les y faire descendre, en usant de moyens violents,
en forçant arbitrairement les doses des médicaments,
comme le font si souvent les allopathes, du propre
aveu de quelques-uns d'entre eux? D'ailleurs, on ne
s'est point aperçu qu'il y avait inconséquence fla-

(1) *Voy.* Hartlaub, *Le médecin homœopathe des enfants*, trad. par
Sarrazin. Paris, 1837, in-18. — Hartmann, *Thérapeutique homœopathique des maladies des enfants*, trad. par Léon Simon fils. Paris,
1853, in-8. — Teste, *Traité homœopathique des maladies aiguës
et chroniques des enfants.* 2ᵉ édition. Paris, 1856, in-18 jésus.

grante à prétendre, d'un côté, que les doses homœopathiques ne sauraient avoir d'action, et, d'un autre
côté, que ce sont d'affreux poisons.

Tout, dans les traitements homœopathiques, doit
être rapporté au régime et aux efforts de la nature !
Mais pourquoi la bonne nature n'avait-elle pas agi
plus tôt dans tant de milliers de circonstances, et ne
l'a-t-elle fait qu'après la prise du médicament homœopathique ?

L'homœopathie fait mourir de faim ! Rien n'est
plus faux. Elle permet à chacun de satisfaire son
appétit (1), elle recommande même les éléments les
plus nourrissants, comme viande, bouillon gras,
œufs, chocolat non aromatisé, dans la plupart des cas
où l'allopathie les interdit. On conçoit que, pendant
le cours d'un traitement homœopathique, le malade
doit s'abstenir de tout ce qui possède quelque vertu
médicinale ; mais l'interdiction ne saurait s'étendre
aux choses purement analeptiques et fortifiantes.
L'homœopathie n'a jamais recours à ces redoutables
traitements par la faim, devant lesquels l'allopathie
ne recule point.

L'homœopathie ne guérit pas toutes les maladies !
Non, sans doute ; mais ne procure-t-elle pas des guérisons douces, rapides et durables là où l'allopathie
n'a pu être d'aucun secours ? C'est une odieuse calomnie que de prétendre qu'elle est impuissante contre
les maladies inflammatoires, et il n'y a pas jusqu'aux

____

(1) *Voy.* **Jahr**, *Du traitement homœopathique des maladies des
organes de la digestion, comprenant un précis d'hygiène générale
et suivi d'un répertoire diététique à l'usage de tous ceux qui veulent suivre le régime rationnel de la méthode de Hahnemann.* **Paris,
1859, in-18 jésus.**

maladies chirurgicales qu'elle fait disparaître, pour la plupart, avec une promptitude surprenante, fait que ses adversaires jugent incompréhensible. Elle guérit aussi promptement, sûrement et facilement que possible, tandis que l'allopathie, ou ne guérit pas, ou n'arrive à la guérison que par des voies détournées, après avoir fait courir de grands dangers au malade, ou enfin guérit homœopathiquement, sans le savoir.

L'homœopathie est le tombeau de la science, parce qu'elle n'a égard qu'aux caractères extérieurs (symptômes) des maladies, qu'elle ne s'inquiète pas le moins du monde de leur essence, et qu'elle n'a besoin ni de l'anatomie, ni de la physiologie, ni de la pathologie! Sans doute l'homœopathie mérite ce reproche comme science ; mais où est-il écrit que l'homœopathe doive regarder comme superflues les sciences accessoires de la médecine, quoiqu'il y aperçoive une foule de choses qui ne pourraient lui servir en rien pour arriver à son but? L'homœopathie enseigne non-seulement à apprécier la véritable valeur des symptômes en général, mais encore à distinguer les uns des autres les symptômes essentiels et ceux qui ne sont qu'accessoires.

Ici ses adversaires disent : « Les symptômes ne sont point la maladie elle-même, et pour arriver à une guérison radicale, il faut découvrir et combattre la cause de cette dernière. » Parfaitement argumenté sans doute ! Mais existe-t-il sur la surface de la terre un seul homme qui puisse nous dire en quoi consiste l'essence de la maladie, ce que c'est que la fièvre, ce que c'est que l'inflammation ?

Parmi les allopathes qui soulèvent de si belles questions, s'en trouve-t-il un seul qui puisse y faire une réponse satisfaisante? Ce qu'il faut penser de leur savoir touchant les causes des maladies ne se voit que trop souvent lorsqu'on entend trois ou quatre d'entre eux disputer ensemble près du malade, et émettre chacun de si belles hypothèses, lorsqu'après sa mort ils procèdent à l'ouverture du cadavre. L'homœopathie n'a pas la prétention de connaître l'essence et la cause proprement dite d'une maladie, ce qui est interdit à tous les mortels. Elle ne cherche ni à s'abuser elle-même, ni à tromper le malade par de vaines conjectures à l'égard de choses qu'il n'est donné à aucun homme de savoir ; elle se contente de bien saisir ce qu'il y a d'appréciable dans une maladie, ses phénomènes extérieurs, ses symptômes, à rechercher les causes occasionnelles, en tant qu'on peut les découvrir, ou qu'elles continuent encore d'agir, à suivre le développement de l'état morbide, et, ce qui est dans tous les cas la chose principale, à guérir, la plupart du temps même dans des circonstances où l'allopathie, de son propre aveu, est à bout de ses ressources.

On se montre donc fort injuste en disant que c'est une médecine purement symptomatique. La médedecine symptomatique ne s'inquiète que d'un seul symptôme, de celui qui est le plus à charge au malade, et elle cherche à le combattre par des moyens antipathiques, c'est-à-dire qu'elle le pallie, et n'empêche pas qu'au bout de quelque temps il se reproduise avec un surcroît d'intensité. Or, un pareil procédé appartient en propre à l'allopathie, et il est totalement étranger aux allures de l'homœopathie.

II

De l'homœopathie vétérinaire, ou de l'homœopathie appliquée aux maladies des animaux domestiques.

En homœopathie vétérinaire, on emploie les médicaments sous forme liquide, ou sous forme sèche. Depuis longtemps déjà je me suis prononcé pour les médicaments liquides, attendu qu'ils agissent avec beaucoup plus de promptitude, et qu'en conséquence ils mènent plus aisément au but. La dilution que j'emploie d'ordinaire est la trentième, et, dans le cours de ce livre, ce sera toujours d'elle qu'il s'agira, lorsque je n'en indiquerai pas expressément une autre.

Pour les administrer, on verse une ou tout au plus deux gouttes de liquide sur un pain à cacheter blanc, qu'on pose ensuite sur la langue de l'animal.

L'opération exige toujours deux personnes, lorsqu'il s'agit de grands animaux, particulièrement de chevaux. On se place au côté droit de l'animal, on saisit la mâchoire inférieure de la main gauche, puis, de la main droite, on ramène la langue de côté, entre les molaires du côté gauche, et l'aide place le pain à cacheter sur la base de cet organe, le plus près possible du pharynx. A défaut d'hostie, on peut se servir d'un petit morceau de pain rassis. On peut également mêler une ou deux gouttes du médicament avec deux cents gouttes d'eau, et verser le tout dans la bouche, en tenant la tête élevée; l'imbibition de la membrane muqueuse buccale suffisant, il est à désirer que l'animal n'avale rien. Si l'on se sert de globules, rien n'est plus facile que de les déposer sur la langue, en évitant toutefois d'humecter le doigt avec sa propre salive pour les y faire attacher, surtout lorsqu'on a fumé peu de temps auparavant.

A l'égard des chats, dans la gueule desquels il n'est pas toujours facile d'introduire immédiatement le médicament, on le mêle avec un peu de lait, qu'on leur fait boire, méthode très-convenable aussi pour le cochon : si l'on opère sur des globules, on commence par les écraser dans un morceau de papier propre, et on les mêle avec un peu de farine, qu'on délaie bien dans le lait.

Si le cochon ne peut avaler, ou s'il est assez malade pour refuser les boissons, on lui ouvre la gueule au moyen d'un bâton, et l'on y verse le liquide. En cas de trisme, si l'on ne veut pas casser une dent, on coule l'eau médicinale dans le nez. L'expérience a constaté que le résultat est alors le même.

On pourrait également le donner en lavement. L'animal doit rester sans manger et surtout sans boire une heure au moins après avoir reçu le médicament, et, s'il est possible, une heure aussi avant.

Il n'y a pas nécessité de soumettre les animaux à un régime, si ce n'est peut-être le chien d'appartement, auquel, pendant un traitement homœopathique, on doit retrancher tous les aliments aromatiques ou épicés, et ne donner que du pain, du lait et de l'eau. On aura soin aussi de mettre de côté tous les moyens conseillés par les commères ou les charlatans, sans en excepter les lavements, à moins qu'ils ne soient composés d'eau pure, avec un peu de lait et de savon. Il ne faut pas qu'auprès de l'animal qu'on traite par l'homœopathie, s'en trouve un autre que l'allopathie soumette à des frictions et à des substances odorantes. Plus d'un traitement homœopathique a échoué, ou du moins a été prolongé, parce qu'on avait négligé ces précautions. A l'égard du cheval, il y en a encore plusieurs auxquelles on doit avoir égard.

Dès qu'un cheval paraît malade, il faut lui accorder du repos, lui faire une bonne litière, qu'on renouvelle souvent, et tenir l'écurie dans la plus grande propreté. Pendant l'hiver, on s'opposera à l'entrée de l'air froid ; en été, au contraire, on aura soin que l'écurie soit fraîche, que l'air puisse y circuler librement, mais de telle manière cependant qu'il ne fasse pas courant sur l'animal. Il est très-convenable d'arroser souvent le sol avec de l'eau fraîche, surtout lorsqu'il s'agit de maladies aiguës, et qu'on tient plusieurs chevaux logés ensemble. Le mieux, quand la chose peut se faire, est de placer l'animal malade dans une écurie à part, où l'on empêche le jour de pénétrer, afin d'écarter les mouches et les insectes. Dans les maladies fébriles, on s'abstiendra de tous les grains, mais on permettra le foin de bonne qualité, l'herbe fraîche, les jeunes chardons, et, en hiver, les betteraves. S'agit-il, au contraire, d'une convalescence, ce qu'il y a de mieux c'est l'avoine mêlée avec du son de froment ; mais cette nourriture substantielle doit toujours être donnée en très-petite quantité. La meilleure boisson est l'eau pure : dans certaines maladies, il convient de la faire tiédir, ou d'y ajouter un peu de farine. Rester en repos pendant tout le cours de la maladie pourrait souvent nuire au malade : on lui fera donc, s'il est possible, prendre un peu d'exercice tous les jours, en été, dans un lieu ombragé, en hiver, au soleil. La durée de la promenade sera calculée en raison des forces.

Pour ce qui concerne les doses de médicaments homœopathiques, on suivra les indications tracées précédemment ou données à l'article de chaque maladie. Qu'on se garde bien surtout de les forcer ; trente années d'expérience ont démontré qu'elles sont parfaitement suffisantes, et chacun pourra s'en convaincre dans l'occasion. Des doses trop fortes ne produiraient rien, ou donneraient lieu à des effets nuisibles.

Il faudra également ne jamais se presser de répéter les doses. Cette répétition devient parfois nécessaire ; mais, hors les cas où j'ai eu soin de l'indiquer, elle ne manque jamais de nuire. Quand on a choisi le médicament convenable, celui qui couvre le plus grand nombre possible de symptômes, et qu'on le répète sans attendre l'effet secondaire de la première dose, il suit de là qu'avant que l'effet curatif ait pu se dessiner, on provoque de nouveaux effets primaires ; or, ceux-ci n'étant autre chose qu'une maladie factice, analogue, dans ses symptômes, à la maladie naturelle qu'on voulait guérir, non-seulement on n'obtient aucune amélioration, mais encore on provoque, dans la plupart des cas, l'aggravation du mal primitif. Si le médicament n'a pas été bien choisi, répéter la dose ne saurait non plus être d'aucune utilité, car il est bien évident que si une première dose n'a pas donné lieu à l'effet désiré, une seconde et une troisième le produiront encore moins. Il faut donc, en faisant une révision exacte du portrait de la maladie, prendre un autre médicament, qui soit plus approprié. Cependant, pour condescendre aux préjugés populaires, on est parfois obligé de feindre la répétition des doses ; on se contente alors d'hosties ou de globules non imprégnés de médicament. La plupart des campagnards veulent avoir le plus possible pour leur argent, et, dans beaucoup de cas, ils craindraient de perdre leurs bêtes, s'ils ne leur voyaient pas administrer quelque chose tous les jours au moins.

On ne peut établir que très-peu de règles générales à l'égard de la répétition des médicaments homœopathiques. Si le médicament qu'on a mis en usage ne produit aucun effet, il est clair (sauf quelques cas dont il ne saurait être question ici) qu'on a mal choisi, et l'on doit en prendre un autre, après le laps de temps nécessaire. S'il n'agit que partiellement, c'est-à-dire si l'amélioration qu'il détermine demeure stationnaire, on le répète au bout de quatre, six ou huit heures, et, dans les maladies aiguës, au bout de dix, quinze ou vingt minutes. Si le médicament donné en second lieu fait renaître des symptômes que le précédent avait déjà éteints, il est de règle de faire prendre celui-ci alternativement avec l'autre. Lorsque, peu de temps après que l'animal a pris la dose, on voit la maladie acquérir plus d'extension, il ne faut pas s'en effrayer, ni moins encore s'empresser de recourir à un autre moyen ; c'est presque toujours une aggravation homœopathique, qui résulte des effets primaires du médicament, et par conséquent le plus sûr garant qu'on aura bientôt une réaction curative. Trop de précipitation, en pareil cas, ne pourrait que nuire.

Le moment où l'on doit administrer le médicament homœopathique dépend des circonstances. Dans les maladies aiguës, les intervalles sont plus courts : on peut, ou répéter le moyen, ou en prendre un autre qui semble meilleur, au bout de dix, quinze ou vingt minutes, suivant l'état du malade. Mais, dans celles qui marchent avec moins de rapidité, il faut attendre au moins vingt-quatre heures, et ne prescrire un nouveau médicament que quand on voit l'amélioration s'arrêter ou même rétrograder. Le principal est donc d'observer l'animal continuellement et avec attention. S'il vient à être repris, au bout d'un certain temps, de la même maladie que celle dont on l'a déjà guéri une fois par un certain médicament, on aura recours au même remède, mais on ne sera pas surpris si alors il ne produit pas toujours le même effet que dans le premier cas. La règle est cependant de commencer par l'essayer, et presque toujours on s'en trouvera bien.

Parmi les médicaments homœopathiques, il en est trois surtout, *arnica*, *symphytum* et *urtica urens*, qu'on emploie plus particulièrement à l'extérieur. Pour cela, on procède de la manière suivante : On prend une tasse pleine d'eau, on y verse vingt-cinq à trente gouttes de la première teinture, on remue bien, et l'on se sert du mélange pour lotions, fomentations, etc. Quelques autres substances, telles que *aconitum*, *bryonia*, *silicea*, *iodium*, *ignatia*, etc., servent aussi parfois à l'extérieur; mais ici, au lieu de la forte teinture, ce sont les dynamisations qu'on mêle avec de l'eau.

Une question se présente naturellement ici; l'erreur commise dans le choix du médicament doit-elle nuire de toute nécessité? La réponse sera aussi caté-

gorique que tranquillisante. Chaque médicament homœopathique a un cercle d'action tout particulier,
qui lui a été assigné par la nature. Si un organe compris dans cette sphère d'action est atteint d'une maladie quelconque, la petite dose homœopathique exerce
sur lui une impression modificatrice, de même qu'une
goutte d'eau froide ou un courant d'air agit sur une
dent malade, et y provoque de vives douleurs. Mais
un autre moyen homœopathique, dont la sphère
d'action n'embrasse pas cet organe, n'agit pas plus sur
lui qu'une goutte d'eau froide ou un courant d'air sur
une dent saine. On pourrait objecter que les médicaments homœopahiques ont été essayés sur des
personnes bien portantes, et que quand bien même
tel d'entre eux n'aurait aucune influence appréciable
sur tel ou tel organe, il déterminerait néanmoins des
changements dans d'autres organes, de telle sorte
qu'en définitive un remède mal choisi nuirait toujours. La réponse est simple : les dynamisations
homœopathiques agrssent aisément et promptement
sur un organe malade, parce que l'état maladif de cet
organe le rend très-accessible aux influences modificatrices; mais les médicaments essayés sur l'homme
sain l'ont été par des doses un peu plus fortes, répétées journellement, et toujours croissant, des tein-
tures pures, attendu qu'ici les dynamisations de-
meuraient en général sans effet; il suit donc de là
que, en raison de leur exiguïté, les doses homœopathiques sont incapables de nuire, et que, quand on
ne tombe pas juste sur le remède convenable, le
seul inconvénient qui en résulte est un léger retard
apporté à la guérison.

Une des principales circonstances qui concourent

au succès du traitement homœopathique est la manière dont on dresse le tableau de la maladie, c'est-à-dire dont on saisit l'ensemble des symptômes par lesquels elle se manifeste : car, tant que le médecin ne connaît pas parfaitement la totalité des symptômes, il n'a qu'une image incomplète de la maladie, et ne peut jamais être certain que le remède dont il fait choix corresponde parfaitement à cette dernière, c'est-à-dire en couvre tous les symptômes. Mais, si c'est là un des points les plus importants de la pratique homœopathique, c'en est aussi un des plus difficiles. Jamais un seul symptôme, quelque prononcé qu'il soit, ne représente l'ensemble de tous ceux d'une maladie, ou ne permet de deviner les autres. Il faut une attention extrême pour ne pas négliger précisément ce qui est le plus essentiel.

On compare donc avec le plus grand soin l'état présent de l'animal malade, avec celui de l'état de santé, car la moindre différence indique un trouble dans l'organisme. Afin de ne rien omettre, on écrit les symptômes à mesure qu'on les observe, et on leur consacre à chacun une ligne entière, ce qui laisse de la place pour les additions ou rectifications ultérieures : on suit un certain ordre dans ce travail, c'est-à-dire qu'on ne se contente pas de séparer les symptômes généraux des symptômes propres aux cas particuliers, mais qu'on les classe tous d'après les parties auxquelles ils se rapportent. L'attention se dirige principalement sur la circulation, l'état du pouls, la nature des excréments, la température générale ou locale, le siége des douleurs constaté à l'aide de la palpation, la manière dont l'animal se comporte pendant le repos et le mouvement. Puis on observe l'œil,

les contractions de la pupille, la saillie ou l'enfoncement du globe oculaire, la couleur de la conjonctive, etc., qui sont d'un grand secours dans beaucoup
de maladies, surtout chez le cheval.

Après avoir recueilli tous les symptômes, on sépare
les principaux, c'est-à-dire ceux qui appartiennent
en propre au présent, des accessoires, ou de ceux qui
se rencontrent dans toute maladie un peu grave. Il
arrive souvent que les personnes qui réclament les
secours de l'homœopathie pour un animal malade, in-
diquent seulement le défaut d'appétit ou quelque
autre symptôme purement général ; on ne peut tirer
aucun parti de renseignements si vagues. Mais, par
symptômes principaux, on ne doit pas toujours entendre ceux qui sont le plus prononcés, car il arrive
fort souvent qu'un symptôme presque inaperçu est
précisément celui qui caractérise le cas particulier
dont on va s'occuper.

Voici un exemple de la marche qu'on doit suivre.
Une maladie éclate parmi les cochons d'une commune voisine de ma résidence, et enlève un grand
nombre de ces animaux. L'examen des malades procure le tableau suivant : faiblesse générale et insensibilité presque complète. — Le poil est hérissé et la
queue pendante. — L'animal trébuche en marchant,
à tel point qu'il est bientôt obligé de rester couché. —
La température du corps varie rapidement. — Difficulté d'avaler. — Défaut total d'appétit. — L'animal
fouille avec anxiété sa litière. — Tuméfaction inflammatoire au cou, à la poitrine et au ventre. —
Vergetures rougeâtres sur diverses parties du corps,
qui prennent une teinte bleuâtre peu de temps avant,
ou immédiatement après la mort. — Durée de la

maladie, un à trois jours. A ces caractères, on reconnaît qu'il s'agit de la maladie appelée feu Saint-Antoine chez les cochons, et non d'une angine, comme on l'avait pensé d'abord d'après un rapport incomplet, qui avait frappé d'inutilité les moyens homœopathiques prescrits.

Des expériences ont été faites, à l'École vétérinaire de Berlin, sur l'application de l'homœopathie au traitement des maladies des animaux domestiques, et les feuilles publiques se sont empressées d'annoncer qu'elles n'avaient point été favorables. Heureusement la presse en a reproduit les détails, qui expliquent le résultat. Ainsi, voulant essayer la pulsatille sur un cheval bien portant, on lui donna dix gouttes de la dixième dynamisation, qui n'amenèrent aucun changement. Le même animal reçut, trois jours après, dix gouttes de la vingtième dynamisation, puis, plus tard, dix de la trentième, ensuite vingt et enfin quarante, le tout sans le moindre effet. En se rappelant ce qui a été dit plus haut des essais sur les organismes en santé, on ne sera pas surpris de ces résultats négatifs. L'École de Berlin procéda de la même manière aux essais de traitement homœopathique : un cheval, présentant tous les symptômes de la pleurésie, reçut trente gouttes de la trentième dynamisation d'aconit, ce qui aggrava tellement la maladie, qu'il fallut, la nuit suivante, pratiquer une saignée de sept livres. D'après ce que j'ai dit des doses homœopathiques, on comprendra également très-bien ce résultat, qui ne pouvait manquer d'arriver, puisqu'on avait jeté de l'huile sur le feu pour l'éteindre. Celui qui, pour essayer un médicament homœopathique sur l'animal bien portant, prend la trentième dynamisation, au lieu de la teinture pure, qui aurait dû être administrée à doses croissantes, et qui, dans un cas de maladie, prescrit trente gouttes de cette dynamisation, quand il n'en fallait qu'une seule, prouve clairement qu'il n'avait aucune idée des doctrines de la nouvelle école. C'est pourtant par de pareils rapports qu'on paralyse tous les efforts de l'Administration pour arriver à la connaissance de la vérité.

PREMIÈRE PARTIE

MALADIES DU CHEVAL

Anatomie et physiologie. — Les chevaux, dit A.-E. Brehm (1), se reconnaissent, parmi les solipèdes, à leur taille moyenne, leur port noble, leurs membres forts, leur tête maigre, allongée, leurs yeux grands et vifs, leurs oreilles moyennes, pointues et mobiles, leurs naseaux largement ouverts. Ils ont le cou fort, musculeux, le tronc arrondi, les poils mous, courts, serrés, longs sur le cou et à la queue.

L'École de Saumur et Bourgelat ont distingué extérieurement sur les équidés, ayant le cheval pour type : 1° l'avant-main, c'est-à-dire la tête, le cou, le poitrail, les épaules, dont l'ensemble forme l'encolure ; 2° le corps, et 3° l'arrière-main, comprenant tout le train de derrière. Chacune de ces parties principales a été divisée à son tour en régions et en parties de régions qui ont reçu des noms particuliers.

Squelette. — Le squelette est à la fois finement et vigoureusement charpenté. On compte à la colonne vertébrale : seize vertèbres dorsales, huit lombaires, cinq sacrées, et jusqu'à vingt et une caudales.

La tête est longue. Dans la tête, un tiers seulement appartient à la boîte cérébrale, les deux tiers antérieurs forment la face.

(1) A.-E. Brehm, *La vie des animaux, les mammifères.* Paris, 1870, tome II, p. 297.

Dents. — Les dents fournissent les signes d'âge; il est donc indispensable d'avoir une connaissance exacte de ces os chez le cheval, de leur forme, de leur structure, de leur éruption, de leur accroissement et de leur diminution.

Les figures 1 et 2 sont destinées à donner une idée de l'ensemble de la dentition.

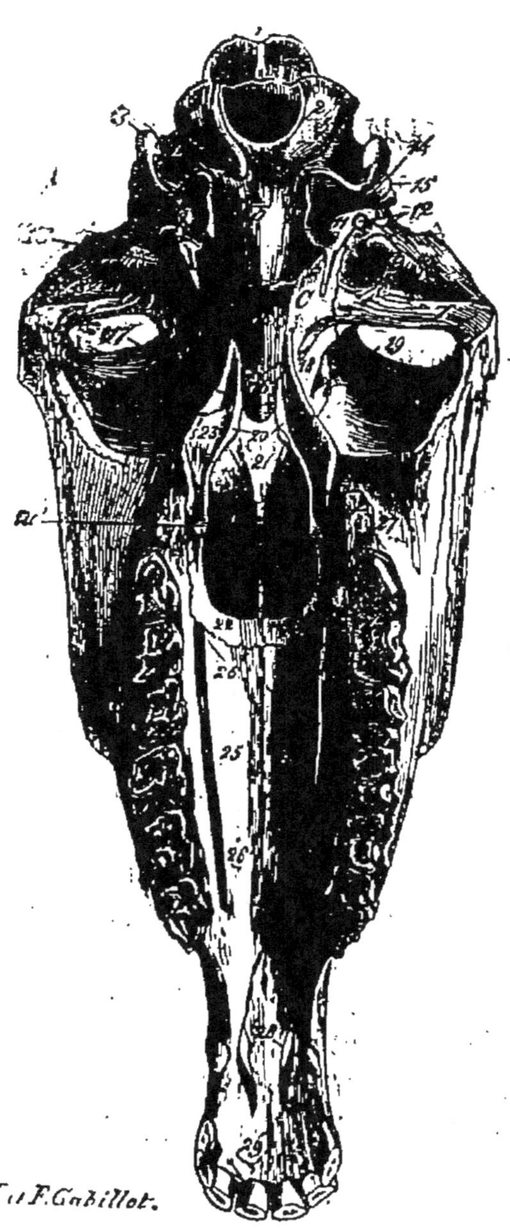

FIG. 1. — Ensemble de la dentition de la mâchoire supérieure chez le cheval (*).

(*) 1, protubérance occipitale; 2, 2, condyles de l'occipital; 3, apophyse styloïde; 4, échancrure stylo-condylienne; 5, apophyse basilaire; 6, trou déchiré; 7, condyle du temporal; 8, cavité glénoïde; 9, éminence sus-condylienne; 10, fossette pour une veine; 11, protubérance mastoïdienne; 12, prolongement hyoïdien; 13, apophyse styloïde du temporal; 14, trou stylo-mastoïdien; 15, apophyse mastoïde; 16, corps du sphénoïde supérieur; 16', corps du sphénoïde inférieur; 17, apophyse sous-sphénoïdale; 18, orifice supérieur du conduit sous-sphénoïdal; 19, hiatus orbitaire; C, fossette carotidienne; 20, ptérygoïdien; 20', son apophyse; 21, vomer; 22, extrémité antérieure des palatins; 23, face interne de la crête palatine; 24, 24, ouvertures gutturales des cavités nasales; 25, face palatine des grands sus-maxillaires; 26, orifice inférieur du conduit palatin; 26', scissure palatine; 27, tubérosité maxillaire; 28, ouvertures incisives; 29, trou incisif (Chauveau).

Les dents du cheval sont de deux sortes : les unes *permanentes*, celles que l'animal possède dans son état parfait et qu'il conserve jusqu'à sa mort ; les autres *temporaires*, ou *dents de lait*, qui font place aux précédentes au bout d'un certain laps de temps.

Pour ce qui concerne les dents *permanentes*, le cheval parfait en a quarante ; cependant on n'en trouve fort souvent que trente-six chez les juments, parce que les crochets manquent, ou sont très-petits. Ces quarante dents sont comprises dans trois catégories : les incisives, les canines et les molaires.

Les *incisives* qui occupent le devant des mâchoires, et que couvrent les lèvres, sont au nombre de douze : six en haut et six en bas. Celles du milieu portent le nom de *pinces*,

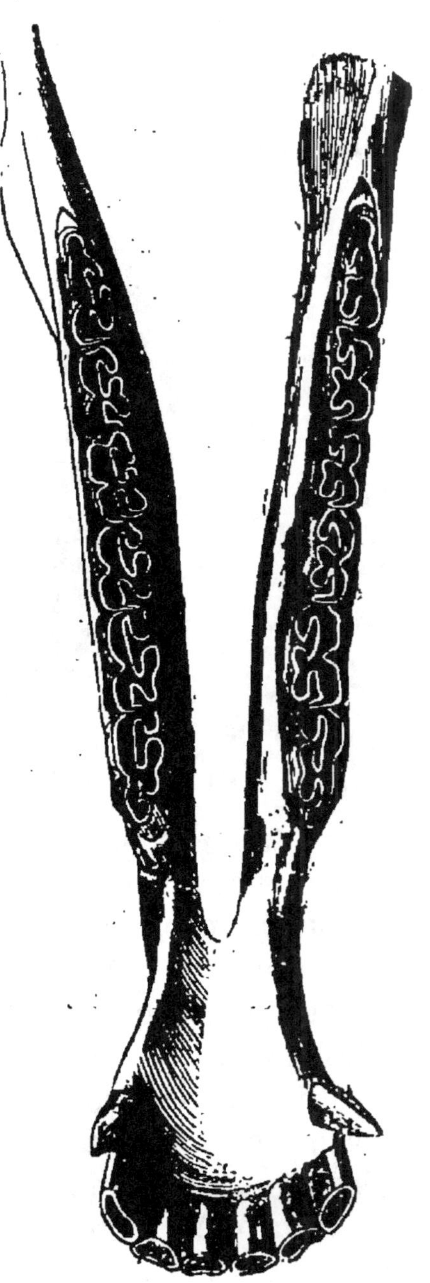

Fig. 2. — Ensemble de la dentition de la mâchoire inférieure chez le cheval, les dents étant vues par leur face de frottement.

les deux suivantes celui de *mitoyennes*, et les deux plus externes celui de *coins*, dénominations qui s'appliquent également aux deux mâchoires.

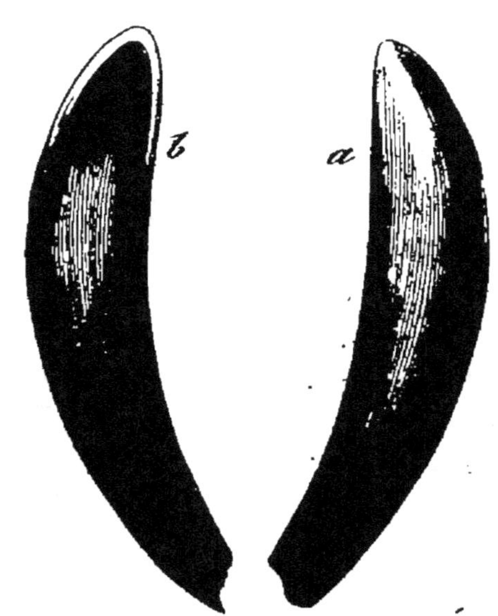

FIG. 3. — Crochet ou canine de cheval (*).

Les *canines*, appelées aussi *crochets* (*fig*. 3), viennent après les incisives, et sont au nombre de quatre : deux à chaque mâchoire, une de chaque côté. Elles sont recourbées en arrière. On ne les trouve parfaitement développées que chez les mâles; elles manquent généralement chez les femelles.

Aux canines succèdent les *molaires*, dont chaque mâchoire contient douze, six de chaque côté. On les distingue en première, seconde, etc.; la première étant la plus rapprochée du crochet, et la sixième terminant la série.

Les espaces dégarnis de dents appelés *barres* entre les canines et les molaires servent à passer le mors.

(*) *a*, face externe; *b*, face interne (Chauveau).

Chaque dent se compose de trois parties distinctes, savoir : la *couronne*, ou ce qui fait saillie hors de la gencive; le *collet*, ou ce que la gencive recouvre; et la *racine*, ou ce qui est caché dans l'alvéole.

On distingue également dans chaque dent trois substances : l'*émail*, qui revêt la surface de la couronne; l'*ivoire*, situé en dessous; et le *cément*, qui occupe le milieu de la dent (*fig*. 4).

Avec les années, l'émail s'use peu à peu; la couronne en fait autant par l'effet du frottement, et la dent sort de plus en plus de l'alvéole, de manière qu'elle devient plus longue, parce qu'en même temps la gencive se rétracte. C'est surtout aux incisives que l'on remarque ce changement, amené par les progrès de l'âge.

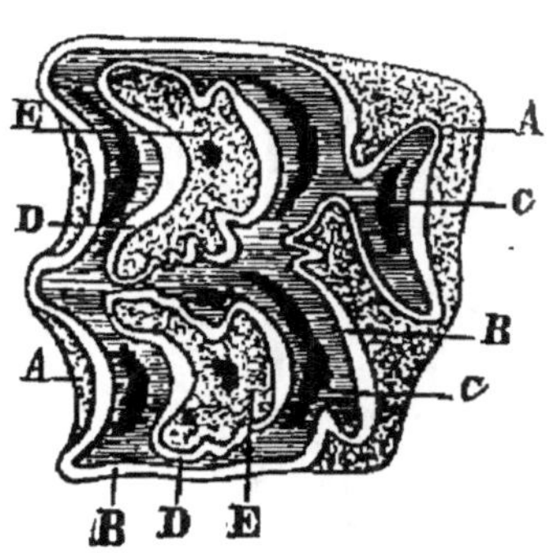

FIG. 4. — Coupe transversale d'une molaire supérieure du cheval (*).

Les diverses sortes de dents diffèrent beaucoup les unes des autres sous le rapport de leur configuration. L'incisive (*fig*. 5), qui est courbée d'arrière en avant dans le sens de sa longueur, a la forme d'un coin et sa couronne celle d'un ciseau. L'incisive permanente a deux pouces et demi à trois pouces de long, et quand elle n'est point usée, elle présente sur sa couronne, ou plutôt entre la rangée antérieure et la rangée postérieure des dents, un enfoncement en forme d'entonnoir, qu'on appelle *germe de fève*, et qui, on le

(*) A, cément extérieur; B, émail extérieur; C, ivoire; D, émail intérieur; E, cément intérieur.

verra plus loin, fournit des caractères fort importants pour la détermination de l'âge du cheval. La partie la plus profonde de cette dépression se perd dans la cavité de la racine. La dépression et son fond sont revêtus d'émail. Le germe de fève est un peu plus long et plus profond aux incisives de la mâchoire supérieure qu'à celles de l'inférieure, de sorte qu'il y reste plus longtemps visible, parce qu'il ne s'use pas si vite. En effet, la dépression s'aplanit de plus en plus avec les années, à mesure que la dent elle-même s'use, de manière que, chez les vieux cheveaux, on ne trouve plus, au lieu d'enfoncement, qu'une surface plane, et de couleur un peu foncée, appelée *table*.

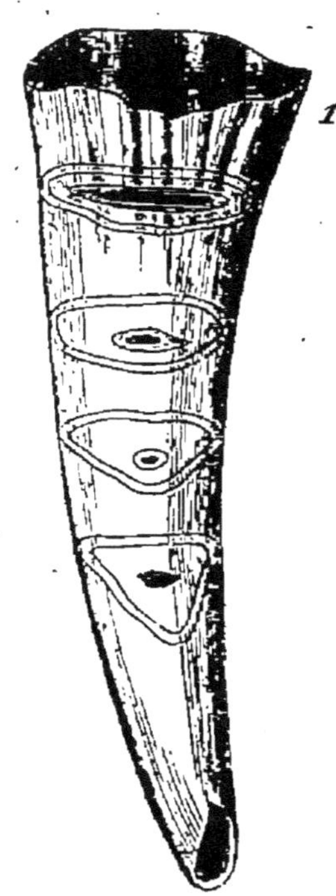

FIG. 5. — Dent inci-sive du cheval (*).

Les canines affectent la forme d'un crochet faiblement recourbé; elles ont, dans le jeune âge, une pointe aiguë, dirigée en arrière, et deux bords tranchants, arqués en dedans, entre lesquels se trouve un sillon. La pointe et les bords s'émoussent de plus en plus par les progrès de l'âge, et de meilleure heure à la mâchoire du bas qu'à celle du haut, de sorte que la dent devient de plus en plus conique.

Les molaires sont carrées, cubiques; la couronne en

(*) Détails d'organisation. — Dent sur laquelle se trouvent indiquées la forme générale des incisives remplaçantes et les formes particulières que prend successivement la table dentaire par suite de l'usure et de la pousse continuelle de ces dents (Chauveau).

est la partie la plus large, et elles s'amincissent un peu du côté de la racine. Leur couronne forme une surface un peu inégale, composée d'enfoncements et d'élévations, qui s'effacent peu à peu avec l'âge, en sorte que la surface triturante devient lisse et comme polie.

Le nombre des *dents de lait* est de vingt-quatre, douze incisives et douze molaires. Chaque mâchoire contient six des premières et six des secondes, trois de chaque côté. Toutes ces dents sont peu à peu repoussées au dehors par celles de remplacement; la dent permanente, située au-dessous de celle de lait, détruit la racine de cette dernière à mesure qu'elle-même prend de l'accroissement, de manière que, quand elle est au moment de percer, la couronne de celle dont elle va prendre la place tombe, et qu'on la trouve assez souvent dans la mangeoire. L'ordre suivant lequel ce phénomène a lieu fournit les caractères au moyen desquels on détermine l'âge pendant les premières années de la vie du cheval.

Les dents de lait sont situées aux mêmes places qu'occuperont plus tard celles de remplacement, et elles portent les mêmes noms que ces dernières; on distingue donc, parmi les incisives de lait, quatre pinces, quatre mitoyennes et quatre coins, comme aussi, parmi les molaires de lait, quatre premières, quatre secondes et quatre troisièmes. La forme de ces dents est aussi, généralement parlant, la même que celle des dents de remplacement; cependant elles sont un peu plus petites, moins dures et moins épaisses, et elles ont une racine plus courte, un émail plus mince, et une couleur blanche, tandis que les dents de remplacement tirent un peu sur le jaunâtre; le germe de fève n'est point aussi profond, et la couronne paraît un peu large, proportionnellement au col mince, dont une inflexion la sépare.

Age. — Comme le développement, le renouvellement et l'usure des dents sont liés à certaines périodes; on utilise ces changements pour déterminer l'âge du cheval avec leur secours. Cependant il ne faut pas croire que ce soit un moyen infaillible d'arriver à la vérité; car beaucoup de circonstances exercent une grande influence à cet égard, et par conséquent rendent plus ou moins fallacieuses les inductions qu'on tire de là. C'est ce qui a lieu surtout quand il s'agit d'assigner l'âge d'un vieux cheval, car plus un animal est âgé, plus on court risque de commettre une erreur d'une à trois années.

L'âge du cheval, en général, est indéterminé et relatif. Il est *indéterminé* par rapport aux chevaux sauvages, sur le compte desquels on ne trouve nulle part de faits propres à entraîner la conviction, ainsi que par rapport aux animaux avancés en âge, chez lesquels les caractères les plus importants, c'est-à-dire les changements que subissent les dents, laissent dans l'incertitude. Il est *relatif*, en ce sens surtout que la race, la constitution, le climat, le mode d'alimentation, les soins, le genre de vie et le plus ou moins de travail exercent une puissante influence sur lui. La question de savoir quel peut être l'âge d'un cheval donné n'est donc pas susceptible de recevoir une réponse générale : on n'en peut faire une que d'après la considération des circonstances particulières. Ainsi, les exemples de chevaux qui, à l'âge de trente ans, rendent encore de bons services, quoiqu'on ne leur ait pas accordé de soins spéciaux, ne sont pas fort rares (1), et Rychner dit même avoir vu, en 1811, un cheval de fiacre, de race suisse, qui servait encore, quoiqu'il eût atteint sa quarante-cinquième année. Communément, on admet que les chevaux de race parviennent à un âge plus avancé que les autres ; mais cette croyance ne peut pas plus être érigée en loi, qu'il n'est permis de considérer les caractères assignés aux divers âges comme susceptibles de s'appliquer à tous les cas. En effet, d'un côté, quoiqu'on accorde six années de durée à la première période de la vie du cheval, ou au temps pendant lequel il porte le nom de *poulain*, il n'est pas rare de voir l'âge fait s'annoncer dès la troisième année par l'aptitude à la procréation, et cette faculté peut se maintenir jusqu'à l'âge de seize ans et plus. D'un autre côté, si l'on a cru pouvoir pousser les bornes de la vieillesse jusqu'à la vingt-sixième année, il ne manque pas de chevaux qui sont vieux de bien meilleure heure. Tout dépend donc ici des circonstances, et le sexe lui-même ne fournit aucune donnée précise relativement à l'appréciation de l'âge.

La durée de la vie du cheval a été divisée, d'après les changements des dents, en trois périodes, qui s'étendent, la première depuis la naissance jusqu'au commencement de la seconde année, la seconde jusqu'à la fin de la quatrième année, et la dernière jusqu'à la mort.

1° Pendant la première période, les dents de lait se développent complétement, et l'on voit paraître aussi les premières molaires de remplacement. A propre-

<hr>

(1) *Voy.* A. E. Brehm, *La vie des animaux, les mammifères.* Paris, 1870, tome II, p. 350. — Hufeland, *L'Art de prolonger la vie,* traduction nouvelle par J. Pellagot. Paris, 1870, p. 93.

ment parler, le poulain doit avoir en venant au monde douze molaires, dont trois de chaque côté de chaque mâchoire ; mais cette règle souffre assez souvent des exceptions, et chez les sujets débiles, les molaires ne sortent parfois toutes qu'après la naissance.

A l'âge de six ou huit jours, même un peu plus tôt chez les sujets vigoureux, les deux crochets percent la gencive, et toujours d'abord à la mâchoire supérieure ; de la troisième à la cinquième semaine, on voit paraître les dents mitoyennes, d'abord en haut, puis en bas, et pendant ce temps les molaires se sont développées de plus en plus (*fig*. 6).

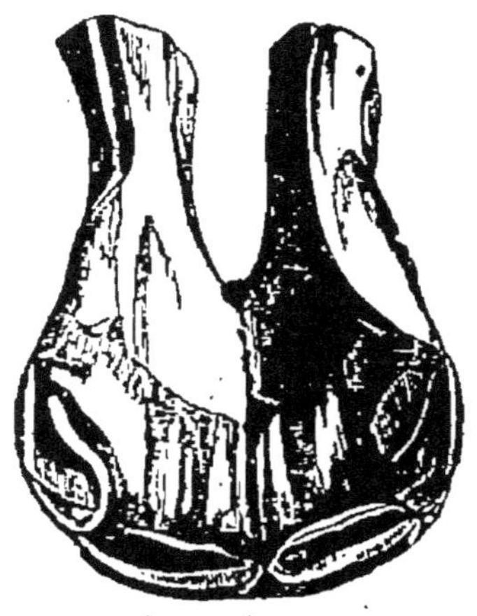

FIG. 6. — Les incisives du poulain, du trentième au quarantième jour.

Jusqu'au sixième mois, les dents de lait continuent de prendre du développement, et s'égalisent, c'est-à-dire qu'elles se rangent dans la même direction, et que les deux bords de chacune se placent à la même hauteur.

Du sixième au huitième mois, sortent les canines, dont celles de la mâchoire supérieure précèdent aussi de quelques jours celles de la mâchoire inférieure.

A l'expiration de la première année, le poulain compte vingt-quatre dents de lait, savoir douze incisives et douze molaires. Pendant ce temps, les coins se sont égalisés tant avec les dents mitoyennes qu'entre eux ; mais les pinces paraissent usées déjà, et le germe de fève en partie détruit par le frottement. Ces changements arrivent toujours quelques mois plus tard chez les chevaux de race que chez les chevaux communs. Les soins qu'on prend de la mère pendant la gestation et l'allaitement influent à cet égard ; car la bonne nourriture qu'elle reçoit facilite et accélère le travail de la dentition chez son produit ; tandis que le défaut de soins, la fraîcheur des écuries, etc., le retardent et le rendent plus difficile.

Le corps du poulain présente aussi les changements suivants à la fin de la première année : les poils de la crinière et de la queue sont moins frisés qu'auparavant ; la queue, qui n'atteignait que jusqu'aux jarrets, devient plus longue, la démarche est plus assurée, les jambes de devant sont plus droites, la région frontale fait moins de saillie, et l'animal montre davantage de vigueur dans ses mouvements.

Depuis la fin de la première année jusqu'à celle de la seconde, on remarque peu de changements dans les dents. Pendant ce laps de temps, celles de lait s'usent de plus en plus, de sorte qu'à dix-huit mois le germe de fève est usé non-seulement aux coins (ce qui avait déjà lieu auparavant), mais encore aux mitoyennes, et que les canines ont perdu leurs bords tranchants (*fig.* 7). En général, les dents de lait paraissent moins larges à cette époque,

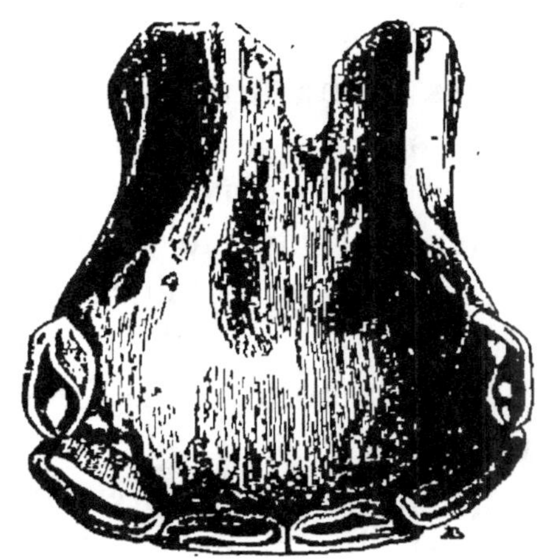

Fig. 7. — Mâchoire d'un poulain de vingt mois.

parce que leurs couronnes ont été usées en partie par le frottement, et que les dents elles-mêmes ont été repoussées au dehors, ce qui fait qu'on en aperçoit davantage le col ou la partie amincie. Il est digne de remarque que les incisives supérieures s'usent toujours six à neuf mois plus tard que les inférieures, qu'en conséquence elles perdent plus tard leur germe de fève, et qu'elles ne sont pas autant repoussées au dehors, quoique cependant elles se développent plus tôt que celles de la mâchoire inférieure.

A la fin de la seconde année, on voit apparaître les premières molaires permanentes, c'est-à-dire les quatrièmes; de sorte qu'alors le poulain a vingt-huit dents, douze incisives, douze molaires de lait, et quatre molaires persistantes : ces dernières ont leur siége en arrière des molaires de lait de chaque mâchoire.

2º Pendant la seconde période de la vie, c'est-à-dire depuis la fin de la seconde année jusqu'à celle de la cinquième, non-seulement toutes les dents de lait font place à des dents permanentes, mais encore toutes les molaires qui manquent percent la gencive, et vers la fin de la période, les incisives permanentes ont acquis le maximum de leur développement. C'est pendant ce laps de temps que les dents fournissent les caractères les plus sûrs pour reconnaître l'âge du cheval, qui se développe de plus en plus, sous le rapport de la taille, de la force et de l'énergie des mouvements.

Quelques mois environ après la seconde année (*fig.* 8), les pinces de lait commencent à sortir de plus en plus des mâchoires et à devenir branlantes, jusqu'à ce qu'enfin, à deux ans et demi, elles tombent, et soient remplacées par des pinces permanentes. Ce phénomène a lieu quelques mois plus tard chez les

chevaux de race; mais, chez tous, il s'accomplit d'abord
à la mâchoire supérieure. Quant à l'éruption des

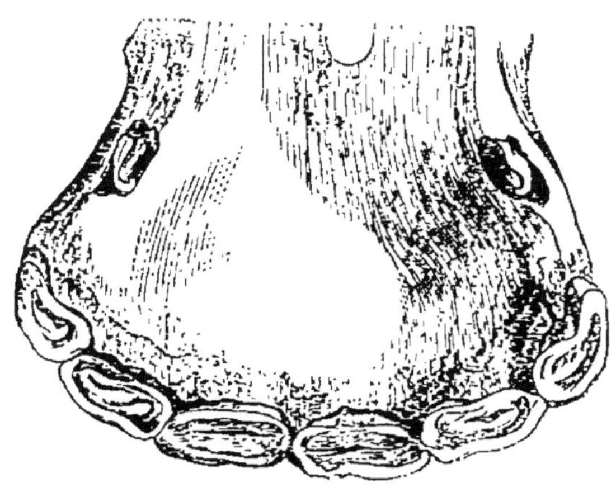

FIG. 8.—Les incisives inférieures, de deux ans et demi à trois ans.

dents elles-mêmes, elle s'opère de la manière suivante : la mâchoire commence par paraître un peu
plus large, comme gonflée, et la gencive est plus rouge;
le bord antérieur tranchant de la dent perce d'abord,
puis, au bout de quinze jours à un mois, le bord postérieur, entre lequel et le précédent on remarque la
cavité du germe de fève.

Les dents de lait situées à côté des précédentes (les
mitoyennes et les coins) sont fort usées; elles ont
perdu leur germe de fève, elles sont plus étroites et
comme tubéreuses. Au fond des mâchoires percent
quatre molaires permanentes (les cinquièmes), et la
première molaire de lait tombe, pour faire place à
une molaire permanente. Quand le poulain est arrivé
à l'âge de trois ans accomplis, il a trente-deux dents,
savoir : huit incisives de lait (quatre mitoyennes et
quatre coins), huit molaires de lait (quatre secondes
et quatre troisièmes), quatre incisives permanentes

(les pinces) et douze molaires persistantes (quatre premières, quatre quatrièmes et quatre cinquièmes).

A trois ans et demi, les incisives mitoyennes de lait tombent, et sont remplacées par quatre incisives mitoyennes permanentes, ce qui, comme pour les coins, s'accomplit d'abord à la mâchoire supérieure. Une fois la dent de lait tombée, on sent de suite le bord antérieur tranchant de la dent permanente qui doit la remplacer. Si on ne le sent pas, on peut supposer que la dent de lait qui manque a été arrachée pour faire paraître le poulain plus âgé qu'il n'est réellement.

A quatre ans, la dent mitoyenne (permanente) s'est égalisée, c'est-à-dire que son bord postérieur est arrivé à la même hauteur que l'antérieur, et elle s'est mise aussi de niveau avec le coin situé à côté d'elle (c'est-à-dire que ces deux dents se trouvent sur la même ligne).

A la fin de la troisième année, c'est-à-dire jusqu'à trois ans et demi, la dent canine pousse chez les mâles : la gencive rougit d'abord, puis on aperçoit une pointe aiguë, et l'os maxillaire semble gonflé. Cette éruption s'accomplit de meilleure heure à la mâchoire du haut qu'à celle du bas. Quant aux juments, lorsqu'elles doivent avoir un petit crochet, il ne commence à se montrer qu'à quatre ans, ou même plus tard encore.

On voit alors, dans le fond de la bouche, percer la sixième molaire, et la seconde molaire de lait fait place à la seconde molaire persistante. Les mâchoires ont alors acquis toute leur longueur, quoique leur largeur ne soit pas encore comparable à celle qu'elles ont chez le cheval fait. Un cheval de quatre ans a quarante dents, savoir : quatre canines de lait (qui sont fort usées et n'ont plus de germe de fève), quatre molaires de lait (troisièmes), huit incisives permanentes (quatre pinces et quatre mitoyennes), quatre crochets (chez les mâles) et vingt molaires permanentes.

A quatre ans et demi, les canines de lait tombent, et font place aux canines permanentes, mais plus tôt aussi à la mâchoire supérieure qu'à l'inférieure. Les pinces sont déjà un peu usées à leur bord (à la couronne) ; les mitoyennes commencent à s'user ; les crochets ont pris beaucoup de développement ; les troisièmes molaires de lait sont remplacées, et, dès ce moment, il ne reste plus une seule dent de lait.

A cinq ans (*fig.* 9), le cheval a toutes ses dents per-

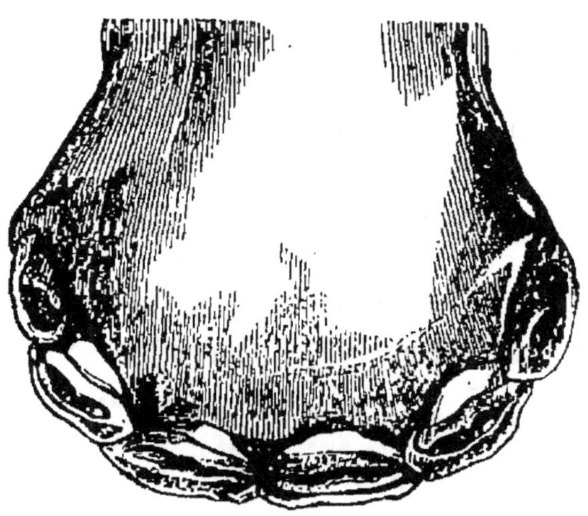

Fig. 9. — Le cheval prenant cinq ans.

manentes, vingt-quatre molaires, douze incisives et quatre crochets (chez les mâles); les coins se sont égalisés entre eux.

Pendant la seconde période, l'animal est assez souvent pris d'accidents maladifs qui dépendent du travail de la dentition; la mastication lui est difficile, il a fréquemment de la peine à avaler, ce qui fait qu'il ne mange pas; les yeux s'enflamment, l'animal jette par le nez, et il peut même être atteint de symptômes nerveux, d'accès de vertige.

3° Durant la troisième période, c'est-à-dire depuis la cinquième jusqu'à la vingtième ou trentième année, toutes les dents permanentes sont développées, le corps a atteint sa perfection, eu égard au volume et à la force; le cheval est apte à un travail plus pénible et plus soutenu, auquel ses forces ne lui permettaient pas auparavant de suffire. Dans l'année qui suit, les dents s'usent de plus en plus, la masse du corps et les forces diminuent peu à peu, et les infirmités de l'âge deviennent de plus en plus prononcées. Cependant, cet effet a lieu bien plus tôt chez certains chevaux que chez d'autres; diverses circonstances influent à son égard, et font que les caractères de l'âge (l'usure des dents) se prononcent de bien meilleure heure chez tel animal que chez tel autre.

Les signes de la vieillesse se manifestent plus tard chez les chevaux de race (d'origine anglaise ou arabe) que chez les autres. Les soins, la nourriture, la manière dont le travail a été dirigé influent beaucoup à cet égard. Pour ce qui concerne les dents, il est plusieurs circonstances qui font qu'elles s'usent plus vite, et qu'ainsi elles font paraître l'animal plus vieux qu'il ne l'est réellement : telles sont, une alimentation très-abondante (en grains), la correspondance parfaite des dents du haut et du bas, qui est cause qu'elles frottent avec plus de force les unes contre les autres pendant la mastication, et la solidité moindre de leur texture, qui les rend plus aptes à s'user ; sous ce rapport, il est à remarquer qu'en général le tissu des dents est plus solide chez les chevaux de race. Quand les circonstances inverses se rencontrent, les dents conservent plus longtemps l'apparence de la jeunesse. Il suit de là que les signes de l'âge sont bien moins sûrs pendant cette période, et que le meilleur connaisseur peut se tromper d'une année pour les chevaux peu avancés en âge, et de deux ou trois pour ceux qui sont plus âgés. Le cheval commun est presque toujours parfaitement développé à six ans, tandis que le cheval fin et de race ne l'est qu'à huit.

A cinq ans et à six, les dents ont acquis leur plein développement, et les germes de fève existent complétement, quoique déjà un peu usés aux pinces ; mais toujours ils demeurent plus longtemps visibles aux incisives de la mâchoire supérieure qu'à celles de l'inférieure. Les canines sont maintenant parfaites : elles ont un sommet bien pointu et des bords latéraux tranchants : cependant il peut arriver que la mastication les ait déjà un peu endommagées.

Vers la fin de la sixième année, les germes de fève ont souffert davantage, les cavités sont plus ou moins usées et remplies aux pinces de la mâchoire inférieure, et quand bien même l'effet n'aurait pas lieu, ces dents paraissent plus étroites et plus épaisses qu'elles ne l'étaient auparavant.

A l'expiration de la septième année, les germes de fève des incisives mitoyennes sont plus ou moins usés et effacés ; les pinces sont devenues plus étroites, et la table des coins s'est aplanie : les incisives ont alors une teinte de blanc sale, plutôt qu'une couleur jaune.

Quand le cheval est âgé de huit ans (*fig.* 10), les

germes de fève des coins sont usés et effacés, et ces dents paraissent aussi plus étroites et plus épaisses, parce qu'elles sont sorties davantage des alvéoles. Aux autres incisives, les pinces et les mitoyennes, les

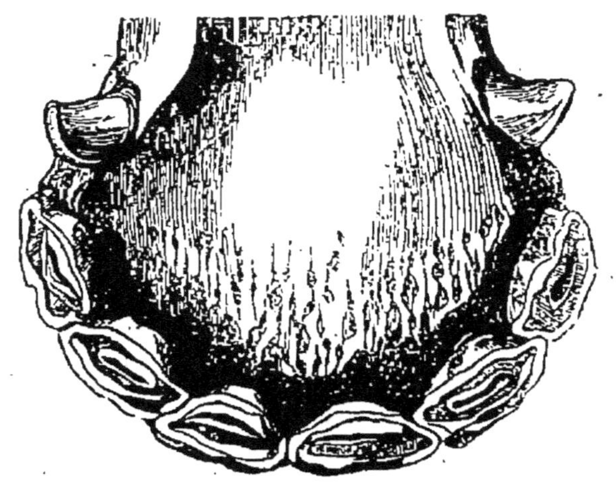

Fig. 10. — Les incisives inférieures à huit ans.

germes de fève ne se reconnaissent plus qu'au rebord d'émail qui les entoure. Les canines ne sont ni pointues, ni aussi recourbées que par le passé, mais plus arrondies et émoussées. Cependant, ces caractères ne peuvent être considérés que comme applicables à la majorité des cas, car les exceptions sont fort nom-. breuses.

A dix ans, on reconnaît, en général, que les germes de fève des deux·pinces de la mâchoire supérieure commencent à s'oblitérer, ce qui avait déjà eu lieu auparavant pour celles de la mâchoire inférieure. En même temps, ces dents (celles du haut) sont plus épaisses que larges, parce qu'elles sortent davantage de leurs alvéoles.

Le germe de fève des dents mitoyennes de la mâchoire supérieure disparaît à onze ans, et à douze il est effacé aux coins de cette même mâchoire ; ces dents perdent aussi de leur largeur, et acquièrent plus d'épaisseur.

Quant à ce qui concerne les incisives de la mâchoire inférieure, on reconnaît (à la vérité avec de nombreuses exceptions) qu'à dix ans les germes de fève y sont usés jusqu'au bord d'émail, qu'à onze ans les mitoyennes sont dans le même cas, et qu'à douze les coins s'y trouvent également. A cet âge, le crochet paraît obtus, arrondi et conique.

Les dents persistent ainsi, la plupart du temps, jusqu'à la quatorzième année.

Pendant cette période, de huit à dix ans jusqu'à douze ou quatorze, les couronnes de toutes les incisives se sont par conséquent fort usées, plus toutefois

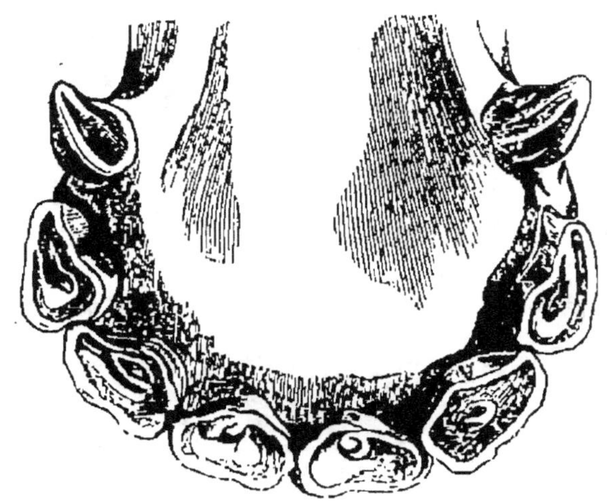

Fig. 11. — Les incisives inférieures à onze ans.

à la mâchoire du bas qu'à celle du haut, et ces dents sont sorties de leurs alvéoles, ce qui les fait paraître plus épaisses que larges (*fig.* 11).

En général, on peut admettre qu'à dix ans il ne

reste plus aucun vestige du germe de fève aux deux pinces de la mâchoire supérieure : la même chose a lieu pour les incisives mitoyennes de cette mâchoire à quinze ans, et pour ses coins à seize ans : on n'aperçoit plus alors qu'une tache brune entourée d'un mince rebord d'émail. A la mâchoire inférieure, on ne distingue plus de rebord d'émail autour de la tache brune des incisives, ce qui arrive à quatorze ans pour les pinces, à quinze pour les mitoyennes, et à seize pour les coins. Cependant on ne doit pas croire que ces caractères soient certains dans tous les cas, car ils se prononcent ou plus tôt ou plus tard, selon les individus.

On peut encore tirer des dents les caractères suivants, propres à indiquer un âge avancé. A quinze ans (*fig.* 12), la diminution de largeur des incisives

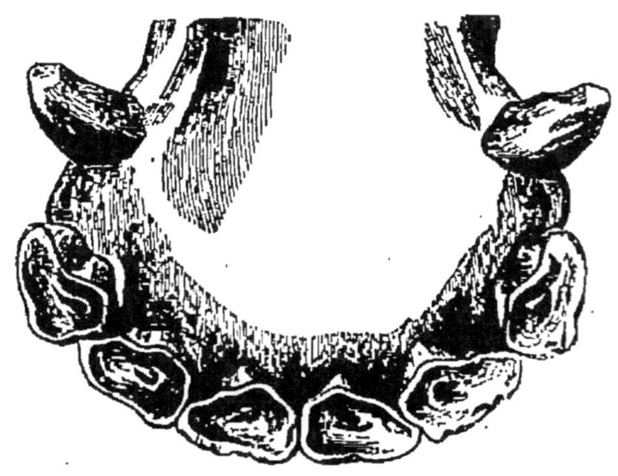

Fig. 12. — Les incisives inférieures à quinze ans.

inférieures est plus marquée, ainsi que leur accroissement d'épaisseur. A dix-sept et à dix-huit, ces changements sont très-sensibles dans les incisives de la mâchoire supérieure. En général, après la quatorzième année, les incisives prennent une direction plus horizontale; auparavant, elles se rapprochaient davantage de la verticale.

Quand le cheval est fort âgé, de dix-huit à vingt ans, ses dents offrent les particularités suivantes (*fig.* 13) :

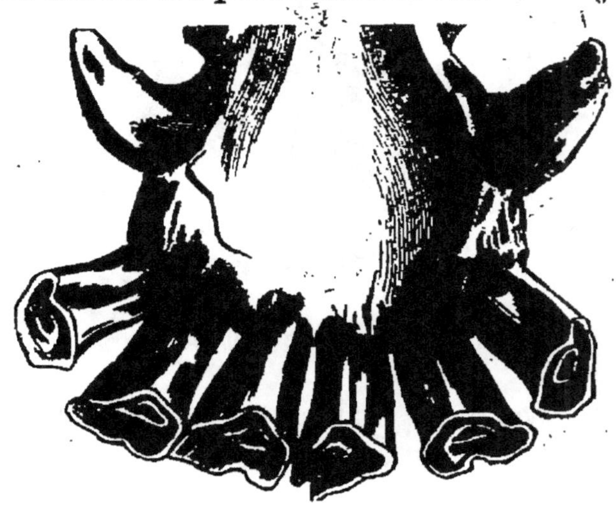

FIG. 13. — Mâchoire inférieure du cheval arrivé à l'extrême vieillesse.

les incisives ressemblent à des palissades anguleuses, parce que la gencive s'est retirée, de sorte que les racines se trouvent presque à nu; leur table a pris une forme triangulaire. Ces phénomènes se voient plutôt à la mâchoire inférieure qu'à la supérieure, et aux pinces qu'aux dents mitoyennes et aux coins. Les couronnes des incisives se serrent aussi davantage les unes contre les autres, tandis que leurs racines s'écartent, ce qui donne une forme pointue à la bouche; de plus, il leur arrive souvent de devenir obliques, de branler et de se détacher. Mais ces caractères n'ont également qu'une valeur générale, et j'ai déjà eu soin de faire remarquer qu'ils peuvent induire en erreur, même de trois ans.

A six ans le profil de la bouche montre les dents

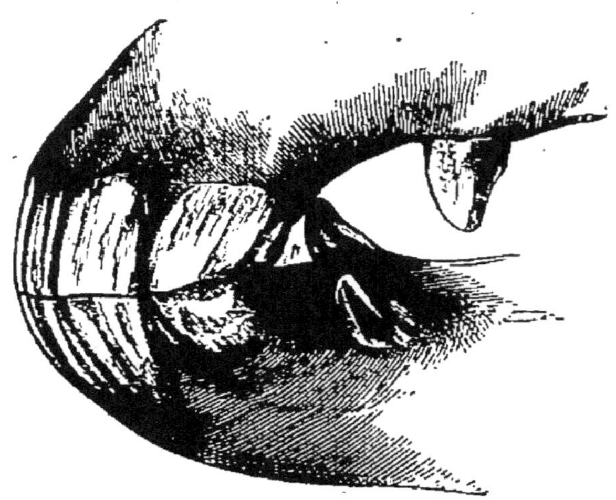

FIG. 14. — Profil de la bouche à six ans.

d'aplomb (*fig*. 14). Mais cette position se perd avec
l'âge (*fig*. 15).

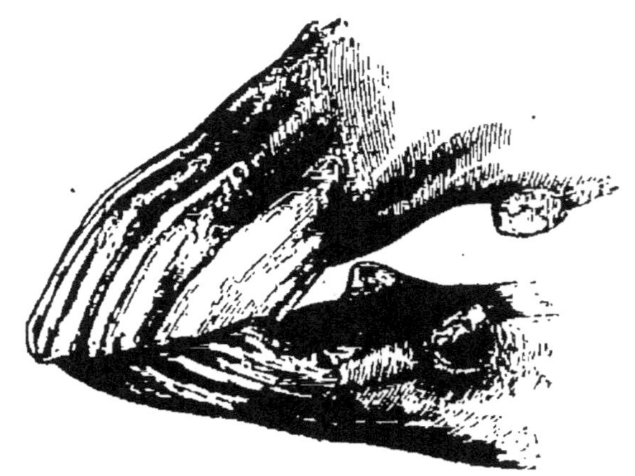

FIG. 15. — Profil de la bouche à un âge avancé.

D'autres signes annoncent la vieillesse du cheval
de douze à quatorze ans. Ce sont quelques caractères
extérieurs, indiquant le plus ou moins de perfection

de l'animal, c'est l'état de son embonpoint et de ses forces. L'animal est raide et lourd dans ses mouvements, il a une allure incertaine, ses jambes paraissent ne pas pouvoir le porter, ses cuisses se relèvent pesamment, il ne fait que de petits pas, il manque de force, quelque nourrissant que soit le fourrage, ce qui fait qu'il ne peut supporter longtemps ni le mouvement, ni le travail : il maigrit, ses muscles deviennent flasques, les bords des os font plus de saillie, surtout aux articulations des membres postérieurs ; la mâchoire supérieure s'aplatit, l'inférieure perd de sa largeur (devient plus basse), et la partie inférieure de la face acquiert par là une apparence pointue.

La membrane muqueuse du nez et de la gorge n'est point aussi rouge que par le passé, la lèvre inférieure est sans ressort et pendante, les yeux sont enfoncés dans l'orbite, ils deviennent ternes et troubles, la vue diminue ; la tête de l'animal prend un aspect de vieillesse, ce à quoi contribuent beaucoup les poils blancs qui naissent aux sourcils, et qui se remarquent de meilleure heure chez les chevaux dont la robe est foncée en couleur que chez les autres. Des poils blancs se montrent aussi en d'autres régions du corps; mais il faut bien les distinguer des taches blanches qui se rencontrent, même chez de jeunes chevaux, soit comme un jeu de la nature, soit sur des points qui ont été contus, blessés ou écorchés. Le sabot devient sec et cassant, la peau se ride, parce que le pannicule graisseux a disparu, et l'anus fait saillie au dehors. Parvenu à cet âge, l'animal ne mange plus qu'avec peine, très-lentement et presque toujours d'un seul côté. Chez les chevaux qui ont été bien traités dans leur jeunesse, dont surtout on n'a point abusé de trop bonne heure, ou qui appartiennent à une race noble, ces symptômes de la vieillesse se montrent plus tard, ou n'atteignent pas au même degré que chez ceux qui sont dans le cas inverse.

Membres. — Leurs membres sont terminés par un seul doigt apparent, et il n'y a qu'un seul ongle (monodactyle) ou sabot pour chaque pied ; des stylets osseux, accolés sur les côtés des os du canon (*fig.* 16 et 17), représentent deux doigts latéraux rudimentaires.

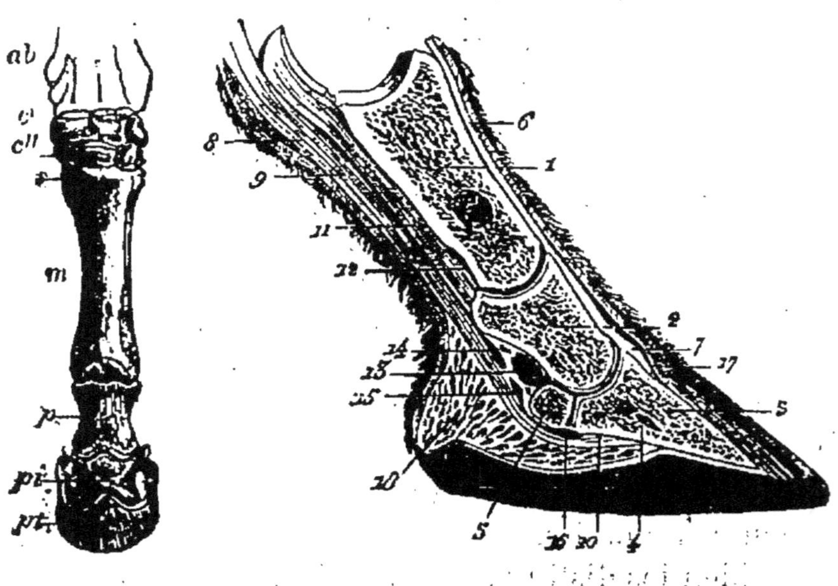

FIG. 16. — Pied du cheval (*).

FIG. 17. — Pied du cheval, région digitée (**).

(*) *t*, tibia ; *ta, ta*, première et deuxième rangée des os du tarse ; *c*, canon (métatarse) ; *p*, paturon (première phalange) ; *pc*, couronne (deuxième phalange) ; *pt*, pied (troisième phalange).

(**) 1, 2 et 3, les trois phalanges ; 4, le sinus semi-lunaire de la troisième ; 5, le petit sésamoïde ; 6, le tendon de l'extenseur antérieur des phalanges ; 7, son insertion à la troisième phalange ; 8, tendon perforé ; 9, tendon perforant ; 10, son insertion à la troisième phalange ; 11, les ligaments sésamoïdiens inférieurs ; 12, le cul-de-sac inférieur de la grande gaine sésamoïdienne ; 13, le cul-de-sac supérieur de la petite gaine sésamoïdienne ; 16, son cul-de-sac inférieur ; 17, coupe du bourrelet ; 18, coupe du coussinet plantaire.

Système musculaire. — Le système musculaire du cheval est très-développé.

Organes digestifs. — Parmi les organes digestifs, citons l'œsophage, qui est étroit, et muni d'une val-

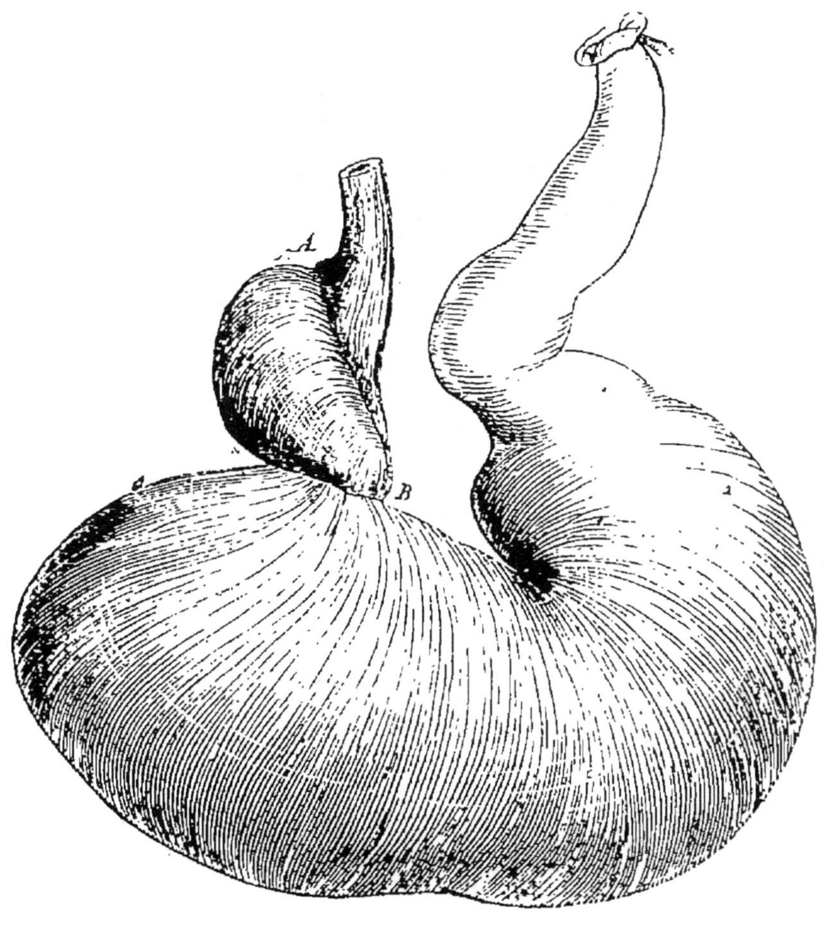

FIG. 18. — Estomac du cheval (').

vule à son extrémité stomacale. L'estomac (*fig*. 18 et 19), légèrement bilobé et à deux sacs distincts, est

(') A, extrémité cardiaque de l'œsophage ; B, anneau pylorique (G. Colin).

petit, simple, allongé. Les intestins sont très-longs
(23 à 40 mètres), et le cœcum est énorme (capacité de
33 à 68 litres).

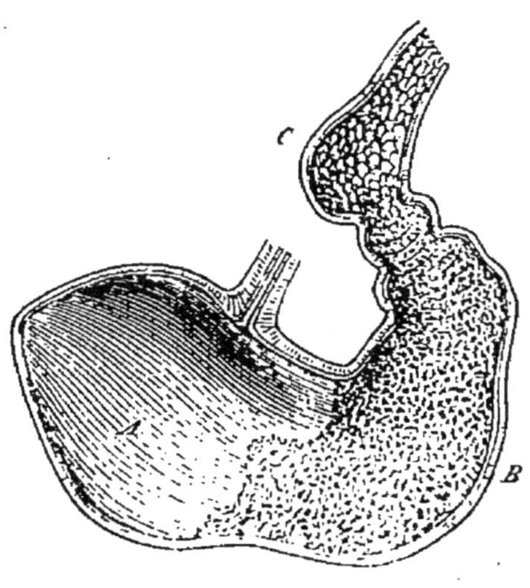

Fig. 19. — Vue intérieure de l'estomac du cheval (*).

Diagnostic. — Le diagnostic des maladies du cheval est une chose aussi importante que difficile dans
certains cas. Pour l'établir, il faut soumettre le malade à un examen qui n'embrasse pas seulement la
maladie et ses symptômes, mais s'étende aussi à ce
qui reste encore, chez l'animal, des phénomènes de
sa vie propre. La comparaison entre ces deux ordres
de symptômes nous montre jusqu'à quel point l'état
présent du cheval est éloigné des conditions naturelles, et nous permet d'établir notre pronostic; car il
est clair que plus les fonctions s'éloignent de leur
marche naturelle, plus la physionomie de l'animal
diffère de ce qu'elle devrait être, plus son extérieur
est altéré, plus les sécrétions et excrétions sont de-

(*) A, sac gauche; B, sac droit; C, renflement duodénal.

venues irrégulières, et plus la maladie a un caractère grave et fâcheux.

L'examen d'un animal malade présente, à certains égards, plus, et sous d'autres rapports, moins de difficultés que celui d'un homme atteint de maladie. Il est plus difficile en ce sens que le vétérinaire doit souvent renoncer à la connaissance des circonstances commémoratives. L'animal ne pouvant pas parler pour l'informer de son genre de vie précédent, des influences nuisibles auxquelles il a été exposé, de ce qu'il éprouve, de la durée de sa maladie, etc., et les personnes qui le soignent ne fournissant en général que des renseignements incomplets à cet égard, on n'arrive souvent qu'à se procurer des notions fort incertaines, outre qu'on n'est pas toujours instruit du début de la maladie, soit qu'elle demeure réellement inconnue, soit que l'insouciance ait fait négliger de s'en enquérir, ou enfin qu'il y ait quelque motif de la dissimuler. Une autre difficulté tient à ce que les animaux ne peuvent nous dire leurs symptômes subjectifs, c'est-à-dire ce qu'ils ressentent, la nature de leurs douleurs, etc.

Mais, d'un autre côté, l'examen est plus facile en ce sens que l'animal, obéissant à son instinct, exprime ses souffrances par des mouvements, des attitudes, des regards, des sons, etc., avec bien plus de précision qu'un homme ne pourrait le faire par des paroles. Les phénomènes eux-mêmes sont dessinés d'une manière beaucoup plus nette, parce qu'il n'y a point là, comme chez l'homme, le moral et l'imagination qui exercent de l'influence sur eux. Aussi tout ce qu'on découvre chez l'animal malade peut-il être considéré comme une conséquence de l'état des organes. Le

pouls et les battements du cœur, entre autres, fournissent des signes bien plus précis et plus certains
que chez l'homme. Une certaine habileté à saisir et à
apprécier les symptômes de la maladie constitue ce
qu'on appelle, en médecine vétérinaire, le coup-d'œil
pratique.

Il est de la plus haute importance, quand on examine un animal malade, de bien saisir tous les
symptômes, même les moins marqués, et de les coordonner d'une manière convenable, car c'est là presque
le seul et unique moyen de reconnaître la forme de
la maladie, le vétérinaire n'ayant d'autre ressource
pour cela, que de prendre en considération ce qui se
dessine à l'extérieur chez l'animal.

L'ordre dans lequel on procède à l'examen n'est
pas une chose indifférente ; d'après la manière dont il
est fait, on juge de l'habileté du vétérinaire. Ainsi,
ce serait donner une bien mauvaise idée de soi, que
de commencer par l'indication des symptômes accessoires, et de passer ensuite à celle des symptômes essentiels, ou de présenter les uns et les autres
pêle-mêle. S'astreindre à un certain ordre est d'ailleurs un moyen de rendre l'examen lui-même plus
facile.

Il est d'usage de commencer par les symptômes qui
se rapportent à l'extérieur de l'animal, et qui, comme
tels, tombent les premiers sous les sens, parce que,
dans beaucoup de cas, ils suffisent pour faire reconnaître la maladie et même juger du siége qu'elle
occupe. Ici se rapportent :

1° Les mouvements et les attitudes du corps et de ses
parties, notamment de la tête, des oreilles, du cou,
des membres et de la queue, attendu que l'animal

indique les douleurs qu'il ressent, en cherchant à écarter ou à fuir les influences pernicieuses du dehors, ou à soulager les souffrances qui le tourmentent.

2° Le regard et la physionomie. A la vérité, on ne peut pas dire que le cheval a une physionomie, dans le sens que ce mot présente quand on l'applique à l'homme. Cependant le caractère, la nationalité (ou la race), et l'état de santé ou de maladie s'expriment chez lui d'une manière bien prononcée. Sa physionomie devient surtout caractéristique dans le tétanos, la gangrène interne, le vertige, etc. C'est pourquoi on doit attacher une importance toute spéciale à l'examen de l'œil.

Après avoir considéré tous les symptômes qui ont trait à l'extérieur du corps du malade, on passe à la recherche du pouls et des battements du cœur. Ces deux phénomènes ont une haute valeur, comme signes caractéristiques, dans les maladies de nos animaux domestiques, du cheval particulièrement. On tâte le pouls au côté interne du bras, près du sternum, parce qu'en cet endroit il y a une grosse artère voisine de la surface du corps. Quant aux battements du cœur, on les sent en posant la main à plat sur le côté gauche du cheval, non loin de l'omoplate. Mais, pour pouvoir juger une maladie d'après les pulsations du système artériel, il faut connaître l'état du pouls dans l'état de santé, et avoir acquis une certaine habitude de l'explorer. Le nombre des pulsations est d'environ trente-six à quarante par minute chez le cheval adulte qui se porte bien, de quarante-six à cinquante-cinq dans le jeune âge. Si l'animal a beaucoup de tempérament, son pouls est plus fréquent et plus dur, c'est-à-dire qu'il frappe avec plus de force contre le doigt, ce que l'on considère toujours comme un signe de vigueur ; il est plus lent et plus mou chez les races phlegmatiques.

Le pouls varie beaucoup dans les maladies. Il est accéléré (plus de 50, parfois 70 ou 80, et même jusqu'à 100 pulsations par minute) dans les maladies fébriles, et d'autant plus qu'il y a davantage de danger. Le pouls à la fois fréquent, dur et fort, annonce en général une affection inflammatoire. Lent et faible, ou facile à déprimer, il indique la faiblesse, l'âge avancé et l'anémie. Accéléré et faible, il dénote un danger imminent, plus grave encore, s'il a un caractère inégal, intermittent. Si, la bouche et les pieds étant froids, on ne sent plus le pouls, la vie est menacée au plus haut degré. Souvent les battements du cœur ne sont pas sensibles pendant le repos de l'animal, mais de légers mouvements suffisent pour les rendre appréciables. Du reste, il ne faut pas perdre deux choses de vue ; la première, c'est qu'on juge d'autant mieux de l'état du pouls, que l'animal est plus tranquille ; la seconde, que le pouls est influencé par tout ce qui peut exciter la crainte ou l'inquiétude, de manière qu'on ne doit pas l'explorer d'une manière brusque et avant de s'être familiarisé jusqu'à un certain point avec l'animal.

Après le pouls, on examine la respiration, dont on étudie d'abord la fréquence et les rapports avec les pulsations du cœur. Dans l'état de santé, le cheval respire neuf à dix fois par minute. On voit quelles sont la température et l'odeur de l'air expiré. On recherche tous les phénomènes dont la respiration peut être accompagnée, hoquet, toux, etc. Les anomalies de cette fonction ont une grande importance non-seulement dans les affections idiopathiques des organes chargés de l'accomplir, mais encore dans les maladies d'autres organes, notamment le cerveau, le cœur, etc., dans les lésions qui compromettent l'activité vitale tout entière, et dans beaucoup de fièvres, en particulier dans celles qui revêtent un caractère inflammatoire.

De la respiration on passe à la digestion. L'appareil consacré à cette fonction fournit des signes diagnostiques importants, parce qu'il jouit d'une grande prédominance chez nos animaux domestiques, et qu'indépendamment des maladies qui lui sont propres, il participe à celles de plusieurs autres systèmes et organes. On recherche les signes qui peuvent être tirés de la faim, de la soif, de la manière dont l'animal prend ses aliments, les mâche et les avale, de l'état du ventre, de la nature des déjections, etc.

La perte totale de l'appétit est un phénomène beaucoup plus grave chez les animaux domestiques que chez l'homme. C'est donc toujours un bon signe quand ils prennent des aliments, pourvu toutefois que ce soit avec la conscience de ce qu'ils font.

Un phénomène digne de remarque, c'est que les maladies inflammatoires s'accompagnent d'un accroissement de la contraction des parois intestinales, et d'une diminution des sécrétions reconnaissable à la rareté, à la dureté, à la sécheresse et à la couleur plus ou moins foncée des déjections, tandis que le contraire a lieu dans les maladies putrides, où les matières alvines sont moins serrées, réunies en masses plus volumineuses, et ordinairement couvertes de mucosités.

L'examen des organes urinaires est nécessaire, tant

en raison des maladies propres à l'appareil lui-même, que parce qu'il contribue à faire connaître l'état général d'inflammation, de putridité, de spasme, de sorte qu'il fournit des signes diagnostiques de très-haute importance.

Enfin il faut avoir égard à l'état des membranes muqueuses, celles surtout de la bouche et du nez; leur pâleur ou leur rougeur et les caractères de leur sécrétion fournissent des signes qui suffisent pour annoncer certaines maladies.

Les investigations doivent porter non-seulement sur les aberrations qu'ont subies les phénomènes de la vie, mais encore sur les causes des maladies, en tant qu'elles ne ressortent pas déjà des symptômes eux-mêmes. Chaque maladie devant être considérée comme le produit de deux facteurs, une cause interne ou subjective, et une cause externe ou objective, le vétérinaire doit imprimer deux directions à ses recherches. Du coté de l'animal, il prend en considération son âge, son sexe, sa race, sa constitution, son genre de vie, les travaux auxquels il a été livré, l'état de santé dont il a joui jusqu'alors, les maladies dont il a déjà pu être atteint, et l'état de ses parents. Sous le second point de vue, il a égard à la constitution atmosphérique, au mode d'alimentation, à l'habitation, aux premiers phénomènes morbides qui se sont manifestés, à la marche que la maladie a suivie jusqu'alors, et aux moyens qui ont été mis en usage.

La plupart des maladies du cheval sont accompagnées de douleurs, qui se trahissent diversement au dehors selon les parties d'où elles tirent leur origine. Si la partie douloureuse est un pied, l'animal prend une attitude telle que cette partie soit épargnée; debout, il avance la jambe, afin qu'elle ait moins que l'autre à supporter le poids du corps; en marchant, il appuie moins sur elle; quand on y touche, il la retire, ou lève le pied; si la douleur siége ailleurs, l'animal tourne à chaque instant la tête vers cette partie, ou la frappe du pied. Dans le cas de douleurs violentes, il demeure comme frappé de stupeur et la tête penchée vers la terre, ou bien il gratte des pieds de devant et trépigne de ceux de derrière, ou enfin il se roule par terre.

Les yeux, alors même qu'ils ne sont pas le siége de la maladie, expriment souvent l'état de l'animal : ternes et pleins d'eau, par exemple, ils annoncent l'accablement et la faiblesse, tandis que, brillants, pleins de feu et saillants hors des orbites, ils dénotent un état inflammatoire ou parfois aussi une douleur très-vive.

Toutes les fois qu'on voit le poil terne et piqué, c'est une preuve de maladie, car il est brillant et lisse chez l'animal qui se porte bien. Ce symptôme annonce une mauvaise nutrition, une alimentation insuffisante, des maladies abdominales surtout, lorsque l'amaigrissement s'y joint.

La respiration étant lente et calme, on conclut qu'il n'y a pas de fièvre et que les viscères de la poitrine sont sains; accélérée, violente et accompagnée de battements des flancs, elle dénote toujours la présence de la fièvre, surtout de la fièvre inflammatoire, et quand il y a toux ou stertoration, on conclut à l'existence d'une maladie du poumon ou de la trachée-artère.

Si le cheval reste constamment debout, les jambes de devant écartées, on est en droit de présumer une maladie des organes thoraciques, pneumonie, péripneumonie, diaphragmatite, hydrothorax, etc., parce que, dans tous ces cas, la respiration s'exécute avec plus de facilité pendant la station. Lorsque l'animal demeure toujours couché, c'est une preuve de grande faiblesse, ou de douleur et de maladie aux pieds.

Toutes les fois que certaines parties du corps sont ou brûlantes ou très-froides, on peut compter qu'il y a maladie. La chaleur de la tête et celle de la bouche sont constamment des symptômes de fièvre; le froid à la tête, aux oreilles et aux pieds annonce le frisson, une grande faiblesse et l'accablement de l'animal (1).

Thérapeutique. — Partout où il va être question de médicaments homœopathiques, on devra entendre la forme liquide de ces substances, et que jamais la dose ne dépassera deux ou trois gouttes (2).

(1) Consultez, sur les maladies du cheval, les ouvrages suivants : P. Vatel, *Éléments de Pathologie vétérinaire ou Précis théorique et pratique de la Médecine et de la Chirurgie des animaux domestiques.* Paris, 1828, 3 vol. in-8. — Hurtrel d'Arboval, *Dictionnaire de Médecine, de Chirurgie et d'Hygiène vétérinaires.* 2ᵉ édition, Paris, 1838-1839, 6 vol. in-8. — O. Delafond, *Traité de Pathologie et de Thérapeutique générales vétérinaires.* Paris, 1838-1844, 3 vol. in-8. — Rainard, *Traité de Pathologie et de Thérapeutique générales vétérinaires.* Lyon, 1841, 2 vol. in-8. — *Dictionnaire de médecine, de chirurgie et de l'art vétérinaire,* 12ᵉ édition, par E. Littré et Ch. Robin. Paris, 1865, 1 vol. in-8. — Lacassin, *Guide pratique du vétérinaire.* Paris, 1865, in-18.

(2) Weber, *Codex des médicaments homœopathiques ou Pharmacopée pratique et raisonnée.* Paris, 1854, in-18 jésus. — *Voy.* Jahr et Catellan, *Nouvelle pharmacopée homœopathique.* 3ᵉ édition, Paris, 1862, in-12.

ABCÈS.

Tous les abcès, même dans le cas où ils dépendent d'une cause externe, ayant été précédés ou étant accompagnés d'inflammation, c'est par *aconitum* et *bryonia* qu'il faut commencer le traitement. *Hepar sulphuris* procure presque toujours l'ouverture de ceux dont on ne peut obtenir la résolution : on en fait prendre une dose toutes les six heures. Les moyens qu'on met en usage dans le cas d'abcès parvenus à suppuration sont : *arsenicum* à l'intérieur et à l'extérieur, quand les bords sont durs et renversés, qu'il y a douleur, inflammation, et que le pus exhale une mauvaise odeur; *silicea*, lorsque le pus est épais et d'une mauvaise couleur ; *mercurius vivus* et *asa fœtida*, quand le pus est terne et fétide ; *chamomilla*, *sepia* et *arsenicum*, lorsqu'il se développe des chairs luxuriantes. Parmi les médicaments à mettre en usage pour fondre les abcès endurcis, *baryta carbonica* (presque spécifique) *bryonia*, *chamomilla*, *carbo animalis*, *carbo vegetalis*, *conium*, *iodium*, *kali carbonicum* et *sulphur* sont ceux qui doivent être placés en première ligne.

ALBUGO.

Les inflammations de l'œil laissent souvent à leur suite un obscurcissement partiel de la cornée, des taches plus ou moins étendues, qui ne sont pas d'abord complétement opaques, mais qui ne manquent jamais de le devenir de plus en plus. *Cannabis* et *conium* produisent, en général, de bons effets dans ce cas. Si les taches ont été déterminées par une cause traumatique, un coup de fouet, etc., *cannabis* et *belladonna*, alternativement, ou *conium*, sont les moyens à mettre en usage. *Sassaparilla*, suivie de *sulphur*, a réussi dans un cas où l'on apercevait une strie rouge sur la cornée. *Pulsatilla, sulphur, euphrasia, causticum, cannabis* et *lycopodium*, employés dans cet ordre, conviennent contre les taches déjà anciennes de la cornée. Dans une circonstance, *cannabis* et *sulphur*, alternés ensemble, m'ont parfaitement réussi. Cependant la guérison a coutume de ne s'opérer qu'avec lenteur dans les taches chroniques de la cornée.

Schmager (1) dit avoir traité avec succès onze cas d'albugo récent par *cannabis* et *belladonna*. Il a été moins heureux dans l'albugo ancien : ces deux moyens produisaient alors peu d'effet, l'amélioration ne se prononçait qu'avec lenteur, et ne dépassait pas un certain degré, ou même il n'y en avait aucune; sur cinq cas de cette dernière espèce, il en a guéri deux; dans deux autres, il y eut amendement; dans le cinquième, l'état ne changea point.

ALOPÉCIE.

Je n'ai point eu occasion, jusqu'ici, d'essayer les moyens suivants, qu'on recommande contre l'alopécie : *natrum muriaticum, lycopodium, carbo animalis, calcarea carbonica, sulphur* (comme traitement consécutif); *iodium* (lorsqu'il y a en même temps amaigrissement); *kali carbonicum* (quand on observe du prurit à la peau, et une légère sueur); *bryonia* (lorsque le

(1) Lux, *Zooiasis, Zeitschrift für Thierheilkunst*. Leipzig, 1833-1836.

mal survient à la suite d'un refroidissement brusque) ;
arsenicum (s'il a été précédé d'ulcération) ; *agaricus
muscarius* (quand les poils tombent au-dessus des
yeux) ; *causticum* (s'il y a en même temps quelque
maladie des yeux) ; *sassaparilla, sepia et silicea* (lorsqu'on observe des signes d'éruption).

Dans la plupart des cas, l'alopécie reconnaît pour
cause une maladie générale (ordinairement la psore) :
aussi est-il bon de faire précéder chacun de ces médicaments d'une ou deux doses de *sulphur*.

<h3 style="text-align:center">AMAIGRISSEMENT.</h3>

Tantôt l'amaigrissement est la conséquense d'une
maladie interne, et l'un des sympômes constants
d'états morbides divers ; tantôt il constitue un état
plutôt physiologique que pathologique, car, assez souvent, l'amaigrissement général, qu'il n'est pas rare
d'observer, ne se trouve accompagné d'aucun trouble
appréciable dans les fonctions. Lorsqu'il dépend de
causes internes, qui apportent des entraves à la
nutrition, on remarque généralement, en même temps
que lui, une faiblesse considérable. Les principaux
moyens à employer en pareil cas sont : *arsenicum,
nux vomica, china* (quand la faiblesse est grande, surtout qu'elle a été précédée de déperdition d'humeurs,
et que les matières fécales sont en bouillie) ; *pulsatilla*
(dans ce qu'on appelle la faim-valle) ; et quand l'état
dure déjà depuis quelque temps, *tinctura sulphuris, magnesia carbonia, petroleum, iodium, lycopodium et sulphur.*
— Comparez PHTHISIE PULMONAIRE, pour le *marasme*,
qu'il ne faut pas confondre avec l'amaigrissement.

L'amaigrissement se montre aussi comme symptôme local de la diminution de l'action nerveuse; on lui donne alors le nom *d'atrophie*. *Voy*. ATROPHIE.

ANASARQUE.

L'anasarque, maladie assez fréquente chez les chevaux, consiste en un amas de sérosité dans le tissu cellulaire sous-cutané. Elle accompagne souvent l'ascite ou l'hydropisie; mais, dans beaucoup de cas aussi, elle existe seule, aux jambes, au ventre, à la poitrine, au fourreau, etc.; il y en a même où elle envahit à la fois la plus grande partie du corps. Ce qui la distingue surtout des autres tuméfactions, c'est que la peau est froide et conserve l'impression du doigt. *China*, alterné avec *arsenicum*, est ici un moyen capital; *lycopodium* rend aussi d'éminents services dans les anasarques fort étendues. On doit recommander, en outre, *pulsatilla* et *arsenicum*, quand l'hydropisie survient à la suite de la gourme, et qu'il y a en même temps diarrhée; *bryonia*, lorsqu'il y a constipation et gêne de la respiration, comme aussi quand la tumeur est chaude et tendue, et après les refroidissements; *colchicum*, dans l'anasarque générale, avec constipation, dysurie et toux sèche; *dulcamara*, quand la tumeur s'est déclarée après un refroidissement subit, ou qu'elle est accompagnée de symptômes de gourme; *belladonna*, lorsqu'elle semble pâteuse au toucher, et fait entendre une sorte de crépitation; *rhus toxicodendron*, moyen fort important, surtout quand il y a roideur des membres, principalement après le repos; *secale cornutum*, alterné avec *arsenicum*, et suivi de *sepia*, lorsque les jambes sont atteintes d'une anasarque qui s'étend rapidement.

ANGINE.

L'angine est une maladie aussi commune que dangereuse chez les chevaux. Elle les fait souvent périr de suffocation; dans beaucoup de cas aussi, elle dégénère en pneumonie et en pousse. On la reconnaît sur-le-champ à la gêne de la respiration, qui est bruyante, et se fait parfois entendre de loin; l'animal abaisse fréquemment la tête, en allongeant le cou; les membranes muqueuses de la bouche et du nez sont fort rouges, le nez est sec, et la bouche pleine d'une salive écumeuse; la plupart du temps, l'animal ne peut point avaler; les aliments, même mous, et les boissons, ressortent par le nez. En même temps, il y a une fièvre assez violente, presque toujours avec toux brève et sèche; la langue et l'haleine sont chaudes, et les yeux font plus ou moins de saillie. Assez fréquemment aussi, on remarque le gonflement de la langue, et une tuméfaction extérieure de la gorge, principalement derrière les ganaches. Cette maladie, à laquelle les poulains ne sont pas seuls sujets, reconnaît pour cause la plus ordinaire un refroidissement. En général, elle cède à une couple de doses d'*aconitum*, et quand ce médicament n'en fait pas disparaître tous les symptômes dans l'espace de quelques heures, à une seule dose de *spongina marina tosta*. Si ces moyens ne suffisaient pas, on aurait recours à *hepar sulphuris* et à *belladonna*.

APHTHES.

Cette maladie de la bouche, plus commune chez les jeunes chevaux que chez ceux d'un certain âge, est moins dangereuse par elle-même que parce qu'elle empêche le malade de manger, et le fait quelquefois périr d'inanition. On remarque aux parois de la cavité buccale, et fort souvent aussi à la langue, qui paraît brune et comme brûlée, des plaques enflammées, très-rouges, couvertes, les unes de petites vésicules, et les autres de croûtes blanches. Les aphthes causent de grandes douleurs, au point que l'animal laisse retomber le fourrage, même le plus tendre, sans pouvoir le mâcher. Les gencives sont pâles et décolorées ; dans beaucoup de cas, les ulcères et les croûtes se montrent jusqu'aux lèvres et au nez.

Les principaux moyens sont ici *acidum phosphoricum*, *staphysagria*, et *mercurius solubilis*, ce dernier surtout, lorsqu'il découle de la bouche une salive de mauvaise odeur. Une fois que le cheval commence à pouvoir manger, on guérit les ulcères des lèvres et du nez par une ou deux doses *d'arsenicum* et de *sulphur*.

APOPLEXIE.

Les chevaux les plus exposés à l'apoplexie sont ceux qui ont le col court et épais, surtout quand on les gorge de grains, sans les occuper suffisamment, et que, par des jours un peu chauds, ils commencent à souffrir du vertige. Un cheval, dans ce cas, porte la tête bas, lève les jambes de devant un peu plus que de coutume, chancelle en marchant, principalement lorsqu'on le détourne, tombe même parfois, mais revient à lui au bout de quelques instants. D'ordinaire, ces accidents se renouvellent fréquemment, toujours de plus en plus intenses, et il finit par se déclarer une attaque d'apoplexie, dans laquelle l'animal tombe comme frappé de la foudre, et périt après quelques convulsions.

Dès qu'on aperçoit les prodromes, on administre quelques doses *d'aconitum*, moyen certain de prévenir une issue fatale, surtout si l'on alimente modérément le cheval, qu'on l'occupe d'une manière convenable et qu'on ne le fasse pas trop travailler par un temps chaud.

APPÉTIT DÉPRAVÉ.

La dépravation de l'appétit, qui porte le cheval à manger du bois, du cuir, de la terre et autres choses semblables, avec d'autant plus d'avidité, que son goût pour les aliments ordinaires diminue davantage, est le signe d'une mauvaise digestion. Le rebroussement du poil, l'affaiblissement et l'amaigrissement sont les suites ordinaires de cette maladie chronique et sans fièvre, qui finit par faire périr l'animal dans l'étisie.

Les principaux moyens à lui opposer sont *pulsatilla* et *nux vomica*. *Sepia* convient quand il y a un appétit extraordinaire, et *natrum muriaticum* lorsque les aliments ordinaires sont refusés. S'il y a grande faiblesse, on administre *china*.

ARÊTE.

On dit qu'il y a *arête* ou *queue de rat*, lorsque la base de la queue est dépouillée de poils, par suite des frottements que le cheval exerce sur cette partie, à cause d'une affection dartreuse qui s'y est développée.

Spiritus sulphuratus et *rhus toxicodendron*, sont les principaux moyens à mettre en usage. S'il y a dartre humide, on administre *graphites*, une ou deux fois par semaine, et au bout d'un mois on donne *mercurius vivus*. Quand on n'aperçoit aucune trace d'exanthème, c'est le cas de recourir à *scabiedinum equorum* et à *sulphur*. Plus d'une fois j'ai guéri cette petite maladie au moyen de *staphysagria*.

ASCITE.

L'ascite consiste en un amas de sérosité dans la cavité abdominale ; elle diffère par là de l'anasarque, qui survient aussi dans d'autres régions du corps, et où le tissu cellulaire sous-cutané est le siége du liquide accumulé. On la reconnaît principalement à la distension du ventre, et à la fluctuation qui se fait sentir lorsqu'après avoir appliqué une main sur l'abdomen de l'animal, on percute le côté opposé avec l'autre main. L'asthme, une grande soif, et le peu d'abondance de l'urine, en sont les principaux symptômes. La distension des parois abdominales acquiert parfois un très-haut degré, et, dans la plupart des cas, il s'y joint aussi une anasarque générale, surtout sous le ventre, à la poitrine et au fourreau ; quelquefois même, la tuméfaction envahit le corps entier. Le cheval perd peu à peu ses forces, le regard devient terne, l'appétit va toujours en diminuant, et l'épuisement finit par amener la mort. Cette maladie n'est point rare chez les chevaux.

On lui a opposé avec succès, et dans l'ordre de leur énonciation : *dulcamara*, *helleborus niger*, *arsenicum*, *china*, à chacun desquels on laisse au moins huit jours pleins, pour épuiser son action. C'est principalement sur *china* qu'on doit compter. Dans un cas où tous les moyens échouèrent, on se trouva bien de *lycopodium*, dont on peut dire que l'action est des plus puissantes dans les hydropisies internes. On a guéri une ascite compliquée d'anasarque, uniquement par doses alternatives de *china* et d'*arsenicum*, procédé que l'expérience m'a mis aussi à même de pouvoir recommander.

ATROPHIE.

L'atrophie, ou diminution de volume des parties charnues, dépend surtout de l'inaction à laquelle un état morbide quelconque a condamné les nerfs et les vaisseaux d'une partie du corps. Les régions où l'on observe le plus fréquemment cette lésion, sont l'épaule, les flancs et les jambes.

On a proposé, pour la combattre, *arnica*, *china*, *arsenicum*, *sulphur*, *rhus toxicodendron* et *sepia*.

ATTEINTE.

Il arrive assez fréquemment, dans la cavalerie, que le cheval du second rang atteint, de la pointe de son pied de devant, le talon du pied de derrière de celui qui le précède, et détermine ainsi une contusion considérable, ou même une plaie vive.

Si la lésion est récente, elle cède aisément à des fomentations avec l'eau d'*arnica*. Quand il s'est formé du pus entre la peau et le sabot, on la traite comme les autres abcès, principalement par *squilla* et *sulphur*; *aconitum* et *squilla* conviennent dans le cas de vive inflammation; *acidum phosphoricum* et *arsenicum* lorsque la douleur est violente.

Très-souvent aussi l'atteinte est une contusion, avec ou sans plaie, que le cheval se fait lui-même aux régions du pâturon ou de la couronne, avec le fer d'un autre pied, ou qu'il reçoit d'un autre cheval marchant à côté de lui. Elle est surtout fort commune quand on met des crampons aux fers, l'animal s'enfonçant parfois le crampon de la branche interne dans la peau du bourrelet, ou plus haut. Les fers armés de crampons hauts et pointus, comme ceux qu'on emploie en hiver, pour faciliter la marche sur la glace, sont très-propres à produire cet accident. Les parties molles, les cartilages latéraux, le tendon extenseur, l'articulation elle-même peuvent avoir souffert, ce qu'on reconnaît à un gonflement considérable, avec chaleur, douleur et claudication. Quand on emploie de suite les lotions avec l'eau froide et l'*arnica*, tant à l'intérieur qu'à l'extérieur, les accidents se dissipent bientôt. Mais si l'on néglige l'animal, il peut se développer des abcès, des ulcères, des fistules, et le mal entraîner la déformation complète du pied, même la chute du sabot. Il s'agit alors d'une affection grave, dont *lachesis* est le remède spécifique.

AVANT-COEUR.

On désigne sous ce nom une tumeur inflammatoire arrondie, de la grosseur du poing environ, qui se développe sur la poitrine, en face du cœur. Cette tumeur survient fréquemment à la suite d'un refroidissement.

Elle cède alors à une ou deux doses d'*aconitum*, suivies d'*arnica*. Ce dernier moyen est aussi celui auquel on doit recourir quand la tumeur est la conséquence d'une contusion, ou de toute autre cause externe. *China* est spécifique dans le cas d'une tuméfaction plus étendue et générale de la poitrine.

AVORTEMENT.

Les juments pleines sont surtout exposées à avorter quand on les fait trop travailler, ou qu'on les monte sans ménagement. L'avortement est parfois aussi le résultat d'une chute, d'un coup, etc. Dans ce dernier cas, on doit donner *arnica* sur-le-champ, pour le prévenir, comme aussi *rhus toxicodendron*, s'il y a eu luxation, distension, etc. Observe-t-on les signes de la parturition? on essaye *pulsatilla*, *sabina* et *secale cornutum*. Si, après l'avortement, la sortie de l'arrière-faix se faisait attendre plus de trois heures, il faudrait administrer d'abord *sabina*, ensuite *secale cornutum*. Dans le cas où ces moyens resteraient sans effet, on aurait recours à l'emploi de la main, et l'on procéderait suivant les préceptes de l'art, au décollement du placenta.

BARBES OU BARBILLONS.

Les barbes sont un gonflement des barres qu'on observe chez les jeunes chevaux. Les barres tuméfiées font souvent assez de saillie pour dépasser la surface des dents incisives supérieures, et deviennent si douloureuses qu'elles empêchent l'animal de manger.

Mercurius vivus est le principal remède contre cette affection; vient ensuite *natrum muriaticum*.

BARRES (BLESSURES DES).

La pression du mors détermine quelquefois, aux barres, des contusions, ou même des plaies, qui peuvent avoir assez de profondeur pour mettre à découvert l'os, dont la carie finit par s'emparer, si l'on n'y apporte remède.

Arnica, tant à l'intérieur qu'à l'extérieur, est le principal moyen à employer. Si le périoste est attaqué, on prescrit *acidum phosphoricum* et *conium*, ou mieux encore *symphytum*.

BATTEMENTS DE COEUR.

Cet accident cède à *bryonia*. On peut aussi employer *lycopodium*, quand il a lieu pendant le repos, et *graphites*, lorsqu'il survient pendant le mouvement. *Aurum* mérite une recommandation particulière. *Aconitum* est spécifique aussi dans beaucoup de cas.

BLÉPHARITE.

On recommande *clematis* contre la vive inflammation des paupières, avec éruption. *Mercurius solubilis* mérite aussi d'être pris en considération. Si la rougeur occupe surtout le bord des paupières, *digitalis* convient, et si l'œil est en même temps plus ou moins enflammé, c'est le cas d'employer *spigelia*. On conseille *ignatia* quand il y a gonflement de la paupière supérieure, et *chamomilla* lorsque l'inférieure est tuméfiée. *Sepia* et *sulphur* ont aussi rendu fréquemment de bons offices.

BOUCHE (MALADIES DE LA).

Des crevasses aux coins de la bouche et à la langue, occasionnées par la mauvaise conformation ou le mauvais usage du mors, empêchent l'animal de manger, et font qu'il salive et écume beaucoup. Toutes ces lésions disparaissent promptement par *arnica*, à l'intérieur et à l'extérieur. Dans les plaies de la langue, il faut avoir soin de bien laver la bouche chaque fois que l'animal a mangé, car la moindre parcelle de fourrage qui pourrait y rester retarderait la guérison, ou même ferait prendre un mauvais caractère à la maladie. Il n'est pas rare qu'après avoir été blessée, la langue enfle beaucoup, au point même de ne pouvoir plus être contenue dans la bouche, hors de laquelle elle demeure pendante : il y a généralement alors mal de gorge et fièvre. *Aconitum* (plusieurs doses par jour) met ordinairement fin en peu de temps à cet état maladif. On a traité un cheval qui avait eu la langue et toute la partie inférieure de la tête brûlée, par un cataplasme trop chaud d'orge bouillie : la langue sortait de la bouche, énormément tuméfiée, couverte d'ampoules et immobile : des fomentations avec l'eau-de-vie chaude et *aconitum* à l'intérieur (une dose toutes les quatre heures) firent qu'au quatrième jour l'animal, auquel on n'avait donné jusqu'alors que du lait, put prendre de l'eau blanche pour nourriture : au bout de huit jours il était guéri. La forte teinture d'*urtica urens*, appliquée à l'extérieur, aurait peut-être amené plus promptement encore ce résultat.

BRULURES.

L'expérience a constaté, dans ce dernier temps, qu'une forte teinture d'*urtica urens*, employée à l'extérieur, guérit les brûlures avec une promptitude merveilleuse. On a aussi employé *arnica* avec succès, tant à l'intérieur qu'à l'extérieur.

CALCULS VÉSICAUX.

La présence d'un calcul dans la vessie ne peut être reconnue que par l'exploration du viscère, qu'en pareil cas on trouve distendu à un point énorme, de manière qu'il lui arrive souvent de se rompre. Les symptômes sont, en général, ceux qu'on rencontre dans la cystite.

L'état inflammatoire exige qu'on donne *aconitum*, à la suite duquel j'ai vu deux fois des pierres sortir. *Uva ursi* est ensuite le moyen qui contribue le plus efficacement à prévenir le rétrécissement de l'urèthre et à favoriser l'expulsion du calcul. *Sassaparilla* est le remède capital dans le cas où les accidents affectent une forme chronique. J'ignore si *l'urolithine*, qu'on a recommandée, a jamais été employée avec avantage. Quand la pierre s'est engagée dans l'urèthre, et que la vessie se trouve déjà fortement distendue, l'animal est presque toujours perdu. On a conseillé des cataplasmes d'oignon cuit dans l'huile de lin, et aussi chauds que l'animal peut les supporter : on les applique sur la région vésicale, où on les maintient à l'aide d'un bandage, et l'on dit en avoir obtenu des effets surprenants.

Au reste, il faut ajouter que la maladie calculeuse est extrêmement rare dans l'espèce chevaline, et qu'elle ne s'y rencontre que chez les mâles.

CHARBON A LA LANGUE.

Cette maladie, fort rare chez le cheval, est contagieuse au plus haut degré, prend naissance lorsque, dans le typhus, le miasme se jette sur la langue, de manière que cet organe se couvre de petites vésicules pleines d'un liquide trouble, ou qu'il y survient un petit bouton entouré d'un cercle bleuâtre. Les vésicules crèvent, et remplissent la bouche d'un ichor fétide, qui corrode profondément la langue, dont la tuméfaction va toujours en faisant des progrès; il se produit bientôt des ulcères rongeurs, et l'organe, devenu la proie de la gangrène, se détache par lambeaux. La mort a lieu ordinairement au bout de vingt à trente heures.

Pour le traitement, *voyez* TYPHUS.

CARIE.

La carie est toujours une maladie fort grave, dont la guérison présente de grandes difficultés, surtout lorsque les secours de l'homœopathie n'ont point été invoqués à temps. Outre le gonflement de l'os, qui l'a précédée dans la plupart des cas, et qui souvent l'accompagne encore, alors qu'il s'est produit une plaie extérieure, on remarque que depuis longtemps l'endroit malade est fort douloureux au toucher.

Les moyens principaux sont *asa fœtida* et *silicea*. *Aurum* (surtout dans la carie à la tête), *lachesis* (dans celle aux jambes), *acidum nitri, sepia, iodium* et *sulphur* ont fréquemment réussi aussi.

CASTRATION.

Quelques doses d'*arnica* conviennent pour prévenir et faire cesser la fièvre traumatique qui succède à cette opération. Il est bon aussi de lotionner la plaie avec de l'eau à laquelle on a ajouté quelques gouttes de teinture d'*arnica*. Non-seulement la guérison est plus prompte, surtout lorsqu'on répète fréquemment les lotions, mais encore l'emploi de l'*arnica* étouffe en germe une foule d'accidents qui entraînent parfois du danger. S'il se développait des fistules, on suivrait la marche tracée à l'article *fistule*. On trouvera plus loin l'indication des mesures à prendre si le tétanos survenait (*Voy.* TÉTANOS). Je me suis toujours bien trouvé d'*arsenicum*, suivi de *sulphur*, contre la tuméfaction du ventre qu'on observe parfois après l'opération.

CATARACTE.

La cataracte se développe ordinairement à la suite d'ophthalmies périodiques, surtout chez les jeunes chevaux. Elle consiste en l'opacité du cristallin et de la membrane qui l'entoure. L'animal qui en est atteint voit peu, ou même ne voit pas du tout. On reconnaît le début de la cataracte principalement à ce que le cheval commence à ne plus voir aussi bien que par le passé, état qui s'aggrave de jour en jour. Bientôt, en examinant l'œil, on découvre derrière la pupille un corps blanchâtre, jaunâtre ou bleuâtre, qui est le cristallin lui-même, devenu visible précisément parce qu'il a perdu sa transparence. Quand on aura suivi la marche tracée plus loin (*Voy.* OPHTHALMIE), il sera rare, si même il arrive jamais, qu'on ait à s'occuper du traitement d'une cataracte complète.

Outre les moyens indiqués (*Voy.* OPHTHALMIE), les suivants méritent d'être pris en considération; *pulsatilla*, excellente contre la cataracte commençante ; *cannabis*, dont on fait prendre une dose tous les huit jours; *euphrasia* (une dose par jour), *causticum* et *sulphur*. Ce dernier doit être administré deux fois par semaine pendant longtemps. On a réussi une fois au moyen d'*antimonium tartaricum*.

CLOU DE RUE.

Dès qu'un clou, un test, une épine, une esquille etc., a pénétré dans la sole du pied d'un cheval, et que ce corps étranger y est resté engagé, la conséquence immédiate est que la partie blessée s'enflamme et passe peu à peu à la suppuration, ce qui fait boiter considérablement l'animal. On a souvent de la peine à découvrir l'accident, parce qu'il n'est pas rare que la corne se resserre sur le corps étranger, au point de le cacher complétement.

La première chose à faire est d'enlever ce corps étranger : après quoi on dilate la plaie, et on y applique des fomentations d'eau d'*arnica*. Il est avantageux aussi de prescrire quelques doses d'*arnica* à l'intérieur. S'il existe une vive inflammation, *aconicum* et *squilla* se montrent utiles, de même que *acidum phosphoricum* et *arsenicum* le sont dans le cas de vives douleurs. Si la plaie est déjà dégénérée en ulcère, on la traite comme d'autres ulcères, principalement par *squilla* et *sulphur*.

COLIQUE.

La colique, maladie commune chez le cheval, est presque toujours dangereuse, en raison de sa marche rapide. Le plus souvent, mal traitée par l'ancienne école, elle cède constamment, avec une grande facilité, aux moyens de l'homœopathie.

Les causes qui la déterminent sont très-variées : échauffement et refroidissement, surcharge de l'estomac et faim canine, aliments de mauvaise qualité, venteux ou inaccoutumés; travail excessif, poussé au delà du temps des repas, chasse pendant un violent orage, vers, etc. On voit même des chevaux auxquels une petite quantité d'un certain fourrage ne manque jamais de donner la colique, bien qu'il ne nuise pas à d'autres. Enfin, on observe parfois une espèce de colique chronique, qui se rattache à un mal interne et profond, le plus souvent de nature psorique.

Parmi les symptômes généraux de la colique, les suivants surtout sont caractéristiques. L'animal refuse le fourrage (il s'éloigne de la mangeoire), il bat ou gratte la terre des pieds de devant, il lève ceux de derrière vers le ventre, il regarde souvent ses flancs, et ouvre la bouche du côté douloureux ; il porte la tête très-bas, et remue la queue en sens ordinairement horizontal, parfois cependant de haut en bas ; les pieds sont la plupart du temps rassemblés, et fréquemment l'animal se jette par terre, se roule, ou se met sur le dos, serre les jambes contre le corps, reste quelque temps dans cette situation, et se relève tout à coup ; les symptômes de colique se reproduisent alors, quelquefois au milieu de plaintes, de gémissements, et dans certains cas avec une sueur qui inonde le corps entier. Dans d'autres circonstances, l'un des flancs ou le ventre est gonflé, quoique parfois le cheval (surtout au début de l'accès) urine et fiente encore, ce qu'il ne peut d'ailleurs pas faire toujours, malgré les pressentes envies qu'il en ressent. D'ordinaire, il y a des moments de relâche, pendant lesquels l'animal reste debout ou couché, cherche à manger, et mange même quelques poignées de foin ; mais les douleurs ne tardent pas à reparaître, avec un surcroît d'intensité. Plus l'orage dure longtemps, plus le regard du cheval annonce la vivacité de ses souffrances ; il a les naseaux largement ouverts, la respiration accélérée et bruyante, il grince des dents, mord la mangeoire et jusqu'au pavé, secoue son licol, devient furieux, et meurt au milieu d'une sueur froide, souvent en peu d'heures, rarement après une lutte de plusieurs jours.

Le traitement débute toujours par une dose d'*aconitum*, qu'on répète une ou deux fois, suivant les circonstances, qui brise la première violence de l'orage, et qui parfois, surtout dans la colique par refroidissement, suffit pour triompher de la maladie. Si ce résultat n'a point été obtenu au bout d'un quart d'heure, après la troisième dose d'*acon um*, on en administre une d'*arsenicum*, le principal moyen dans la plupart des coliques, celles particulièrement qu'on nomme venteuses, quand elles dépendent d'un trouble de la digestion, d'un excès d'aliments, d'un vice du fourrage, ou d'eau bue trop froide. Fort souvent, la répétition de ce moyen est d'une grande utilité, tandis que, dans d'autres cas, on se trouve bien de ne le répéter qu'en l'alternant avec *aconitum*. Si, après que la colique a cessé, il reste de la constipation, on donne *nux vomica*, et dans les cas opiniâtres, *opium*, après lequel, s'il a échoué, ce qui n'est pas rare, on doit recourir à *plumbum*. Assez fréquemment la colique est accompagnée d'une rétention d'urine, ou même elle a été provoquée par elle : *cantharides* sont alors indiquées, et dans les cas rebelles *hyoscyamus* réussit toujours .

Après les moyens qui viennent d'être indiqués, on doit encore recommander, contre la colique, les suivants : *chamomilla*, dans les accès de colique avec grand gonflement du ventre, surtout lorsque la maladie est survenue à la suite de la fourbure ; *colchicum*, dans la colique venteuse déterminée par le fourrage vert ou autres aliments venteux ; *calcarea acetica*, qui est spécifique dans la colique venteuse, avec secousses d'arrière en avant ; *chamomilla*, alternée avec *aconitum*, dans la colique spasmodique qui se déclare après un refroidissement ; *nux vomica*, dans la colique de constipation, avec ballonnement du ventre, sueur aux flancs, crotins petits, brunâtres ou enduits de mucus, mais surtout lorsque, dans les intervalles des douleurs, le cheval bâille souvent, ou joue des lèvres ; *pulsatilla*, dans la colique causée par la surcharge de l'estomac, avec déjections fétides et froid aux jambes de devant ; *rhus toxicodendron*, dans la colique qui dépend d'une inflammation abdominale, quand l'animal regarde souvent ses flancs.

Au reste, ce n'est point assez de mettre en usage le remède approprié : il faut surtout empêcher que, pendant les accès, le cheval se jette violemment par terre, car il pourrait résulter de là des ruptures de viscères ou des volvulus, qui amèneraient infailliblement la mort en peu d'heures. Pour cela, on le fait marcher au pas, et toutes les fois qu'il veut se coucher, on lui administre quelques coups de fouet par derrière. L'exercice forcé est une pratique condamnable, qui contribue assez souvent à amener la terminaison funeste qu'on voulait éviter.

COLIQUE PAR CONSTIPATION.

La colique par constipation est assez souvent produite soit par un écart de régime, soit par un refroidissement. Dans cette maladie, les symptômes communs aux diverses espèces de colique sont portés, la plupart du temps, à un assez haut degré, et, dans un grand nombre de cas, il s'y joint encore le ballonnement du ventre. Cependant on peut considérer comme symptômes qui les caractérisent les efforts de l'animal pour se débarrasser des matières fécales, et la nature de celles qu'il parvient à expulser.

Comme, en général, il y a ici inflammation et trouble de la digestion, la première chose à faire est d'administrer *aconitum* (une ou deux doses) et *arsenicum*. Après que ces moyens ont calmé le premier orage, si cependant il n'est pas encore survenu de déjections, on emploie *nux vomica*, lorsque les crottins sont petits, durs et serrés; *opium*, quand ils sont noirâtres et comme brûlés, avec couleur noire de la langue, le malade restant étendu par terre, comme s'il était mort : *plumbum*, dans les cas opiniâtres, lorsque le rectum est vide, que l'animal reste longtemps tranquille, et que les coliques, peu vives, ne reviennent pas à des intervalles trop rapprochés. On recommande, en outre : *arnica*, dans les mêmes cas que l'opium, mais surtout lorsqu'il y a appui incertain sur les jambes de devant, ou chaleur aux sabots; *lycopodium*, lorsque, dans l'état de repos, l'animal se tient couché sur le côté gauche; *ammonium muriaticum*, quand, après être resté quelque temps tranquille, il se relève tout à coup en toussant, et est repris aussitôt de la colique; *argilla*, lorsque les accès de colique sont affreux et prolongés, et qu'on a lieu de soupçonner l'inaction du tube intestinal, notamment du rectum; *murias magnesiœ*, quand l'animal fait, en gémissant, de grands et inutiles efforts : *veratrum*, lorsqu'une sueur froide éclate pendant les accès; *squilla*, quand il y a paralysie des membres postérieurs; *antimonium crudum*, lorsque la constipation alterne avec la diarrhée. Quelquefois *bryonia*, à dose un peu forte, soulage sûrement et promptement.

COLIQUE PAR REFROIDISSEMENT.

Cette maladie ressemble jusqu'à un certain point à la colique venteuse, sous le point de vue de ses symptômes; mais elle en diffère principalement parce que le ventre de l'animal est peu tuméfié, ou même ne l'est pas du tout, que les accès, au lieu d'être continus, se manifestent par des paroxysmes de spasmes. L'animal tressaille souvent, puis se couche, reste quelque temps sans mouvement, se roule, se relève brusquement, et se campe très-souvent pour uriner ou fienter, mais sans pouvoir y parvenir. Tout à coup le calme se rétablit, les douleurs cessent pendant dix minutes ou un quart d'heure, puis reparaissent avec un surcroît d'intensité, et le cheval est perdu si on ne lui porte pas secours promptement.

Aconitum, à doses répétées toutes les dix minutes, jouit d'une spécificité incontestable, et il est rare qu'on soit obligé d'employer en outre *arsenicum*. Lorsqu'il ne reste plus de la maladie que la strangurie qui l'accompagne, on administre *cantharides*, et, si elles demeurent sans effet, *hyoscyamus*. *Nux vomica*, *opium* et *plumbum* conviennent quand il reste de la constipation. *Colocynthis* et *lycopium* sont parfois utiles aussi en pareil cas.

COLIQUE VENTEUSE.

La colique en général, et la colique venteuse en particulier, sont une des maladies qu'on rencontre le plus fréquemment chez les chevaux, l'une de celles aussi qui, par la rapidité de leur marche et par les effets du traitement allopathique, font périr le plus de ces animaux.

Les symptômes sont connus de tout le monde : le cheval cesse de manger, il gratte du pied, regarde souvent ses flancs, y porte les pieds de derrière, ouvre la bouche, bat de la queue, se jette par terre, rapproche les jambes du corps, cherche à se rouler, mais se redresse bientôt, et recommence la même série de mouvements; d'abord il fiente et urine encore un peu, mais bientôt il ne le peut plus, malgré tous ses efforts; le ventre se gonfle, l'œil est largement ouvert, le regard fixe dénote la plus vive douleur, la respiration est fort accélérée, les naseaux sont très-ouverts, et souvent la sueur inonde le corps entier. Quelquefois il y a des intervalles sans douleurs, pendant lesquels l'animal se calme et cherche même à manger; mais les douleurs ne tardent pas à reparaître avec un surcroît d'intensité : les pieds et la surface du corps se refroidissent de plus en plus; enfin, l'animal meurt au milieu d'une sueur froide, et avec tous les symptômes de la fureur, ordinairement au bout de douze à trente-six heures, parfois cependant aussi dans le court espace de quelques heures; il est fort rare que la lutte dure plusieurs jours.

Les causes occasionnelles de la maladie sont assez nombreuses; le plus souvent elle dépend d'une surcharge de l'estomac, ou bien elle est la conséquence d'une mauvaise nourriture (surtout mouillée), que l'animal a mangée avec avidité.

Une dose d'*aconitum*, qu'on répète en cas de besoin, dissipe l'état inflammatoire, qui domine en pareil cas, et souvent il n'y a pas besoin d'autre chose pour que la maladie entière disparaisse dans l'espace d'une demi-heure, surtout quand elle a été causée par un refroidissement. Après *aconitum*, ce qui convient le mieux, dans la plupart des cas, est une dose d'*arsenicum*, qui, presque toujours, enlève la totalité des symptômes avec une promptitude merveilleuse. *Nux vomica* et *opium* sont généralement des moyens infaillibles contre la constipation opiniâtre déterminée par la colique venteuse, qui disparaît dès que cette constipation cesse. Cependant il n'en est pas toujours ainsi, et dans les cas opiniâtres, *plumbum* s'est constamment montré spécifique; *bryonia* et *colocynthis* ont aussi produit de très-bons effets; *colchicum autumnale* a toujours réussi dans la colique venteuse déterminée par le fourrage vert ou autres aliments venteux; *pulsatilla*, quand l'animal suait beaucoup et ne rendait que de petites selles ténues; *nux vomica*, lorsque les crottins

étaient petits et couverts de mucosités. *Chamomilla* est
aussi un moyen important dans cette maladie, surtout
lorsqu'elle est survenue par suite du tirage d'un lourd
fardeau par un vent violent ou après une course rapide. Si l'animal a le regard en feu et farouche, il
convient de faire prendre ensuite une dose de *belladonna*, puis de revenir à *chamomilla*. Le remède capital contre toutes les espèces de coliques est *arsenicum*, auquel il faut toujours commencer par recourir,
après avoir fait prendre une dose d'*aconitum*. Assez
souvent, après que la colique venteuse a cédé, il reste
une rétention d'urine opiniâtre, à laquelle on remédie
par une dose de *cantharides*, ou, si ce moyen ne
réussit pas, par *hyoscyamus*.

COLIQUE VERMINEUSE.

Des amas de vers dans les intestins occasionnent
parfois des symptômes qui ont beaucoup d'analogie
avec les accès de colique, ou leur ressemblent parfaitement; car le cheval se bat les flancs de sa queue,
lève les pieds de derrière vers le ventre, se jette par
terre, se roule, se relève et mange ensuite comme de
coutume. Mais on ne peut regarder comme certain
que de pareils accès sont dus à des vers, qu'autant
qu'on a eu occasion de constater d'ailleurs l'existence
de ceux-ci. L'animal atteint de vers remue souvent la
queue à droite et à gauche; il cherche à se frotter le
train de derrière, et surtout la base de la queue, aux
objets voisins; il lèche souvent les murs, et se frotte
fréquemment la lèvre supérieure; il a de fréquents
borborygmes, et sa fiente, d'abord un peu liquide, est
la plupart du temps très-fétide. Après *aconitum*, on

emploie, en pareil cas, *china*, *nux vomica* et *marum verum* contre le tænia, *china*, *mercurius solubilis* et *absinthium* contre les lombrics, *digitalis*, *ignatia amara* et *marum verum* contre les ascarides, *valeriana* contre les oestres. Comme il ne doit pas y avoir de vers dans le corps d'un animal qui se porte bien, et que leur présence annonce toujours une prédisposition morbide favorable à leur production, il faut, après avoir dissipé la colique, combattre cette disposition : le principal moyen pour cela est *sulphur*.

CONSTIPATION.

La constipation consiste en ce que le cheval reste longtemps, souvent deux, trois et même cinq jours sans fienter, ou du moins sans rendre autre chose que quelques petits crottins très-durs, parfois bruns ou noirâtres. En général c'est le symptôme d'une autre maladie, particulièrement de la colique, de l'entérite, de la néphrite, de la cystite, etc. Cependant la constipation se montre parfois aussi (après un écart de régime, l'échauffement, le refroidissement) un symptôme indépendant, et il n'est pas rare qu'elle devienne cause occasionnelle de certaines maladies, notamment d'une espèce particulière de coliques, auxquelles se joint toujours un état plus ou moins inflammatoire.

Une dose d'*aconitum*, qu'on répète au besoin, convient donc toujours pour commencer le traitement. Si la constipation tient à un trouble de la digestion, *arsenicum* produit des effets salutaires presque instantanés. *Nux vomica* est un moyen capital lorsque les crottins sont rares, petits, durs, ou coiffés, ou que l'animal a le ventre troussé, de manière qu'on puisse apercevoir les fausses côtes, et qu'il se bat les flancs de sa queue. *Hyoscyamus* s'est également montré fort efficace dans des cas où, le ventre étant troussé, *nux vomica* n'opérait rien. *Plumbum* est spécifique lorsque le canal intestinal paraît vide, ou qu'il sort une petite quantité de matières fécales non dures, et jamais il n'a manqué son effet, même dans les cas les plus opiniâtres. Si la constipation se rattache d'une manière spéciale à l'inaction du canal intestinal, ce qu'on reconnaît à la couleur brune foncée ou noire des petits crottins, *opium* se montre constamment utile.

CONTUSIONS.

Toutes les contusions, sans exception, guérissent en très-peu de temps par l'application extérieure de la teinture d'*arnica* étendue d'eau. Ce n'est que dans les cas très-graves qu'il convient d'employer aussi ce médicament à l'intérieur. Si un os a été atteint en même temps que les parties molles, ou si le périoste a été endommagé, au lieu d'*arnica*, c'est *symphytum* qu'il faut mettre en usage, intérieurement et extérieurement. *Conium* a été utile aussi dans certains cas.

Ainsi, une sous-ventrière trop serrée produit souvent une contusion : la peau s'excorie peu à peu, et si on néglige l'accident, il n'est pas rare de voir survenir l'inflammation et la suppuration. *Arnica* ne manque jamais de guérir promptement et facilement les lésions de ce genre. S'il s'est manifesté de la tuméfaction, et que la tumeur négligée se soit enflammée, qu'il y ait déjà du pus formé, *mercurius vivus* la détermine à s'ouvrir, et procure la guérison. S'il se forme des croûtes à l'endroit blessé, *thuja* est spécifique ; on le fait suivre par *sulphur*.

De même, des harnais mal confectionnés ou mal appliqués déterminent des lésions au poitrail. On aperçoit d'abord une excoriation saignante, qui, lorsqu'on la néglige, passe aisément à l'inflammation et à la suppuration, et souvent alors entraîne des suites fâcheuses. *Arnica*, administré de suite, tant à l'intérieur qu'à l'extérieur, guérit promptement toutes ces sortes de lésions. *Bryonia*, associée à l'emploi extérieur d'*arnica*, est excellente à mettre en usage chez les poulains qu'on veut accoutumer au trait, et dont le poitrail se ressent de la pression des harnais. On emploie *pulsatilla* et *arsenicum* quand la plaie suppure ; *chamomilla*, lorsqu'il s'y développe des bourgeons charnus exubérants ; *arsenicum*, *chamomilla*, *mercurius* et *sulphur*, quand il y survient des fongosités.

COURBE.

On appelle ainsi une tumeur osseuse, de forme allongée, plus large inférieurement que supérieurement, qui se développe à la surface interne de l'articulation du jarret. Elle résulte, la plupart du temps, de coups reçus sur cette articulation, ou d'une forte distension, d'un effort, et elle est d'abord insignifiante, mais toujours elle finit par entraîner un peu de claudication.

Arnica et *rhus toxicodendron* ne manquent jamais d'être utiles, quand on les emploie à temps, et surtout qu'on laisse quelque repos à l'animal. Si, au contraire, on le néglige, la douleur, l'enflure et l'inflammation augmentent peu à peu, et il se forme une tumeur dure, froide, indolente, qui, faisant toujours des progrès, s'étend peu à peu sur l'articulation entière : il y a des cas cependant dans lesquels elle ne devient pas si considérable, ou du moins ne s'accroît qu'avec lenteur; le cheval alors demeure apte à faire son service, et la claudication qui existait d'abord finit même par disparaître. Mais, quand la tumeur augmente beaucoup, il survient une claudication continuelle; les mouvements de l'articulation, ceux surtout d'extension, éprouvent une gêne progressivement croissante, et ceux même des articulations inférieures perdent de leur liberté. Pour ce qui concerne le traitement de cette maladie opiniâtre, *voyez* l'article ÉPARVIN.

CRAPAUD.

Cette maladie, qu'on rencontre fréquemment chez les chevaux qui ont les pieds larges et plats, consiste en un suintement de sérosité ichoreuse, extrêmement fétide, qui s'écoule à travers les lames désunies de la fourchette, accompagné ordinairement d'une déformation de celle-ci, de végétations cornées et charnues, et amenant la claudication lorsqu'elle fait des progrès.

Spiritus sulphuratus est spécifique ici; mais il ne faut pas négliger de tenir le cheval dans un endroit sec, et de veiller à la propreté du pied. *Acidum phosphoricum* a été employé aussi avec succès.

CRAQUEMENT DES ARTICULATIONS.

Ledum palustre est presque spécifique contre ce symptôme, qui a été observé quelquefois sans qu'on pût découvrir la moindre trace de maladie. On recommande aussi *cocculus*, *camphora*, *ammonium carbonicum* et *petroleum*.

CYSTITE.

Cette maladie a beaucoup de ressemblance, dans ses symptômes, avec la colique venteuse. Ce qui l'en distingue surtout, c'est que le ventre n'est pas tuméfié, et que l'animal fait de fréquents et inutiles efforts pour uriner. Il marche aussi les jambes de derrière un peu plus écartées que de coutume, et donne clairement à connaître que le mouvement lui occasionne des douleurs.

On commence le traitement par deux ou trois doses d'*aconitum*, qu'on administre dans l'espace d'une heure. Si la violence de la maladie a sensiblement diminué par là, sans que pourtant l'animal soit parvenu à rendre de l'urine, une dose de *cantharides* réussit presque toujours, et il n'y a qu'un petit nombre de cas opiniâtres, quand plusieurs heures s'écoulent sans miction, où l'on soit obligé de recourir à *hyoscyamus*.

DARTRES.

Les dartres, qu'on ne rencontre ordinairement, chez le cheval, que sous la forme sèche, sont toujours le résultat d'une maladie interne (psore). Elles se reconnaissent à l'apparition, sur une partie quelconque du corps, de nombreux petits boutons rouges, la plupart du temps rapprochés sur une surface circulaire, et qui, au bout d'un certain laps de temps, se convertissent en une poussière farinacée. Les dartres sont toujours accompagnées d'un violent prurit, qui oblige l'animal à se frotter sans cesse.

Rhus toxicodendron s'est montré doué de vertus spéciales contre cet exanthème. *Sulphur*, *alumina* et *rhus* conviennent surtout dans les dartres très-pruriteuses ; *sepia*, *phosphorus* et *dulcamara*, dans les dartres furfuracées.

DÉCUBITUS.

On dit qu'il y a décubitus lorsque la peau se trouve décollée du tissu cellulaire sous-jacent et détruite par l'effet d'une compression prolongée. Cet accident reconnait pour cause principale le poids du corps sur les hanches et les épaules, quand le cheval est obligé de coucher pendant longtemps sur un sol dur.

L'application extérieure de la teinture d'*arnica* y porte bientôt remède ; mais il faut veiller en même temps à ce que la litière soit plus douce.

DÉFAUT D'APPÉTIT.

Quand un cheval qui mangeait bien jusqu'alors ne prend pas sur-le-champ son fourrage, qu'il l'éparpille, ou qu'il s'éloigne du ratelier, ce qui annonce toujours chez lui un défaut d'appétit, on doit se hâter d'en rechercher la cause, parce qu'assez souvent elle tient à un état maladif plus ou moins sérieux. On conçoit que l'animal atteint d'une affection inflammatoire aiguë ne mange pas jusqu'à ce qu'il soit guéri ; mais le défaut d'appétit reconnait encore d'autres causes, qu'il n'est pas toujours facile d'apprécier sur-le-champ. Souvent il y a inflammation de la langue, des gencives ou de la gorge, ce qui empêche l'animal de manger, quelque envie qu'il en ait. En pareil cas, deux doses de *mercurius vivus* ne manquent jamais leur effet, et le cheval se remet à manger dès que la douleur qui ne le lui permettait pas est moins vive. Quelquefois la diminution de l'appétit reconnaît pour cause un état maladif de l'estomac, occasionné soit par la mauvaise qualité, soit par la trop grande quantité des aliments; *arsenicum* est spécifique dans le premier de ces deux cas, et *antimonium crudum* dans le second; s'il y a diarrhée, on emploie *pulsatilla*, et si l'animal éprouve des coliques, *chamomilla*. Le défaut d'appétit dépend très-souvent de ce que l'animal a trop fatigué. En pareille circonstance, *nux vomica* est sans contredit le principal moyen qu'on doive employer, surtout lorsque l'anorexie s'est déclarée après avoir bu froid, ou que le cheval refuse de manger, après avoir travaillé au delà du moment de ses repas. Assez fréquemment aussi, l'anorexie est occasionnée par les aliments eux-mêmes, qui sont ou de mauvaise qualité, ou différents de ceux qu'on avait donnés jusqu'alors; le changement de l'eau qui sert aux boissons n'est pas non plus sans influence à cet égard : le dégoût prend souvent une grande part à l'anorexie; un cheval, accoutumé à la propreté, perd l'appétit quand on le transporte dans une écurie malpropre, qu'on lui donne du foin moisi, et qu'il trouve des crottes de souris ou autres ordures dans la mangeoire. Enfin, le défaut d'appétit tient quelquefois à ce que l'animal reçoit trop de fourrage à la fois, à ce que l'avoine trop abondante qu'on lui donne venant à être salie par la bave, il la rejette ensuite avec dégoût.

DÉFAUT DE SOIF.

L'absence de la soif a lieu dans diverses maladies gastriques. C'est toujours un symptôme à prendre en considération, parce que, généralement parlant, il est décisif, eu égard au choix du remède approprié à la maladie.

Pulsatilla est spécifique dans toutes les affections du bas-ventre accompagnées d'absence de la soif. Quelquefois cette absence n'est qu'apparente, et tient à l'impossibilité d'avaler l'eau, dont alors il faut chercher la cause : on trouvera le plus souvent qu'*aconitum* et *mercurius vivus* conviennent.

DISTENSION DE L'ÉPAULE.

Lésion produite par un faux pas en sautant, ou autrement, qui fait que les muscles de l'épaule, distendus outre mesure, perdent leur ressort, en sorte que l'omoplate, dans ses mouvements, s'éloigne davantage des côtes, et que le cheval ne peut plus être monté.

Rhus toxicodendron (quelques doses) est spécifique en pareil cas.

DISTENSION DES TENDONS.

Le relâchement des tendons, qui ne manque jamais de succéder à leur trop grande distension, a toujours été combattu avec succès par *rhus toxicodendron* à l'intérieur et *arnica* à l'extérieur.

EAUX AUX JAMBES.

C'est une maladie chronique, qui a son siége principal à la partie inférieure des membres, ceux de derrière surtout, qui parfois cependant monte plus haut, même jusqu'au tronc, et qu'on observe aussi aux membres antérieurs. Elle se montre d'abord sous la forme d'une tumeur, qui disparaît ordinairement dès que le cheval commence à marcher, mais reparaît toujours pendant le repos à l'écurie, et augmente beaucoup à la suite de quelques jours de tranquillité. Les poils se hérissent, depuis le pli du paturon jusqu'au tiers environ du canon; l'endroit tuméfié, qui paraît un peu chaud au toucher, cause à l'animal un prurit fatigant, et lui procure une vive douleur quand il y reçoit quelque choc. Enfin, après que le gonflement a envahi tout le côté postérieur de la couronne et de l'articulation du paturon, il s'écoule par de petits pores, goutte à goutte, et comme une rosée, un liquide, d'abord clair comme de l'eau, qui ne tarde pas à devenir trouble et sanieux, de manière qu'il corrode la peau et détruit la racine des poils. L'inflammation et la douleur font alors des progrès rapides et tels, que l'animal ne peut supporter le moindre attouchement, qu'il boite beaucoup en marchant, et qu'au repos, il tient son pied en l'air.

Quelques doses de *thuja* suffisent pour guérir radicalement le mal, souvent en peu de jours, même lorsqu'il est invétéré. Cependant, quand il dure depuis longtemps, la claudication augmente beaucoup, et assez souvent il se développe sur la tumeur des excroissances brunâtres ou bleuâtres, appelées *grappes*, qui saignent au moindre contact, et qui exhalent continuellement un ichor fétide. *Thuja*, administré à l'intérieur, et dont on emploie également la forte teinture à l'extérieur, est encore spécifique dans ce cas. Il ne suffit plus quand la couronne est très-gonflée, et le hérissement des poils porté au point d'imiter des piquants de hérisson. Parmi les moyens qui rendent alors le plus de services, *arsenicum, mercurius, solubilis, silicea* et *sulphur* sont les principaux. *Secale cornutum*, alterné avec *arsenicum*, a produit d'excellents effets dans un cas fort grave : la guérison fut enfin obtenue par *thuja*. Je n'ai point encore fait d'expériences sur le *podopyoninum equorum*, auquel on a attribué, dans ces derniers temps, une grande efficacité.

ÉCHAUBOULURES.

On appelle ainsi un exanthème qui affecte surtout les jeunes chevaux, principalement au printemps, lorsqu'on les fait trop travailler et qu'on leur donne trop de foin et de paille. Cependant il dépend aussi quelquefois d'une cause interne inconnue. L'éruption consiste en boutons rouges, qui surviennent en grand nombre sur tous les points du corps, et d'où s'échappe un liquide qui colle les poils et forme des croûtes.

Parmi les moyens à mettre en usage dans ce cas, les principaux sont, *aconitum, arsenicum, dulcamara, sulphur* et *rhus toxicodendron*, ce dernier surtout lorsqu'il y a en même temps beaucoup de démangeaisons.

ÉCORCHURE AU GENOU.

Dans les cas légers d'excoriation du genou, il suffit de laver plusieurs fois par jour la partie avec de l'eau d'*arnica*. Si la lésion est plus considérable, on applique un bandage imbibé d'*arnica* étendue, puis on donne à l'intérieur *arnica*, ou, quand le genou est fort endommagé, *symphytum*. Lorsque des chairs luxuriantes s'élèvent à la surface de la plaie, on administre *chamomilla*, *sepia* et *arsenicum*. Si, par négligence, la lésion passe à létat d'abcès, on la traite comme les autres abcès.

EFFORT DE CUISSE.

L'effort de cuisse ou de hanche est fréquemment le résultat d'une distension considérable des ligaments de l'articulation coxo-fémorale, par l'effet d'une glissade, d'un violent effort de tirage, d'une contusion, d'un faux pas ; mais souvent aussi il dépend de causes internes, du rhumatisme, de la goutte, etc. L'animal qui en est atteint fauche un peu, épargne autant que possible le membre malade, et ne peut ni trotter ni galoper. Quand le mal se réduit à peu de chose, le cheval ne boite presque point, surtout au pas, et ne ressent de la douleur qu'autant qu'on force son allure ; dans le cas contraire, la station même est accompagnée d'une vive douleur, l'animal boite même en marchant au pas, il traîne sa jambe, et au trot, sa croupe décrit un mouvement de balancement. Rien n'est plus difficile que de bien reconnaître l'effort de cuisse ; on ne peut l'admettre qu'autant qu'un examen attentif ne fait découvrir aucune lésion dans les autres parties du membre, et que le cheval ne se prête pas volontiers à l'exploration de sa hanche. Il diffère de l'éparvin, en ce que la claudication, au lieu de diminuer peu à peu par la marche, augmente au contraire; cependant on l'a vu quelquefois, surtout dans le cas de rhumatisme, devenir moins prononcé sous l'influence du mouvement.

Le traitement varie en raison des causes. S'il y a eu effort, distension, contusion, ou toute autre violence extérieure, on administre *arnica*, dont on emploie aussi la forte teinture à l'extérieur; *ledum* est également presque spécifique dans ce cas, et *drosera* se recommande de même, surtout lorsque le mouvement augmente la claudication; *bryonia* et *colocynthis* ont réussi dans certaines circonstances; si la lésion externe a intéressé les os, on a recours à *symphytum*, tant extérieurement qu'intérieurement; lorsque la claudication doit naissance au rhumatisme, on la combat par *aconitum* et *arsenicum*, ou par *nux vomica* et *mercurius*. Quand elle provient d'un effort trop considérable, elle cède à *rhus toxicodendron*.

EFFORT DE REINS.

L'effort de reins, qui dépend souvent d'un saut, d'une glissade, est toujours difficile à guérir. Si le mal est peu considérable, le cheval fléchit la croupe en marchant, vacille au trot, s'effraye quand on le retient brusquement, et ne se décide qu'avec peine à reculer. S'il est plus intense, l'animal n'est pas libre de reculer, et peut à peine faire quelques pas en avant; il traîne les jambes de derrière, et la croupe vacille pendant la marche. A un plus haut degré encore, il ne peut même pas lever les jambes de derrière, il reste constamment couché ; quand il cherche à se redresser, il arrive seulement à se placer sur son train de derrière, comme un chien, et retombe bientôt, en se blessant la tête, les hanches, les jambes ; au reste, à part une tumeur chaude et douloureuse au toucher, qui occupe parfois la région lombaire, on ne remarque en général nul signe d'aucune autre maladie, et l'animal mange régulièrement, comme un cheval qui se porte bien.

Si l'effort a été produit par une violence extérieure, on le guérit par *rhus toxicodendron* à l'intérieur, et *symphytum* à l'extérieur. Si, au contraire, il est de nature rhumatismale, on le combat par *aconitum* et *bryonia*, alternés ensemble, surtout quand il y a une tumeur chaude, tendue et douloureuse. Lorsqu'il dépend d'une maladie interne, c'est à *sulphur* qu'on doit recourir. Tient-il à la faiblesse des reins, qui rend l'animal peu disposé à galoper ? on emploie *ipecacuanha*, *cocculus* et *pulsatilla* ; si la maladie se déclare vers l'âge adulte, elle réclame *arnica*, *nux vomica*, et principalement *phosphorus*. Un effort de reins fort ancien a été guéri par l'usage continué des moyens suivants : *arnica* (trois jours), *petroleum* (sept jours), *oleander* (trois jours), *rhus* (sept jours), *sulphur* (sept jours), *cocculus* (trois jours), *lachesis* (sept jours), *ipecacuanha* (deux jours), *conium* (sept jours), *pulsatilla* (trois jours), et *silicea*. J'ai guéri cette maladie d'une manière complète, dans deux cas différents, par *nux vomica* et *sulphur*.

ENCASTELURE.

Difformité du sabot, qui consiste en un resserrement

des deux quartiers, avec rétrécissement de la fourchette, resserrée sur elle-même, dure et enfoncée. Il
en résulte, par suite de la compression des parties
molles, des douleurs plus ou moins vives et la claudication. Cette difformité dépend d'une trop grande
sécheresse de la corne et d'une mauvaise ferrure. On
lui oppose, outre une ferrure plus appropriée et une
meilleure manière de parer le pied, *sulphur* et *sepia*, ou
squilla et *rhus toxicodendron*.

ENCÉPHALITE.

L'encéphalite aiguë ne se rencontre guère que chez
les chevaux entiers. Elle attaque de préférence ceux
qui sont ardents, pleins d'embonpoint, nourris à pro-
fusion, et peu exercés, surtout lorsqu'ils viennent à
éprouver un refroidissement après s'être échauffés, ou
qu'on les fatigue beaucoup par un temps chaud. On a
vu aussi la maladie survenir après l'action prolongée
des rayons solaires sur le crâne, ou par le séjour dans
une écurie chaude et mal aérée. Elle se développe
assez fréquemment à la sortie des dernières dents molaires (dans le cours de la cinquième année), ou quand
l'appétit vénérien ne trouve point à se satisfaire.
Pendant quelques jours, l'animal est abattu et ne fait
attention à rien ; puis (ordinairement le troisième
jour) ses yeux deviennent rouges, brillants, tres-
saillants ; il jette autour de lui des regards furieux, il
est en proie à une agitation extrême. Dès ce moment,
il y a du danger à s'approcher de lui sans précautions.
Lorsque la frénésie est bien déclarée, il se dresse sur
ses jambes de derrière, frappe des pieds de devant
dans la mangeoire et le râtelier, mord tous les objets

qui s'offrent à lui, même ses propres membres, respire violemment avec les naseaux largement ouverts, se couvre d'une sueur abondante, brise cordes, licous, chaînes, en un mot, tous les liens qui servent à l'attacher, court de tous côtés, se jette par terre, se relève, sans faire attention aux plaies et autres lésions qui peuvent l'atteindre, et se précipite en furieux sur tout ce qu'il rencontre. Il mâche sans cesse, mais refuse de manger et même de boire. Enfin, à l'accès succède un temps de rémission pendant lequel l'animal se tient tranquille, les jambes écartées, la tête appuyée sur la mangeoire, et poussant de sa poitrine en avant. Il faut saisir cet instant pour se rendre maître de lui, et pour lui administrer les secours nécessaires ; car, après plusieurs accès, il est presque toujours perdu, ou, si sa vie est épargnée, il demeure très-souvent frappé d'immobilité. L'encéphalite aiguë se termine, la plupart du temps, le second jour, par une attaque d'apoplexie, lorsqu'on ne se hâte pas de la combattre. Les principaux moyens à mettre en usage sont *aconitum*, auquel on fait promptement succéder *belladona*, puis, au bout d'une heure ou deux, *veratrum album*. Au besoin, on répète ces médicaments une ou même deux fois, à des intervalles égaux. Si le paroxysme est suivi d'un repos semblable à la mort, il faut recourir à *opium*, surtout quand la langue est noire et que les déjections alvines sont peu abondantes, d'un brun foncé, ou noirâtres.

ENCLOUURE.

Il n'est pas rare qu'en ferrant un cheval, l'un des clous pénètre trop profondément, ou se dévie, d'où résulte une irritation douloureuse ou une véritable lésion de la sole. L'animal éprouve des tressaillements lorsqu'on frappe même légèrement sur le clou; il boite, porte le pied malade en avant, et l'élève souvent.

L'accident se réduit à rien, si l'on retire de suite le clou, qu'on lave bien la plaie avec de l'eau froide, qu'on emploie ensuite la teinture d'*arnica* étendue d'eau, et qu'on ne remplace le clou qu'au bout de huit jours. Mais si, par inadvertance, le corps étranger est plusieurs jours en place, la paroi du pied paraît chaude aux alentours, et la claudication, d'abord peu sensible, devient très-prononcée. Il faut alors pratiquer l'extraction sans délai, et s'il ne sort du trou que du sang, y instiller un peu d'*arnica*. Dans le cas plus fâcheux où le clou revient déjà couvert de pus, ou bien quand on remarque une place plus molle que le reste au-dessus de la couronne, il faut dilater la plaie, et y verser de l'*arnica*, dont on administre aussi une dose à l'intérieur. Dans tous les cas, on doit examiner attentivement le clou qu'on vient de retirer, afin de s'assurer qu'il ne s'est pas brisé, qu'il n'a pas laissé de pailles dans la plaie, ce qui exigerait également qu'on agrandît cette dernière, après quoi on y verserait de l'*arnica*. Y a-t-il une inflammation vive ? c'est le cas de recourir à *aconitum* et *squilla*, et si la douleur est forte, à *acidum phosphoricum* et *arsenicum;* *squilla* et *sulphur* conviennent lorsqu'il s'est déjà produit un abcès.

ENDURCISSEMENT DE LA PEAU.

L'endurcissement de la peau est presque toujours la conséquence d'un mal interne; mais il survient aussi parfois après la destruction d'excroissances fongueuses par des cathérétiques, ou chez les chevaux qui ont marché longtemps sur des terrains marécageux.

Chamomilla, *conium* et *mercurius solubilis* conviennent dans le cas d'induration simple, et *acidum phosphoricum* quand les points indurés se contractent sous forme de plis. L'induration de la peau des pieds, causée par la marche sur des chemins mauvais, marécageux, cède à *arnica*, *arsenicum* et *rhus toxicodendron*. *Spiritus sulphuratus* est un excellent moyen contre les crevasses suintantes. *Sepia* doit surtout être mis en usage quand la peau indurée se détache par écailles ou par grandes plaques.

ENFLURE DU GENOU.

On a plus d'une fois constaté l'efficacité de *pulsatilla* dans l'enflure indolente du genou, et de *china* dans celle qui est accompagnée de douleurs; si elle reconnaît pour cause un heurt, un coup, une contusion, ou une autre lésion du tendon extenseur, de manière que le membre demeure plié, et que l'animal touche le sol du bout du pied seulement, l'articulation étant en même temps chaude, gonflée et douloureuse. on a recours avec succès à *ledum palustre*, à *capsicum*, et à *arnica*, tant intérieurement qu'extérieurement. *Arnica* convient surtout lorsque le mal n'est pas ancien; dans le cas contraire, on emploie *silicea*, *lycopodium* et *sulphur*.

ENFLURE DES JAMBES.

L'enflure des jambes est un phénomène commun chez les chevaux. Elle peut dépendre de causes très-variées, et par conséquent aussi elle exige des moyens fort différents pour sa guérison. Si la tumeur siége principalement au voisinage du boulet, on doit la considérer comme un commencement d'eaux aux jambes, maladie contre laquelle *thuja* s'est montré spécifique dans tous les cas. *Squilla* convient lorsque le sabot est chaud, et *arsenicum* quand la sole est douloureuse. S'il y a eu quelque lésion externe, c'est le cas de recourir à *arnica* et à *conium*. *Arnica* doit céder le pas à *symphytum* si l'os a été atteint en même temps. *Bryonia* est indiquée quand la tumeur est chaude et tendre. *Rhus toxicodendron* et *arsenicum* sont aussi d'excellents moyens contre ces sortes d'affections, surtout lorsque la tumeur s'efface sous l'influence du mouvement, et renaît sous celle du repos. L'enflure des jambes qui survient après l'enclouure, avec rigidité du membre, etc., est combattue par *mercurius vivus* et ensuite par *arsenicum*. On emploie *dulcamara* contre celle qui succède à un refroidissement; *bryonia, china* et *sulphur*, contre celle qui est de nature œdémateuse; si l'œdème succède à une grande fatigue, on met en usage *indigo china, thuja* et *sulphur*, avec *bryonia* quand il y a en même temps tension dans les articulations. *Sulphur* doit être administré, à titre de traitement consécutif, dans beaucoup de cas, principalement lorsque les quatre membres sont engorgés à la fois.

ENTÉRITE.

L'inflammation des intestins a, dans ses symptômes, beaucoup d'analogie avec la colique, dont on doit cependant la distinguer. L'animal refuse de manger, mais il a une soif vive. Le pouls est dur et vif, et la respiration, accélérée, s'accompagne d'un violent battement de flancs. Les yeux sont rouges et saillants, la bouche est chaude, les extrémités sont tantôt chaudes et tantôt froides. L'animal se tient le dos voûté, regarde souvent son ventre, gratte du pied, se roule par terre, se relève avec un air égaré, trépigne des pieds de devant, se frappe le ventre de ceux de derrière, et se montre très-sensible au moindre attouchement. D'abord, il rend de temps en temps une petite quantité de matières fécales; plus tard, il ne fiente plus. Lorsque la maladie a duré deux ou trois jours, et qu'il survient un calme apparent, pendant lequel l'animal change de pied à chaque instant, et bat de la queue, les oreilles et les pieds étant froids, c'est preuve que l'inflammation a dégénéré en gangrène, et la mort ne tarde pas.

Aconitum est ici le principal remède; on en administre une dose toutes les dix ou quinze minutes, jusqu'à parfaite guérison, ou du moins jusqu'à ce qu'il survienne une amélioration notable. En général, l'animal est sauvé au bout d'une demi-heure. Si l'emploi continué d'*aconitum* n'avait pas enlevé tous les symptômes au bout de deux à trois heures, on donnerait *arsenicum*, qui convient surtout quand la maladie a été produite par des boissons froides prises par l'animal étant en sueur, ou par un écart de régime. *Rhus toxicodendron* et *arnica* ont aussi réussi dans d'autres cas. Fréquemment, après la guérison, il reste de la constipation, ou une rétention d'urine : on combat la première par *nux vomica* et *opium*, la seconde par *cantharides*, et, dans les cas opiniâtres, par *hyoscyamus*.

ENTORSE.

L'entorse, ou mémarchure, luxation de l'articula-tion du boulet déterminée par un faux pas, se mani-feste, suivant l'intensité de la lésion, par de la chaleur, de l'enflure et une claudication plus ou moins mar-quée, principalement sur un sol inégal. Si le mal est récent encore, il cède bientôt à *arnica*, employé tant à l'intérieur qu'à l'extérieur. Quand la douleur est vive, on retire de très-bons effets de *rhus toxicodendron* et de *ruta*, spécifique de la luxation du boulet. Lorsque le mal est déjà ancien, on intercale une fois *sulphur* entre les moyens qui viennent d'être indiqués.

ÉPARVIN.

L'éparvin consiste en une inflammation, suivie d'exsudation de masse osseuse, qui se développe au côté interne et supérieur du canon du membre posté-rieur, au-dessous de l'articulation, et qui gêne plus ou moins les mouvements du cheval, attendu que les surfaces contiguës des os sont rugueuses et en-flammées, les cartilages articulaires transformés en os, etc., quoique cependant tous les chevaux atteints de l'éparvin ne boitent pas. Cette maladie est hérédi-taire, ou provient de trop grands efforts qu'on exige des jeunes chevaux : il est rare qu'elle se développe avant la troisième année, ou après la huitième. Un re-froidissement ou une prédisposition maladive interne en est fréquemment aussi la cause. Le diagnostic est généralement facile. Pour décider si un cheval est atteint d'éparvin, il faut d'abord examiner si, au côté interne d'une des articulations tibio-tarsiennes, il existe une élévation inégale et pointue, qui ne soit pas sensible du côté opposé. Pour cela, on tient l'animal sur un terrain uni, parfaitement droit sur ses membres de derrière, et l'on se place un peu de côté, à quelques pas derrière lui : de là, on divise l'articulation suspecte et les parties sous-jacentes en deux moitiés égales, en regardant attentivement le côté interne, là où elle se continue avec le tibia; si l'on remarque en cet endroit une élévation contre nature, qui n'existe pas dans l'autre membre, il y a éparvin. Cette élévation est parfois, surtout dans le principe, tellement petite, qu'on ne parvient à la distinguer qu'en comparant exactement ensemble les points correspondants des jambes, vus par derrière; mais, avec le temps, elle grossit et acquiert même quelquefois le volume d'un œuf de poule. Lorsqu'elle est dure au toucher, elle constitue l'éparvin osseux ou proprement dit; si elle consiste en un gonflement mou, produit par un épanchement de sérosité à la région de l'articulation, on l'appelle faux éparvin ou éparvin commençant. On peut aussi considérer comme un signe assez certain de l'éparvin un mode particulier de claudication, qui n'a guère lieu qu'au trot, qu'on n'observe presque jamais au pas, et qui a cela de spécial qu'il diminue à mesure que le cheval fatigue, de sorte que souvent on ne le remarque plus quand celui-ci a été mis en sueur; mais si on laisse l'animal reposer quelque temps, et qu'ensuite on le fasse trotter de nouveau, la claudication devient plus sensible. Par exception, le mouvement augmente la boiterie chez certains chevaux atteints d'éparvin, tandis que d'autres ne boitent pas quoiqu'ils aient des éparvins déjà très-volumineux, et que d'autres encore boitent beaucoup bien qu'on n'aperçoive chez eux aucune trace de la maladie. Au reste, on sait que la claudication due à l'éparvin augmente peu à peu par le fait de la fatigue et du travail, ce qu'on explique par les douleurs que ressent alors l'animal. On distingue :

1° *Éparvin de bœuf*, tumeur ronde et molle, qui occupe tout le côté interne de l'articulation, et donne naissance à une trop forte distension des ligaments, amenant l'accumulation de la synovie, laquelle s'épaissit peu à peu, et finit par se convertir en un corps dur. Tant que cette tumeur conserve de la mollesse elle ne gêne pas le moins du monde la marche de l'animal ; mais dès qu'elle est devenue dure, elle prive l'articulation de sa mobilié et fait boiter le cheval.

2° *Éparvin osseux*. Il consiste en une tumeur osseuse héréditaire, qui se forme ordinairement au côté supérieur et interne de l'os du canon, mais qu'on rencontre parfois aussi au côté interne de l'articulation du jarret. Cette tumeur ne porte atteinte à la marche du cheval que quand elle choque un tendon ou un ligament, auquel cas elle cause de la douleur et un mode particulier de claudication. *Voy.* COURBE et JARDE.

3° *Éparvin sec*. On désigne sous ce nom une infirmité non pas tant de l'articulation du jarret que des muscles de la partie postérieure du membre, dont la forme n'a subi aucune altération. Quand le mal n'est pas porté à un haut degré, on ne s'aperçoit de son existence qu'au moment où le cheval commence à marcher ; car alors il lève la jambe très-haut, puis la repose par une sorte de mouvement convulsif, ce qu'on appelle *harper* ou *trousser* ; mais, une fois qu'il est échauffé, on ne remarque plus que peu ou point de convulsions. Si le mal est très-développé, l'animal harpe sans interruption, et il a pour toujours une marche très-défectueuse. L'éparvin sec n'est que fort rarement accompagné de claudication, qui, lorsqu'elle existe, dépend toujours d'autres causes. Les vétérinaires allopathes le déclarent incurable. L'homœopathie le guérit très-aisément au moyen de *silicea*, à laquelle on est parfois obligé, pour compléter la cure, d'associer tantôt *rhus toxicodendron*, tantôt *mercurius vivus*. On a tiré un parti très-avantageux de *sulphur* et de *rhus toxicodendron*. Lorsque l'éparvin a été déterminé par des coups ou des heurts, *arnica*, à l'intérieur et à l'extérieur, suffit pour le guérir, sans le secours de nul autre moyen, alors même qu'il est déjà passé à l'état chronique.

ÉPILEPSIE.

Cette maladie, qu'on ne rencontre que fort rarement chez le cheval, se manifeste de la manière suivante : l'animal commence à trembler, il se campe, chancelle, et, saisi de convulsions violentes, tombe tout à coup par terre ; là, insensible aux traitements les plus rudes, il se roule et se tortille, grince des dents, frotte sa mâchoire inférieure contre la supérieure, et pousse de fréquents gémissements, tandis que le cou devient raide et que la crinière se hérisse. Pendant l'accès, les muscles de l'œil agissent d'une manière irrégulière, ou sont en proie à des spasmes, de sorte que l'œil se distord, ou roule sans cesse. Le pouls continue de battre, mais la respiration est fré-

quemment troublée. La durée de chaque accès varie :
elle peut être de plusieurs heures, ou tellement courte,
qu'au bout de cinq à dix minutes l'animal, sortant
comme d'un rêve, se redresse sur ses jambes, se remet
à manger, et paraît jouir d'une parfaite santé, jusqu'à ce que l'accès reparaisse au bout de quelques
semaines. Peu à peu les attaques se rapprochent, et
finissent même par se reproduire tous les jours, de
manière que l'animal en devient comme stupide, et
n'est plus bon à rien.

Dans le cours d'un pareil accès, on fait prendre
quelques doses d'*aconitum*, puis *stramonium*, et au
retour *belladona*. *Hyoscyamus* convient surtout lorsqu'il y a en même temps de violents mouvements des
cuisses. *Cocculus* et *calcarea carbonica* méritent aussi
d'être pris en considération. Pour prévenir de nouveaux accès, on administre *camphora*, plusieurs fois
par semaine.

ÉPONGE.

Sous le nom d'*éponge*, on désigne une tumeur arrondie, mollasse et plus ou moins volumineuse, qui
survient à la pointe du coude, par l'effet d'une chute,
d'un coup, d'un heurt, ou aussi sous l'influence de
causes internes. La tumeur est d'abord chaude et
douloureuse; mais, peu à peu, elle se convertit en
une élévation froide et indolente, qui ne gêne presque
jamais le cheval, et nuit seulement à la beauté de ses
formes.

Dans le traitement, il faut surtout avoir égard à
l'ancienneté de la maladie et à la manière dont elle a
été provoquée, soit par une cause interne, soit par une

violence extérieure. L'éponge récente, celle surtout qui succède à une lésion extérieure, guérit aisément par *arnica*, auquel on associe l'usage de la teinture étendue de ce médicament. Si la maladie est ancienne, on lui oppose *chamomilla*, et si la tumeur commence à s'indurer, *conium* et *ledum*. L'éponge très-ancienne ou spontanée est, en général, plus difficile à guérir. Les principaux moyens alors sont *sulphur*, *antimonium crudum*, *petroleum* et *sepia*. Quand la tumeur est douloureuse et pruriteuse, ou qu'il s'y joint de la claudication, il convient d'employer, outre *iodium*, *rhus toxicodendron* et *pulsatilla*, alternés avec *conium*. *Silicea* est indiqué lorsque l'éponge suinte. On vante aussi *chamomilla*, du moins comme moyen intercurrent. Il y a des circonstances où l'on s'est bien trouvé de *bryonia*, quand la tumeur devient chaude et tendue pendant le traitement ; de *calcarea carbonica*, lorsqu'elle ressemble à une loupe; de *baryta carbonica*, quand elle ressemble à un stéatome. Dans tous ces cas, il faut administrer *sulphur*, à titre de traitement consécutif.

EXANTHÈMES.

L'histoire des maladies exanthématiques est une des taches de l'allopathie, tant dans la médecine humaine que dans la médecine vétérinaire. Pour ce qui concerne leur cause provocatrice, leur essence et leur traitement, on a accumulé erreurs sur erreurs. Il était réservé à l'homœopathie de jeter, sur ce sujet comme sur tant d'autres, une vive lumière, qui doit remplir d'admiration, pour la sagacité de Hahnemann, tout homme dont les yeux ne sont pas frappés de cécité.

Dans les diverses maladies qui atteignent l'homme et les animaux, sous tant de formes variées, il doit y avoir, chacun l'avoue, une aptitude ou une prédisposition particulière à les contracter. Sans cette aptitude, ni les hommes ni les animaux ne tomberaient jamais malades, et les circonstances défavorables qui agissent sur eux du dehors, comme échauffement, refroidissement, etc., ne parviendraient ni à faire entrer l'organisme entier en relations de sympathie avec elles, ni à provoquer telle ou telle forme de maladie suivant les individus. Il doit donc y avoir quelque particularité intérieure, tout à fait étrangère à la cause excitatrice extérieure, qui détermine la forme et la direction de la maladie, et qui constitue le germe d'où procède cette dernière. Ce germe du plus grand nombre des maladies, chroniques surtout, a reçu de Hahnemann le nom de *psore*, parce que des milliers d'exemples lui ont prouvé que les onctions à l'aide desquelles on est dans l'usage d'attaquer la gale, sont la source de la grande majorité des dérangements de la santé. La *psore*, qui existe, à un plus ou moins haut degré, chez tous les hommes, quoique réduite souvent à l'état latent (c'est-à-dire sans symptômes appréciables), se développe, suivant les circonstances sous telle ou telle forme de maladie, et ressemble en quelque sorte à une racine poussant vers la peau les branches et les fleurs qu'on désigne sous le nom d'exanthèmes. De cette manière d'envisager les choses, il découle : 1° que l'éruption qui apparaît à la peau (pustules, vésicules, etc.) n'est pas la maladie elle-même, comme le croit l'école allopathique, mais seulement un de ses produits, un de ses symptômes; 2° qu'une méthode rationnelle de traitement doit être dirigée contre la racine qui végète à l'intérieur, et que, pour guérir l'exanthème radicalement, sans porter atteinte à la santé, il faut complétement extirper cette racine. La vérité de cette doctrine est mise hors de doute par le succès avec lequel l'homœopathie, à l'aide des médicaments qu'elle nomme *antipsoriques*, parvient si souvent à guérir, dans une foule de cas avec promptitude et facilité, tant de maladies chroniques contre lesquelles l'allopathie est impuissante, parce qu'elle n'en connaît pas le foyer proprement dit. Or il n'est pas douteux non plus que la psore existe aussi chez les animaux, ce que je pourrais prouver par de nombreux exemples d'une évidence parfaite.

Quant à ce qui concerne les maladies exanthématiques du cheval, elles dépendent principalement de la psore existante chez l'animal ; elles ne tiennent pas, comme on l'a dit, à ce que l'animal se frotte contre des corps durs : ce n'est là qu'une cause occasionnelle, qui exige en outre une prédisposition spéciale.

On distingue deux formes principales d'exanthèmes : les uns sont secs, et les autres humides.

Les premiers se montrent d'abord sous l'aspect d'une multitude de petits boutons rougeâtres, qui plus tard se desquament, de sorte que le lieu qu'ils occupaient paraît couvert d'une poussière farinacée. Ordinairement il s'y joint un prurit fatigant, qui parfois arrive à un tel degré de violence, que l'animal en devient presque furieux et ne jouit pas d'un moment de repos, soit tandis qu'il mange, soit durant la nuit. Cet état réclame l'emploi journalier, pendant quelque temps, d'une dose de *sulphur*, qui est le principal moyen dans tous les exanthèmes, et qui n'exige que dans certains cas le concours d'autres médicaments antipsoriques.

Si l'éruption sèche affecte surtout la forme d'une desquamation de la peau, on administre d'abord quelques doses de *sulphur*, puis *sepia*. Quand il se produit des places dégarnies de poils, on donne *natrum muriaticum* ou *lycopodium*, qu'on fait également précéder de quelques doses de *sulphur*.

Bryonia a été souvent utile contre un prurit fatigant survenu à la suite d'un refroidissement subit. *Agaricus muscarius* s'est montré efficace aussi contre de nombreux petits tubercules sous-cutanés accompagnés d'une légère inflammation des yeux.

Les exanthèmes humides donnent naissance à de petites vésicules, pustules, etc., qui s'élèvent sur la peau, souvent en quantité innombrable, serrées les unes contre les autres, et versent sur les téguments un liquide plus ou moins aqueux, que l'action de l'air dessèche et convertit en une croûte. Assez fréquemment, il se forme de petits ulcères, qui ont de la tendance à creuser, à s'enfoncer jusque dans les parties musculeuses situées au-dessous de la peau, détruisent les racines des poils, font tomber ceux-ci, et occasionnent un prurit insupportable. Le prurit augmente d'intensité le soir, la nuit surtout, et force l'animal à se frotter continuellement. Cette maladie paraît d'abord par places, principalement à la queue, sous la crinière et aux flancs, d'où elle s'étend peu à peu, de manière à couvrir souvent le corps entier : alors l'animal devient de plus en plus faible, et si on le soumet à des traitements mal calculés, il finit par périr de phthisie pulmonaire, d'hydropisie ou d'autres maladies chroniques. Ici, c'est également par quelques doses de *sulphur* qu'on doit toujours commencer : cependant la guérison dépend de la durée plus ou moins longue de la maladie, et de la constitution générale de l'animal. Après *sulphur*, *arsenicum* et *rhus toxicodendron* sont les principaux moyens à employer contre les exanthèmes, ceux même de la nature la plus grave. *Staphysagria* a, dans bien des cas, guéri avec promptitude des tubercules qui causaient beaucoup de prurit.

EXCROISSANCES DU SABOT.

Sepia est spécifique contre les excroissances qui surviennent fréquemment au sabot. Dans la plupart des cas, une seule dose suffit pour procurer une guérison parfaite.

FAIM CANINE.

L'accroissement contre nature de l'appétit n'est pas très-commun chez les chevaux. On le reconnaît à ce que l'animal, quoique mangeant beaucoup, n'en va pas moins toujours en maigrissant. Il se rattache à quelque état morbide, dont on doit chercher à découvrir la cause.

Le moyen principal, celui qui ne manque presque jamais son effet, est *pulsatilla;* après lui, vient *nux comica*. Si la maladie tient à des vers, on emploie *china* et *silicea*.

FARCIN.

Le farcin dépend des mêmes causes que la morve, et se propage comme elle, par voie de contagion, de

sorte qu'on peut voir en lui une forme particulière
de maladie, qui, au lieu d'attaquer les parties internes (poumons, trachée-artère, membranes muqueuses, etc.), ainsi que fait la morve, se jette de
préférence à la surface du corps, où elle détermine
l'apparition de tubercules et d'ulcérations. Le farcin
consiste effectivement en un grand nombre de boutons
ronds, qui se développent sur différents points du
corps, ordinairement d'abord à la face interne des
cuisses, et qui tiennent ensemble, soit par une sorte
de cordon, soit par une tumeur allongée. Ces boutons
commencent par être petits, durs et indolents; peu à
peu, ils grossissent, s'enflamment, s'ouvrent, et alors
forment de petits pertuis arrondis, d'où découle un
pus ichoreux, et d'où sortent des lambeaux de chair
brune. L'animal souffre beaucoup; il perd l'appétit,
et maigrit; son poil se pique; la membrane muqueuse
du nez est pâle et jaunâtre. Enfin, le cheval est pris
de morve ou de fièvre putride, et il périt au bout de
deux, trois, six mois, souvent aussi plus vite.

La guérison s'obtient par les mêmes moyens que
celle de la morve. *Hippozœninum, arsenicum, sulphur,
asa fœtida* et *vinca major* (dans le cas de toux), sont
les moyens auxquels on doit avoir recours de préférence. *Dulcamara* a été trouvée spécifique par M. Leblanc, qui, par elle, a guéri un grand nombre de
chevaux atteints du farcin.

OBSERVATION (1). — Un cheval hongre, âgé de six
ans, tout couvert de farcin, avait été traité pendant
longtemps, à la manière des allopathes, par le mer-

_____

(1) Joh. Jos. Lux, *Zooiasis, Zeitschrift für die spezifische
Thierheilkunst.* Leipzig, 1833-36.

cure, le soufre, l'antimoine, etc., lorsqu'on entreprit
de le soumettre à l'homœopathie. Appétit encore assez
bon; yeux ternes; chassie visqueuse dans les angles
internes des yeux; petites tumeurs dures sous les ganaches; écoulement jaunâtre par le nez; corps entièrement couvert de tubercules et d'ulcères d'un jaune
pâle ou rougeâtre, d'où s'échappait un ichor fétide,
qui agglutinait les poils. On prescrit six gouttes de la
quinzième dynamisation d'*arsenicum*, et on lave plusieurs fois par jour l'animal avec de l'eau fraîche. Au
bout de six jours, les glandes de la ganache étaient
moins dures, et, au lieu d'ichor putride les ulcères
fournissaient du pus de bonne qualité. Cinq jours
après, huit gouttes de la dix-huitième dynamisation
de *toxicodendron*, parce que l'amélioration ne faisait
plus de progrès. Ce médicament resta sans effet, pendant cinq jours qu'on lui accorda pour prononcer son
action. On revint donc à *arsenicum*, à la même dose
que la première fois; dès lors l'état de l'animal alla
chaque jour de mieux en mieux. Au bout d'un mois,
presque tous les ulcères avaient disparu, les glandes
de la ganache étaient complétement fondues, et l'on
n'apercevait plus sur la peau que quelques boutons,
qui cédèrent à plusieurs doses d'*hepar sulphuris*.

FATIGUE.

Après de grandes fatigues, des courses forcées, etc.,
il survient souvent, chez les chevaux, des accidents
qui ne sont rien moins qu'insignifiants, et qui peuvent
même mettre leur existence en danger. L'une des
conséquences les plus ordinaires d'une excessive las-
situde, est le défaut d'appétit. L'animal, quand on lui

présente l'avoine, s'éloigne du ratelier, et tout au plus mange-t-il un peu de foin.

Nux vomica ne tarde pas à lui rendre l'appétit. On doit recourir au même moyen quand un cheval, accoutumé à des travaux légers, ne se couche point après qu'on a exigé de lui quelques efforts de plus, mais reste la tête basse, et s'endort debout, sans songer à manger. Si l'animal a été poussé au delà du temps de ses repas, de manière que les accidents puissent être attribués à la faim canine, c'est le cas de recourir à *aconitum* et à *veratrum album*, et quand, à chaque mouvement, il fait entendre un gémissement plaintif, on se trouve très-bien de lui administrer *rhus toxicodendron*. *Cannabis* est également un moyen capital après de grandes fatigues, et quand on a laissé passer le temps des repas. *Opium* convient lorsque, après avoir beaucoup fatigué, le cheval reste triste, la tête pendante, avec le pouls lent et faible, ou que la fatigue a causé un trouble quelconque dans la digestion. Si, au contraire, le pouls est vif et dur, et que l'animal se trouve dans un état de grande excitation, on lui fait prendre *aconitum*. *Arnica* est utile contre la paralysie des jambes, par suite d'une fatigue excessive; *rhus toxicodendron*, contre leur enflure; *arsenicum*, contre leur raideur.

FAUX ÉCART.

Cette maladie, qui peut avoir son siége dans différentes parties de l'épaule, se reconnaît aisément à la manière particulière dont le cheval boite, et qui tient à ce que les parties servant à consolider l'articulation scapulo-humérale ont été atteintes d'une lésion mécanique, ou sont frappées de rhumatisme. On pense que le mal occupe la région de l'épaule lorsqu'on ne découvre aucune trace de lésion, soit au sabot, soit à la cuisse, que l'animal boite sur un terrain mou, comme sur le pavé, qu'en se tenant debout, il ne s'appuie pas sur la jambe malade, qu'il la porte en avant ou de côté, qu'en marchant il baisse le membre, au lieu de le lever, de sorte qu'il ne peut franchir un léger obstacle sans butter, qu'il ne recule pas volontiers, et toujours en fauchant, enfin que la région scapulaire est chaude et tuméfiée. Dans le cas de rhumatisme, la claudication diminue lorsque le cheval s'échauffe par la marche; mais l'exercice augmente le mal, quand il tient à d'autres causes, par exemple, au port d'une selle trop étroite, surtout si elle a été mise trop en avant, à des coups, à une chute, à des contusions, à un faux pas, etc.

Sous le rapport du traitement, il faut avoir égard à la cause occasionnelle. Si la maladie est survenue à la suite d'un coup, on administre *arnica*, qu'on emploie aussi à l'extérieur, en fomentations. Lorsqu'il y a de l'inflammation, on fait prendre auparavant une ou deux doses d'*aconitum*. *Symphytum* mérite aussi d'être recommandé, tant à l'intérieur qu'à l'extérieur, surtout lorsqu'il y a en même temps lésion du garrot. Si le mal provient d'un refroidissement, c'est le cas de recourir à *ferrum muriaticum* ou à *rhus toxicodendron*, précédés d'une ou deux doses d'*aconitum*. *Bryonia* mérite aussi d'être recommandé, de même que *causticum* et *zincum*, combinés avec *sulphur*, qui sont usités principalement lorsque la maladie est déjà ancienne, et qu'elle a revêtu un caractère chronique. Dans le faux écart rhumatismal, un exercice modéré aide à la guérison; mais, si la cause est tout autre, il faut tenir l'animal dans un repos absolu, jusqu'à ce qu'il soit parfaitement rétabli.

FIÈVRE FROIDE.

La fièvre froide s'annonce surtout par l'accablement, le défaut d'appétit, le tremblement de la peau, et parfois aussi des membres, le hérissement des poils, le froid des oreilles, la sécheresse de la langue et l'émission d'une petite quantité d'urine aqueuse. Elle présente, en outre, les symptômes ordinaires des états fébriles en général, un pouls dur et accéléré, un violent battement des flancs, la gêne de la respiration, etc. L'intervalle compris entre deux accès n'a rien de régulier, ni de déterminé, comme dans la fièvre intermittente de l'homme, et la durée de chacun d'eux varie aussi beaucoup. Ordinairement les accès paraissent peu de temps après que l'animal a bu, et, en général, ils se manifestent par un froid notable, auquel succède de la chaleur : cependant, il n'est pas rare non plus de voir manquer l'un ou l'autre de ces symptômes.

Les principaux moyens à employer sont *arsenicum* et *bryonia*. Le premier convient surtout quand la maladie dépend, ou de ce que l'animal a bu froid quand il était échauffé, ou de ce qu'il a trop mangé, etc. Il est indiqué aussi lorsque les accès se renouvellent après que le cheval a bu. *Acidum nitri* doit être prescrit quand le frisson fébrile revient au moment où le cheval sort d'une écurie chaude pour passer au grand air. *Ipecacuanha* est recommandé dans les cas où l'on voit plusieurs chevaux être pris à la fois, et pour ainsi dire épizootiquememt, d'un frisson fébrile après avoir mangé.

FIÈVRE INFLAMMATOIRE.

On désigne sous ce nom la fièvre plus ou moins vive qui accompagne presque toutes les inflammations.

Le spécifique de la fièvre jointe aux inflammations internes est *aconitum*, et quand il échoue, *mercurius vivus*. *Arnica* est celui de la fièvre traumatique associée aux inflammations externes. A la vérité, la première ne cède pas toujours à *aconitum* seul : il lui arrive souvent d'exiger encore un autre médicament en harmonie avec l'état inflammatoire qui a lieu dans chaque cas spécial; par exemple, *belladonna* dans l'encéphalite, *spongia* dans l'angine, *bryonia* dans la péripneumonie et la pneumonie, *arsenicum* dans l'entérite, *cantharides* dans la cystite et la néphrite, etc.

FIÈVRE NERVEUSE.

Cette maladie ne se déclare que très-rarement, peut-être même jamais, comme affection nerveuse dès le principe : elle procède, en général, d'une fièvre inflammatoire ou catarrhale, s'associe fréquemment à d'autres états fébriles, et dégénère parfois aussi en une véritable fièvre putride, de sorte que ce qui sera dit de cette dernière s'applique également à elle, en grande partie. Comme la fièvre putride, elle a pour caractères un grand abattement, une prostration totale des forces, de la propension aux convulsions, de fréquents grincements de dents et une insensibilité complète. Les mouvements fébriles ont ordinairement lieu le soir. Assez fréquemment, la maladie règne épizootiquement, et cause de grands ravages.

Le principal moyen à lui opposer est *bryonia*, à doses répétées deux fois par jour. *Rhus toxicodendron*, alterné avec *bryonia*, s'est montré très-efficace dans le cas où il y avait toux brève et fréquente, avec tension dans la poitrine. *Nux vomica*, *aconitum* et *belladonna* ont également réussi. En 1830, elle éclata épizootiquement dans la Haute-Silésie. Les malades avaient une toux sèche, la respiration difficile, les membranes muqueuses la plupart du temps enflammées, un écoulement séreux par le nez, de la tristesse, peu d'appétit. On leur fit prendre d'abord une dose d'*aconitum*, puis, ordinairement au bout de dix heures, *capsicum*. Quand la maladie avait beaucoup diminué, au bout de deux jours, on donnait, suivant les symptômes, *sulphur*, *spongia* et *dulcamara* : les malades étaient guéris, en général, le sixième ou le septième jour. Quand il y avait complication gastrique, langue chargée, gonflement du bas-ventre, constipation opiniâtre, crottins mal digérés, surtout refus complet des aliments, et beaucoup de soif, on commençait par *nux vomica*, qu'on répétait souvent deux ou trois fois dans l'espace de deux jours, après quoi une dose d'*antimonium crudum* suffisait d'ordinaire pour opérer la guérison. Chez certains malades, il y avait une sorte de stupeur vertigineuse : insensibles aux impressions du dehors, ils restaient la tête basse ou appuyée, sans faire attention quand on les appelait, comme endormis et privés de connaissance, et ce n'était qu'avec peine qu'on pouvait les tirer de leur assoupissement ou de la position incommode qu'ils avaient prise; chez ceux-là, on donnait *belladonna*, souvent répété deux ou trois fois, et *stramonium*, si la somnolence ne cédait pas. D'ordinaire, ils étaient en convalescence au bout de six à dix jours. Les plus dangereusement atteints étaient les chevaux qui ne restaient jamais en repos, avec pouls petit et dur, mouvements violents des muscles abdominaux, narines très-dilatées, écoulement abondant, jaunâtre, épais, par le nez, battements de cœur inégaux, et chaleur très-variable de la peau. On leur administrait d'abord une dose d'*aconitum*, puis *veratrum*, *cuprum*, et, dans quelques cas aussi, *camphora;* chez eux, il importait surtout de rétablir les fonctions de la peau et des organes du bas-ventre. Deux malades seulement succombèrent; mais ils avaient été négligés et soumis trop tard au traitement. — Les moyens suivants se sont également montrés utiles dans cette maladie : *acidum muriaticum*, dans le cas de grande faiblesse, avec gémissements et sécheresse de la bouche; *arnica*, quand l'animal reste tranquille, sans connaissance, avec rétention d'urine; *arsenicum*, dans la diarrhée aqueuse; *china*, *argilla* et *sulphur*, quand les aliments sortent indigérés; *hyoscyamus* et *belladonna*, dans le cas de grande agitation et de regard farouche; *opium*, quand l'animal était étendu comme mort, avec pouls petit et intermittent, crottins durs, ou constipation absolue; *stramonium*, dans le cas de convulsions partielles; *veratrum*, dans la diarrhée, et aussi dans la constipation, avec froid aux extrémités.

FIÈVRE PUTRIDE.

Cette maladie, qui doit son nom, non pas à un véritable état de putridité, mais à la prostration des

forces vitales dans les parties organiques, est toujours
la conséquence d'une psore très-développée. Aussi,
l'observe-t-on principalement chez les chevaux qui
ont déjà perdu beaucoup de leur énergie, qui sont
affaiblis par les fatigues, le défaut ou la mauvaise
qualité des aliments, etc., surtout en temps de guerre.
Le poil d'un animal qui est dans ce cas commence à
se piquer, quelques frissons fébriles surviennent, le
pouls est accéléré, petit, mou et facile à déprimer, les
battements du cœur se font sentir avec force au côté
gauche et même parfois aussi au côté droit de la poitrine. Le cheval est abattu et triste; il tient la tête
basse, et perd peu à peu tout appétit. L'œil est terne,
la plupart du temps à demi fermé et chassieux, la
bouche chaude et pleine de salive, les oreilles froides,
la langue couverte d'un mucus jaunâtre. La respiration est courte, accélérée et gênée, l'haleine chaude
et fétide; les matières fécales sont molles et fétides;
souvent l'animal gratte des pieds de devant, mais il
ne frappe jamais de ceux de derrière; il se couche
fréquemment, et finit par ne plus se relever. Peu à
peu il apparaît, en diverses régions du corps, aux
cuisses principalement, des tumeurs qui renferment
un ichor jaunâtre. Dans certains cas, la tête est considérablement enflée, la respiration difficile, ainsi que
la déglutition, et il s'écoule de la bouche et du nez un
mucus jaunâtre et fétide. La prostration devient de
plus en plus prononcée, et la mort arrive presque toujours au moment où les jambes enflent. La maladie
est contagieuse, et exige, par conséquent, qu'on isole
le plus promptement possible l'animal qui en est atteint.

Au début de la fièvre putride, on administre *ipe-*

cacuanha, puis, au bout d'un ou deux jours, *arsenicum*. Lorsque la maladie est déjà bien développée, le principal moyen à mettre en usage est *natrum muriaticum*, qu'il convient aussi, en temps d'épidémie, de faire prendre une ou deux fois par semaine aux chevaux sains, à titre de préservatif. Si, malgré un commencement d'amélioration, il reste encore beaucoup de faiblesse, on a recours à *china*, de même qu'on emploie plus particulièrement *thuja* contre les tumeurs qui suppurent. *Sulphur*, continué pendant longtemps (une dose par jour), produit alors les meilleurs effets.

FIÈVRE TUBERCULEUSE.

Cette maladie se manifeste de la manière suivante : l'animal tombe malade tout à coup, et l'on voit apparaître sur son corps des tubercules plus ou moins volumineux, à bords nettement dessinés, qui ressemblent assez à l'exanthème ortié chez l'homme, et qui surviennent principalement à la partie antérieure du corps. Le cheval tremble de tout son corps, il est triste, il se tient éloigné de la mangeoire, ses yeux larmoient, sa bouche est chaude, la sécrétion salivaire est abondante, et il a peu d'appétit. Quand la maladie dure déjà depuis un certain laps de temps, les tubercules, s'ils ne disparaissent pas subitement, s'aplatissent, se dépriment, et souvent semblent alors faire place à des tumeurs œdémateuses, auxquelles se joint une enflure énorme des jambes. Cette maladie entraîne fréquemment du danger.

On lui a toujours opposé d'abord plusieurs doses successives d'*aconitum*, qui diminuent beaucoup le volume des tubercules, et font disparaître presque entièrement les symptômes inflammatoires : les animaux recouvrent l'appétit, et reprennent de la vivacité. Après *aconitum*, on a eu recours, la plupart du temps, à *rhus toxicodendron*, dont deux doses, administrées dans le cours de vingt-quatre heures, mettent presque toujours fin à la maladie. Lorsque cette dernière est déjà ancienne, et que les tubercules se sont aplatis, le meilleur de tous les moyens à mettre en usage est *arsenicum*, surtout lorsque les jambes sont atteintes en même temps d'un gonflement œdémateux. Dans un cas analogue, où la maladie avait été provoquée par un refoidissement, mais où les symptômes n'étaient pas bien prononcés, j'ai employé *dulcamara* avec succès. J'ai vu aussi, chez un chien d'arrêt, auquel on avait administré une dose de *causticum*, les premiers effets de cette substance consister en un grand nombre de tubercules fort douloureux au toucher, qui faisaient paraître l'animal comme s'il eût des noix cachées sous la peau, de sorte que *causticum* semblerait devoir être considéré comme le spécifique de cette maladie.

FISTULE.

On appelle *fistules* les ulcères qui, au lieu de verser sur-le-champ le pus au dehors, s'enfoncent plus ou moins dans les parties vivantes, et s'y creusent des clapiers, de manière qu'ils attaquent ainsi les muscles, les ligaments, et même les os.

On distingue surtout :

La *fistule dentaire*, qui siège à la racine cariée d'une dent, et qui aboutit presque toujours au bord inférieur de la mâchoire du bas, rarement à celle du haut :

La *fistule salivaire*, qui prend naissance à l'endroit où le canal passe sur le bord de la mâchoire, et donne continuellement issue à une quantité considérable de salive claire et limpide;

La *fistule veineuse*, assez commune après une saignée mal faite, et que par conséquent l'homœopathie ne connaît pas, puisque *aconitum* lui sert à remplir toutes les indications pour lesquelles l'ancienne école emploie les émissions sanguines;

La *fistule à l'anus*, qui survient quelquefois après l'opération de la queue à l'anglaise;

La *fistule scrotale*, conséquence de la castration, quand l'épididyme n'a point été complétement enlevé;

Enfin la *fistule au garrot* (*Voy*. MAL DE GARROT).

Pulsatilla est spécifique contre toutes les espèces de fistules et d'ulcères fistuleux. ***Belladonna*** l'est contre la fistule salivaire. *Silicea* mérite aussi d'être recommandé. Pour les cas où *pulsatilla* ne suffit pas, consultez ABCÈS et SUPPURATION.

FISTULE A L'ANUS.

Il ne faut pas confondre les fistules à l'anus avec les abcès du rectum, qui proviennent, la plupart du temps, d'une lésion interne, et qui d'ordinaire s'ouvrent dans l'intestin lui-même. Elles sont fort rares chez le cheval, et ne s'observent qu'à la suite d'opérations chirurgicales, celle, par exemple, de la queue à l'anglaise, quand la première incision a été faite trop près de l'anus. On en distingue deux espèces, les complètes et les incomplètes. Les premières ont deux ouvertures, l'une dans le rectum, l'autre au dehors; les secondes n'en ont qu'une seule, et se terminent par un cul-de-sac ayant son siége dans le tissu cellulaire qui entoure l'anus. Pour le traitement, *voy.* FISTULE.

FISTULE AU NEZ.

Les ulcères fistuleux au nez, surtout à sés parties latérales, ne sont point rares chez les chevaux. Ordinairement, cette maladie fâcheuse reconnaît pour cause une plaie qui a atteint jusqu'aux os. C'est pourquoi, lorsqu'à la suite d'une plaie au nez, on ne prévient pas le développement, toujours à craindre, de cette fâcheuse conséquence, en ayant le plus promptement possible recours à *arnica* et *symphytum*, et que les os deviennent le siége d'une tumeur plus ou moins volumineuse, percée d'une petite ouverture par laquelle s'écoule de la sanie, le spécifique est *pulsatilla*, dont on administre plusieurs doses, à chacune desquelles on accorde six ou huit jours, pour épuiser son action.

FONGUS.

On désigne sous ce nom des indurations de la peau ou du tissu cellulaire qui surviennent surtout aux endroits exposés à une pression forte et soutenue de la part des harnais.

Arsenicum est un moyen éprouvé contre ces tumeurs. On recommande surtout *chamomilla* contre celles qui se développent au garrot. Ces excroissances doivent être arrosées extérieurement de teinture étendue d'*arnica*, et, quand elles commencent à prendre un mauvais caractère, d'*arsenicum* (deux gouttes pour une cuillerée d'eau). Quelquefois elles s'ouvrent : on doit alors les traiter comme les autres abcès. *Sepia* est utile contre les excroissances fongueuses si communes au pied.

FORGER.

Les chevaux qui sont un peu chargés de tête, d'encolure ou d'épaules, ou qui ont la croupe trop haute, en égard au garrot, ou qui, avec un dos faible, ont la région lombaire trop allongée, attrapent souvent au trot, avec la pince des pieds de derrière, les éponges des fers des pieds antérieurs, ce qui les expose à se déferrer et à se donner des atteintes : on dit alors qu'ils *forgent*. C'est ordinairement la faute du cavalier, qui, en forçant l'allure, abandonne la tête et le cou de sa monture, dont les membres antérieurs se lèvent alors un peu trop tard, et sont rencontrés par ceux de derrière avant d'avoir eu le temps de se porter en avant.

Pour remédier à ce défaut, lorsqu'il est passé en habitude, on doit soutenir la main quand l'animal trotte, surtout s'il s'agit d'un jeune cheval. En même temps, on a soin que la pince des fers de derrière soit plus mince que de coutume. Les atteintes que peut se donner un cheval qui forge, n'exigent que l'application extérieure de l'eau d'*arnica*.

FORME.

La forme est une tumeur osseuse qui siége à la couronne du pied, ordinairement d'un seul côté, et qui entraîne souvent la claudication. Quelquefois, deux pieds ou même tous les quatre en sont atteints à la fois. Les causes ordinaires sont un faux pas, une luxation, ou une grande distension des ligaments articulaires : beaucoup de personnes la regardent cependant comme un vice héréditaire, qui se rattache à des causes internes.

Le principal moyen à mettre en usage contre elle est *rhus toxicodendron*, qui ne manque jamais de faire cesser la claudication dont elle s'accompagne. Si, après qu'on l'a employé, il restait encore de la tuméfaction, on se trouverait bien d'*arnica*, *calcarea*, *iodium*, *lycopodium*, *mercurius solubilis* et *silicea*. *Phosphorus* aussi s'est montré plusieurs fois efficace.

FOURBURE.

La fourbure, qui consiste en une inflammation des tendons, des muscles, des ligaments articulaires, même des extrémités des os et de la chair du pied, attaque ordinairement les pieds de devant : rarement, et seulement dans les cas les plus graves, ceux de derrière en sont atteints aussi. On l'observe de préférence chez les chevaux auxquels ont été prodigués des aliments difficiles à digérer et échauffants, surtout lorsqu'ils ne prennent point assez d'exercice. Après cette cause viennent les fatigues excessives et les refroidissements subits. Ordinairement la fourbure est accompagnée de fièvre : les animaux sont tristes, ils refusent de manger, ils sont raides dans leurs mouvements, souvent ils ne peuvent lever les membres sans témoigner de vives douleurs, et ils traînent péniblement les pieds, de manière qu'on peut à peine les faire avancer, et qu'il est bien plus difficile encore de les faire reculer. A l'écurie, ils rapprochent les quatre pieds les uns des autres, et l'on a de la peine à leur faire quitter cette attitude. Le traitement varie en raison de la cause.

1° *Fourbure par refroidissement brusque.* Aconitum, quand il y a paralysie, avec symptômes inflammatoires; *arsenicum*, lorsqu'il survient des frissons fébriles après que l'animal a bu froid; *bryonia,* moyen capital dans tous les maux causés par le refroidissement, et spécifique dans les paralysies des jambes, pourvu qu'on l'emploie à temps; *veratrum*, dans le refroidissement à la suite d'un exercice violent; *staphysagria*, lorsque, indépendamment des autres symptômes, il y a tremblement du corps, et que les pieds se lèvent alternativement; *conium*, dans la paralysie des genoux; *rhus toxicodendron*, quand il y a de grandes douleurs dans les pieds; *arsenicum*, lorsque la sole est douloureuse; *aconitum* (alterné avec *nux vomica*), *petroleum* et *thuja*, quand le mal est déjà ancien.

2° *Fourbure par excès de fatigue.* Aconitum, si le cheval s'arrête tout court, fait de profondes inspirations, a l'haleine chaude et le pouls accéléré; *opium*, quand il tient la tête basse, les jambes écartées, et que le pouls est faible; *coffea cruda*, dans le même cas, si *opium* a échoué; *rhus toxicodendron*, excellent moyen quand les pieds sont douloureux; *arnica*, dans la raideur des jambes, avec inflammation de la chair des pieds; *nux vomica*, quand le ventre est troussé, et que l'animal refuse de manger; *china*, lorsque les pieds sont froids. Si l'on a tardé un peu, qu'il y ait déjà inflammation du pied, et par suite une fièvre violente, on administre sans délai quelques doses d'*aconitum*, auquel on fait succéder *rhus toxicodendron*, et l'on entoure les sabots de linges imbibés d'eau d'*arnica*.

3° *Fourbure par excès de nourriture. Aconitum* en est le remède. Si l'on remarque des signes d'inflammation, on prescrit de suite une dose d'*aconitum*, et au bout de quelques heures, on en vient à *arsenicum*. On peut encore employer *arnica*, dans le cas de raideur des membres et d'inflammation des pieds; *bryonia* à doses souvent répétées, dans l'hydrarthe; *nux vomica*, quand il y a paralysie, ventre troussé et refus de nourriture. Les symptômes permettent aussi quelquefois de recourir aux moyens indiqués dans les paragraphes précédents.

Dans la *fourbure chronique*, il faut, avant tout, prescrire quelques doses de *sulphur*; les moyens indiqués par la cause provocatrice n'en agiront ensuite que mieux et plus vite. Quand la maladie a été tout à fait négligée, et qu'il est déjà survenu des désordres dans le pied, on ne peut guère plus compter sur une issue heureuse : cependant, même alors, on a souvent vu *arsenicum, arnica* et *petroleum* produire une amélioration notable.

Au reste, comme il n'est pas rare que des inflammations diverses éclatent par suite de la fourbure, *Voy.* INFLAMMATION, FIÈVRE INFLAMMATOIRE, etc.

OBSERVATION *par Gienzke* (1). — Un cheval, qui avait mangé de très-bon appétit le matin, et qui s'était montré ensuite très-vif à l'attelage, commença vers onze heures à devenir raide, après avoir éprouvé un violent frisson. Ramené à l'écurie, il refusa de manger, et témoigna ressentir de vives douleurs aux pieds. Je le

____

(1) Lux, *Zoolast.*

trouvai la tête basse, soulevant alternativement les deux pieds de devant, qu'il reposait doucement sur le sol ; les jambes de derrière étaient ramenées sous le ventre, pour diminuer le poids du corps sur celles de devant, circonstance qui prouvait que les douleurs avaient principalement leur siége dans ces dernières. Une légère pression sur la couronne était douloureuse, et l'animal ne pouvait supporter longtemps qu'on tînt l'un des pieds soulevé, parce que la douleur augmentait alors dans l'autre. Les sabots étaient chauds, surtout à la pince : pouls dur et plein, quoique peu accéléré ; yeux un peu saillants ; conjonctives très-rouges, ainsi que la muqueuse nasale ; respiration précipitée, avec les naseaux largement ouverts et des mouvements laborieux des muscles du bas-ventre ; haleine chaude ; l'animal n'avait fienté qu'une seule fois, et rendu seulement quelques petits crottins un peu durs et de couleur foncée ; l'urine rendue en même temps avait une teinte de bière brune. L'appétit était très-diminué ; l'animal ne touchait point au grain, et ne prenait que rarement quelques brins de foin ; il but volontiers de l'eau de son tiède que je lui fis présenter ; si on le forçait à se remuer, il le faisait en gémissant, et en évitant d'appuyer sur les pinces. Comme les symptômes les plus essentiels se trouvaient parmi les effets primitifs d'*aconitum*, je donnai quatre gouttes de la première dilution, mêlées avec de la farine ; j'interdis le grain, et je prescrivis de l'eau blanche tiède. Dès le soir, il y eut un peu d'amélioration ; la respiration était moins accélérée, et le regard un peu plus libre ; l'animal prenait le foin avec un peu plus d'avidité ; mais les douleurs dans les pieds paraissaient n'avoir pas diminué. Je fis prendre une seconde dose. Le lendemain, la respiration était presque normale ; plus de rougeur à la conjonctive ; l'animal avait fienté plusieurs fois, et mangé pendant la nuit tout le foin qui se trouvait au râtelier ; les douleurs étaient fort diminuées et les mouvements plus libres. Je lui fis présenter un peu de fourrage, qu'il mangea avec empressement. En partant, je laissai deux autres doses d'aconit. Le troisième jour, j'appris l'entier rétablissement de l'animal ; il s'était bien développé une toux sèche, mais celle-ci céda en peu de jours à une dose de *nux vomica*.

FRACTURES.

Il arrive quelquefois, par l'effet d'une chute ou d'un coup violent, qu'une portion plus ou moins considérable de l'os des îles se trouve fracturée. Communément alors il se développe, à l'endroit même, une tumeur chaude et douloureuse : le cheval boite, surtout dans le principe, et quand on se place derrière lui, on voit la hanche malade moins haute que l'autre. Cet accident n'est jamais dangereux par lui-même. Toutes les fois qu'il s'est offert à moi, je l'ai fait heureusement disparaître, dans l'espace d'une quinzaine de jours, en employant à l'extérieur la forte teinture de *symphytum*, dont j'administrais aussi de temps en temps quelques gouttes à l'intérieur.

Les *fractures des côtes* guérissent souvent d'elles-mêmes : on les traite par *symphytum*. Lorsqu'elles sont compliquées d'esquilles saillantes à l'intérieur, elles sont sujettes à déterminer la suppuration du poumon.

De même que les autres les *fractures des os du nez* guérissent en peu de temps par *symphytum*. Il faut enlever avec soin les esquilles qui pourraient exister.

Les fractures *des os des jambes* ne sont point rares chez le cheval. On les reconnaît à l'impossibilité dans laquelle l'animal se trouve d'appuyer sur le membre lésé, qui, lorsqu'on l'examine avec attention, présente de la flexion sur un point où il n'existe pas d'articulation, et fait entendre une crépitation produite par le frottement des bouts de l'os. Un gonflement inflammatoire ne tarde pas non plus à s'emparer de la partie, qui devient fort douloureuse au toucher. Les fractures des membres ont été regardées comme incurables chez les chevaux, à cause du poids du corps; mais plusieurs faits m'ont prouvé qu'avec des précautions on parvient à les guérir. La première consiste, après avoir pratiqué une coaptation aussi exacte que possible des bouts, à entourer la fracture de larges bandes de toile, sur lesquelles on applique deux attelles en fer, creusées en forme de gouttière, de manière que celle qui occupe la face postérieure dépasse le sabot de quelques pouces et que le membre malade repose sur elle. Il faut ensuite passer sous le ventre une large sangle, ou mieux encore un sac vide, qu'on attache au plafond, de sorte que, pendant toute la durée du traitement, l'animal soit maintenu dans un état de demi-suspension. A l'intérieur, on fait prendre le premier jour deux doses d'*arnica*, puis, d'abord tous les jours, ensuite, au bout de quatre à cinq jours, tous les deux jours seulement, une dose de *symphytum*, et on humecte souvent le bandage avec de l'eau froide, à laquelle on a ajouté depuis un troisième jusqu'à un sixième de la teinture pure de ce medicament. Au bout de huit jours, il faut enlever le bandage pour voir si les fragments de l'os sont bien affrontés, après quoi on le réapplique, et on le laisse en place jusqu'à la guérison complète. Jusque-là, on continue l'emploi de *symphytum*, tant à l'intérieur qu'à l'extérieur.

FRAYEMENT AUX ARS.

C'est une excoriation de la peau comprise entre les jambes de devant et la poitrine, qui dégénère volontiers en exanthème, surtout lorsque, la cause occasionnelle continuant toujours d'agir, il existe en même temps une prédisposition maladive interne. En pareil cas, il se produit, à l'endroit lésé, des croûtes cachant un liquide onctueux et fétide, qui ronge sans cesse autour de lui, de manière à produire de nouvelles plaies, de nouvelles excoriations. La malpropreté est une des principales circonstances qui concourent au développement de cette affection, qu'on remarque de préférence chez les chevaux à poitrine étroite.

Le traitement est fort simple. On lave les plaies avec soin, on les tient constamment propres, et on les imbibe plusieurs fois par jour d'eau d'*arnica*. Si le mal est ancien, et qu'on puisse supposer que la psore a déjà pris un certain degré de développement, il est bon d'administrer quelques doses de *sulphur*. Quand l'affection a été tout à fait négligée, et qu'elle se présente sous un aspect très-fâcheux, *Voy*. SUPPURATION : *sulphur* doit toujours alors commencer et terminer le traitement.

GALE.

La gale du cheval, maladie tout à fait semblable à celle de l'homme, consiste en une éruption qui se développe sur le dos, les lombes, le cou, la croupe, les épaules, les cuisses, etc. Elle dépend toujours d'une affection interne (psore), et elle se propage avec une facilité extrême par voie de contagion. L'éruption qui se manifeste à la peau ne constitue point la maladie elle-même : c'en est seulement le produit. Aussi tout traitement purement local est-il inconvenant et doit-il être rejeté. Quand la psore, qui a ses racines dans l'intérieur de l'organisme, s'est étendue jusqu'aux téguments extérieurs, elle y fait naître une multitude de petits boutons très-pruriteux, qui obligent l'animal à se frotter sans cesse, et d'où suinte aussi un liquide qui, bientôt desséché à l'air, forme une croûte. Celle-ci se résout en écailles furfuracées, de sorte que la région galeuse est couverte d'une poussière sale, et que les poils, collés ensemble, se hérissent. En outre, il se produit assez souvent de petits ulcères, qui gagnent en profondeur, détruisent les racines des poils, et occasionnent des démangeaisons insupportables. C'est là ce qu'on appelle la *gale humide*, qui cède toujours à *sulphur*, *tinctura sulphuris*, *scabiesinum equorum*, et aussi à *rhus toxicodendron* ; s'il n'existe que des boutons pruriteux et des croûtes, ils sont promptement guéris par *staphysagria*, remplacé bientôt par *sulphur*.

Indépendamment de cette gale humide, il en existe encore une autre, dite *sèche*, consistant en de petits boutons qui se desquament, de sorte que les régions de la peau qui en sont atteintes paraissent comme couvertes d'une poussière farinacée. Le prurit est souvent assez fort pour ôter l'appétit au cheval, et ne pas lui laisser un moment de repos la nuit. Ici, *sulphur* et *sepia* sont absolument spécifiques. On recommande *anthracinum* contre la gale associée à la morve. Les moyens suivants ont également été conseillés : *arsenicum*, dans le cas d'ulcères à bords durs et renversés ; *carbo vegetabilis*, dans la gale opiniâtre, surtout quand elle est accompagnée de toux ; *clematis*, lorsque l'exanthème forme plusieurs groupes distincts ; *dulcamara*, quand la région malade se couvre d'une desquamation furfuracée, et que les poils tombent à l'encolure, au front ; *jacea*, dans le cas de pus sérieux ; *staphysagria*, associé à *sepia* et *sulphur*, lorsque l'éruption siége à la queue, *tinctura acris*, quand les croûtes ont la forme de boutons pointus ; *thuja*, dans la gale compliquée d'eaux aux jambes ; *vinca*, dans la gale de la crinière ; *zincum*, dans celle de la croupe.

GASTRITE.

La gastrite, assez rare chez le cheval, est une maladie dangereuse en raison de la facilité avec laquelle elle passe à la gangrène. L'animal qui s'en trouve atteint est fort agité : il se jette à terre, se relève de suite, tourne sur lui-même, gratte et frappe des pieds de devant, regarde son ventre, et rote fréquemment. Comme dans toutes les maladies inflammatoires, le pouls est dur et accéléré, la respiration difficile, l'appétit nul. Le cheval fait souvent mine de bâiller ou de mordre : il a tout le corps brûlant, la bouche sèche et chaude; si on le néglige, la mort a lieu parfois au bout de quarante-huit heures, le plus souvent du troisième au cinquième jour. Les causes ordinaires sont un excès de nourriture, surtout de trèfle frais, et le refroidissement. La gastrite n'est pas rare non plus après l'ingestion de végétaux vénéneux, l'abus des purgatifs, etc.

Aconitum (une dose); puis *arsenicum*, et ensuite *carbo vegetabilis* sont les principaux remèdes. On emploie aussi *antimonium crudum*, *pulsatilla* et *ipecacuanha*, quand l'animal fait le mouvement de bâiller et de mordre; *stramonium*, lorsqu'il éprouve de l'agitation après avoir bu et mangé; *ipecacuanha*, et une heure après *arsenicum*, lorsqu'il a des éructations après avoir mangé.

GLOSSITE.

Les principaux moyens contre cette maladie, rare chez les chevaux, sont *aconitum* et *mercurius vivus*. On recommande, en outre, *acidum nitri*, quand la langue est sèche, *acidum sulphuricum*, dans les cas fort opiniâtres; *belladonna*, lorsqu'il y a gonflement, avec rougeur; *arsenicum*, si la tumeur est très-douloureuse; *carbo animalis*, *conium*, *lycopodium* et *silicea*, dans l'induration de la langue.

GONFLEMENT DU FOURREAU.

L'inflammation et la tuméfaction du fourreau, auxquelles il arrive assez souvent de se terminer par induration, reconnaissent pour principaux remèdes *rhus toxicodendron* et *sulphur*. *Belladonna* a parfaitement suffi aussi dans la plupart des cas. *Camphora* s'est montré utile dans des circonstances où la maladie s'était déclarée subitement, avec difficulté d'uriner. On s'est également bien touvé de *bryonia*, dans le cas de gonflement inflammatoire chaud; de *conium*, dans celui d'enflure simultanée du scrotum; et de *rhus toxicodendron*, lorsque la tuméfaction était accompagnée d'envies fréquentes d'uriner.

GONFLEMENT DU MAMELON.

Une dose d'*aconitum*, suivie de *mercurius vivus* ou de *bryonia,* s'il y a tuméfaction inflammatoire, ne manque jamais de dissiper cet accident.

GONFLEMENT DES OS.

Les maladies des os, en particulier leur tuméfaction, qui sont plus communes chez le cheval que chez d'autres animaux domestiques, dépendent, pour la plupart, d'un mal interne, profond, et sont beaucoup plus dangereuses que celles de la peau et des parties charnues, attendu qu'elles entraînent ordinairement la carie, dont on a tant de peine à obtenir la guérison.

Les principaux moyens à mettre en usage contre elles sont *mercurius vivus, acidum phosphoricum angustura* et *silicea*, mais avant tout *sulphur* (à doses multiples), puis *carbo animalis*, et, dans les cas opiniâtres, *ammonium carbonicum*. Les tumeurs osseuses qui proviennent de lésions extérieures sont combattues par *arnica*, ou mieux par *symphytum*, et dans certains cas aussi par *conium*. Si la maladie est ancienne, *sulphur*, à titre de traitement consécutif, rend toujours les plus grands services. S'il se produit un gonflement pâteux au-dessus de la partie malade, quatre doses d'*hepar sulphuris* suffisent pour déterminer l'ouverture de l'abcès dans l'espace de vingt-quatre heures.

GONFLEMENT DES YEUX.

La procidence, ou plutôt la saillie des yeux hors des orbites, est une suite ou une compagne ordinaire de l'ophthalmie.

Stramonium m'a été utile dans un cas où il y avait une sorte d'enflure périodique des paupières; j'avais fait prendre auparavant une dose de *sulphur*. *Ignatia* et *chamomilla* sont recommandées contre la tuméfaction des paupières, la première contre celle de la paupière supérieure, la seconde contre celle de l'inférieure. *Sepia* et *sulphur* se sont également montrés efficaces dans un grand nombre de cas. S'il y a en même temps larmoiement, on emploie avec succès *psoricum*.

GOURME.

La gourme est une maladie qui attaque souvent le cheval, à tous les âges, principalement au printemps et à l'automne; on l'observe souvent à la suite d'un échauffement ou d'un refroidissement, sous l'influence du mauvais temps, ou par le passage soit du vert au sec, soit du sec au vert.

Les symptômes précurseurs sont : perte de la gaieté, faiblesse notable et qui fait que l'animal sue au moindre effort, diminution de l'appétit, rougeur de la pituitaire, larmoiement et toux sèche fréquente. Ensuite, la maladie proprement dite commence,

Gourme bénigne.—Ordinairement il n'y a qu'une légère fièvre ; il coule des narines un liquide albumineux, clair et limpide, qui s'épaissit au bout de quelques jours, et prend l'aspect d'un épais mucus, semblable à de la crême : les glandes de l'auge deviennent le siége d'une tuméfaction chaude et fort douloureuse au toucher : la tumeur remplit assez souvent tout le creux des ganaches, de manière qu'elle gêne plus ou moins la respiration et la déglutition. Dans ce cas, on dit que la gourme est *bénigne.*

En général, elle guérit en huit ou quinze jours, avec ou sans le concours de l'art ; l'appétit revient, ainsi que la gaieté ; l'écoulement nasal cesse peu à peu, et la tumeur se résout ou passe à la suppuration. Quelques doses de *dulcamara* diminuent beaucoup la durée de cette gourme bénigne.

Gourme aigüe. — Mais, fort souvent, la gourme se montre avec un caractère inflammatoire plus prononcé. Le pouls est dur et plein ; la respiration accélérée, difficile et accompagnée d'un grand battement de flancs ; la toux violente ; la tuméfaction des glandes de l'auge est considérable et douloureuse ; les yeux larmoient, et font presque toujours saillie hors des orbites ; les paupières sont gonflées ; la bouche est chaude et pleine d'une bave visqueuse ; le nez est sec, et sa membrane muqueuse fortement enflammée ; l'appétit manque entièrement ; la soif, au contraire, est vive ; les crottins sont petits et rares, et l'urine la plupart du temps supprimée.

Ici on prescrit, avant tout, deux doses d'*aconitum*, puis tous les jours une dose de *dulcamara*. S'il y a en même temps salivation, on administre *mercurius vivus*, et si l'écoulement nasal persiste encore, on fait prendre une dose d'*arsenicum*. Dans des cas où les moyens d'ailleurs les mieux indiqués ne produisaient aucun effet, on a trouvé *opium* (à doses un peu élevées) fort approprié. Si, en même temps que le gonflement des glandes de l'auge, il y a aussi enflure de la tête, on administre avec succès une dose de *belladonna*, ou, quand le gonflement est œdémateux, une dose d'*arsenicum*. Si, au bout de huit jours, l'enflure n'a pas diminué, on prescrit quelques doses d'*hepar sulphuris*, (une toutes les deux heures), qui la ramollissent; après quoi elle disparaît d'elle-même, ou du moins on peut aisément ouvrir la tumeur. Il est bon de tenir celle-ci chaudement pendant quelque temps, en la couvrant d'une peau de mouton. Il serait nuisible de faire boire de l'eau froide à l'animal. Très-souvent aussi il s'agit d'une gourme dite *larvée*, dans laquelle il n'y a point d'écoulement par le nez, mais seulement une respiration courte, accélérée et un peu ronflante : c'est le cas d'administrer quelques doses de *belladonna*, et ensuite *arsenicum*.

Lorsque la gourme dure depuis longtemps, qu'on l'a négligée, que le cheval a été exposé au froid ou mal soigné, les glandes de l'auge forment une masse sphérique, dure, indolente; l'écoulement nasal prend une mauvaise couleur, il acquiert une odeur fétide, il devient visqueux et floconneux, il forme des croûtes épaisses au bord des naseaux; la membrane pituitaire est pâle, livide, couverte de petits ulcères; la maladie prend alors le nom de *gourme maligne*, de même qu'on l'appelle *fausse gourme*, ou *gourme répercutée*, quand il y a gonflement du ventre, enflure des jambes, etc. La gourme maligne ne s'observe guère que chez les chevaux très-faibles, épuisés par une mauvaise nourriture ou des fatigues excessives, ceux surtout chez lesquels la psore a déjà pris un grand degré de développement. C'est une maladie opiniâtre, voisine de la morve qu'on a souvent de la peine à distinguer, et qui aboutit même assez fréquemment à la morve proprement dite ou à la fièvre putride. Ici, les médicaments précités ne suffisent plus. *Hepar sulphuris* (une dose toutes les six heures) détermine presque toujours l'ouverture de la tumeur dure qui accompagne la maladie. *Belladonna* et *spiritus sulphuris* ont plus d'une fois aussi procuré ce résultat. Si ces moyens échouent, c'est le cas d'employer *baryta carbonica*, à doses répétées. *Pulsatilla* et *sulphur* rendent toujours de grands services contre l'écoulement nasal de mauvais caractère. *Sulphur*, à doses souvent répétées (deux ou trois par semaine) et *arsenicum* surtout sont les principaux médicaments à mettre en usage, lorsque la membrane muqueuse nasale est enflammée et ulcérée. La fièvre qui accompagne fréquemment la gourme ressemble encore à ce qu'on appelle la fièvre froide; mais elle en diffère surtout par l'intensité moindre du froid, et par celle un peu plus grande de la chaleur qui survient ensuite. Le poil terne et piqué, le froid aux oreilles, le trouble de la vue et le caractère albumineux de la salive, sont les caractères principaux de cette fièvre légère. Quand elle accompagne le gonflement des glandes de l'auge, les substances indiquées contre la gourme proprement dite suffisent pour la faire disparaître : mais elle se montre aussi quelquefois sans symptômes bien prononcés de gourme : c'est alors le cas de recourir à quelques doses *d'aconitum* et à une dose de *dulcamara*, ou, s'il y a salivation, à *mercurius vivus*, qui en triomphent aisément. — Il n'est pas rare de rencontrer, par suite d'une gourme latente, ou même seulement d'une gourme négligée, un gonflement des glandes salivaires, souvent même des parotides, qui, lorsqu'il n'est pas trop considérable, cède à *dulcamara*, parfois aussi à *aurum* ou à *argentum*. Lorsque la tuméfaction est plus forte, on emploie *hepar sulphuris* (trois doses par jour), ou *spiritus sulphuratus*, ou *belladonna*. *Baryta* s'est montrée utile dans certains cas opiniâtres. *Arsenicum* convient quand, après l'ouverture de la tumeur, il est resté des ulcères ronds, à bords durs et renversés.

GOUTTE SEREINE.

La goutte sereine, suite assez fréquente de l'ophthalmie, attaque presque toujours les deux yeux à la fois. Elle consiste en une paralysie des nerfs optiques, et entraîne la cécité absolue. On a beaucoup plus de peine à la reconnaître que la cataracte, parce qu'ordinairement toutes les parties de l'œil demeurent claires et transparentes : cependant les pupilles sont très-dilatées et circulaires, tandis que, dans l'état normal, elles sont médiocres et ont une forme allongée. Un autre moyen, plus sûr encore, consiste à tenir la paupière supérieure abaissée pendant quelques minutes, puis à l'ouvrir brusquement, l'animal étant placé au grand jour : si la pupille ne se resserre pas sur-le-champ par l'effet de la lumière, il n'est pas permis de douter d'une goutte sereine complète.

On ne connaît point de remède contre la maladie parvenue au plus haut degré ; mais lorsque l'animal voit encore un peu, on parvient à améliorer son état par les moyens suivants : *ammonium carbonicum* (durée d'action, huit jours), *causticum* (quinze jours), *bel-*

ladonna (huit jours), *euphrasia* (six doses, dont on fait prendre une tous les deux jours, ce qui détermine le larmoiement), *cannabis* et *sulphur*. Au début de la maladie, *pulsatilla*, *nux vomica*, *cannabis*, *conium* et *sulphur* sont d'excellents moyens.

HÉMATURIE.

L'émission de sang pur par les voies urinaires, c'est-à-dire d'une urine plus ou moins mêlée de sang, n'est point rare chez les chevaux; et en général elle présente beaucoup moins de danger que chez les bêtes à corne. La plupart du temps elle n'a lieu que dans le cas de calcul rénal ou vésical, dans la cystite ou la néphrite portée au plus haut degré d'intensité, ou à la suite d'une contusion ou de quelque autre lésion extérieure. Les symptômes qui surviennent alors ressemblent plus ou moins à ceux des accès de colique : le cheval est triste, il rentre ses lombes, se couche, mais ne tarde pas à se relever, et rend de temps en temps une petite quantité d'urine teinte de sang.

Lorsqu'il y a inflammation, on emploie *aconitum* et les remèdes indiqués plus loin (*voy.* CYSTITE et NÉPHRITE. Cependant, si la maladie dépend d'une contusion ou d'un coup reçu à la région lombaire, *arnica* est le moyen sur lequel on doit le plus compter. Lorsqu'aucune de ces causes n'existe, on administre *ipecacuanha*.

HÉMOPTYSIE.

Dans cette maladie, le cheval rend, non par la bouche, mais par le nez, une certaine quantité de sang vermeil et écumeux, dont la sortie est accompagnée de toux violente, de difficulté de respirer et d'un grand battement de flancs. La plupart du temps elle est fort dangereuse, car elle reconnaît toujours pour cause une lésion grave du poumon, chute, plaie ou autre.

Si elle survient à la suite d'une lésion externe, on fait prendre *arnica* à doses répétées, puis une dose de *china*. Si elle dépend d'une maladie des poumons, on suit la marche indiquée aux articles *pneumonie* et *phthisie pulmonaire*.

HÉMORRHAGIE.

Les hémorrhagies sont des écoulements de sang qui ont lieu par une partie quelconque du corps, à la suite de la lésion ou de la destruction d'un vaisseau.

Celles qui doivent leur naissance à des lésions externes, sont apaisées par des compresses imbibées d'eau *d'arnica* ou de *millefolium*. Lorsqu'un vaisseau considérable a été déchiré, il faut aller à sa recherche et en faire la ligature. Pour prévenir le développement de la fièvre traumatique, on donne *arnica*, et *china* sert pour combattre la faiblesse qui résulte d'une perte abondante de sang.

HÉPATITE.

Moins commune chez les chevaux que chez les bêtes à cornes, chez les vaches surtout, l'inflammation du foie a beaucoup d'analogie avec celle de la poitrine, ce qui fait qu'on confond souvent ensemble les deux maladies. Dans l'hépatite, l'animal est frappé tout à coup d'un grand abattement, il ne mange pas, boit avec avidité, tient la tête basse, regarde souvent son flanc droit, qui paraît tendu, et témoigne une grande

agitation quand on touche cette partie de son corps.
Il ne peut rester couché, et boite du pied droit de
devant, dont souvent aussi il gratte la terre. Il est
constipé; son urine est brune, son pouls dur et accéléré; la respiration et la déglutition s'exécutent avec
peine. Souvent, surtout lorsque la maladie a déjà fait
de grands progrès, on trouve l'œil, la bouche, les narines et la langue jaunes; le poil est terne et piqué;
la gangrène survient rapidement.

Par un traitement convenable, on parvient à obtenir la guérison de l'hépatite aiguë, dans l'espace de
neuf à onze jours, tandis que l'hépatite chronique dure
souvent des mois entiers et plus. Le traitement commence par quelques doses d'*aconitum*, auquel on fait
succéder *nux vomica*, alterné avec *mercurius vivus*.
Quand il y a des signes de jaunisse, c'est le cas d'employer *chamomilla* et *mercurius solubilis*. S'il y a constipation, on donne *nux vomica* et *bryonia*.

HERNIES.

Le cheval est quelquefois atteint de hernies abdominales, tenant à ce que les efforts violents pour tirer
un lourd fardeau, sauter un large fossé, etc., déterminent, à travers une fente des parois du bas-ventre
la sortie d'une portion d'intestin ou d'épiploon, qui
produit une tumeur sous-cutanée, molle et indolente.
Cette tumeur grossit peu à peu quand on n'y fait pas
attention, ou qu'on continue d'exiger de l'animal des
efforts nouveaux. Lorsqu'enfin la masse des viscères
qui ont pénétré à travers la petite ouverture devient
assez considérable pour que celle-ci les serre beaucoup, la hernie prend le nom d'*étranglée ;* le cheval

souffre extrêmement, il éprouve une grande anxiété, il ne fiente plus, la tumeur s'enflamme, et presque toujours la gangrène amène la mort.

Pour guérir une hernie abdominale sans plaie extérieure, on fixe sur la tumeur un tampon très-serré d'étoupe, maintenu par une sangle, et qu'on laisse quatre ou cinq jours, en visitant journellement la partie. On administre fréquemment *arnica* à l'intérieur, on laisse l'animal en repos, et l'on évite les aliments venteux. Si les portions herniées d'intestin sont considérables, il faut les réduire avant l'application du bandage, et, dans le cas où il y aurait déjà de l'inflammation, on donnerait *aconitum*, à plusieurs reprises. Si une portion des intestins et de l'épiploon s'est échappée par une grande plaie au bas-ventre, on les lave avec de l'eau tiède, et, après avoir dilaté la plaie (l'animal étant couché sur le côté opposé), on les fait rentrer en les comprimant alternativement avec les doigts des deux mains trempés dans l'huile : on coud ensuite les muscles et la peau, et l'on emploie *arnica*, tant à l'intérieur qu'à l'extérieur. La **castration est le moyen** auquel on a recours pour guérir les hernies inguinales et scrotales chez les poulains et les étalons, après avoir réduit l'intestin. On observe assez fréquemment chez les poulains des hernies ombilicales, qui cèdent à l'administration interne et externe d'*acidum sulphuricum*. Lorsque ces hernies surviennent chez le cheval adulte, on le couche sur le dos, le train de derrière un peu élevé, on fait rentrer les viscères, et après avoir saisi la peau au-dessus de l'endroit rupturé, on la lie le plus près possible du corps avec un fil de cordonnier : les bords se collent peu à peu ensemble, et la portion de la peau qui dépasse la ligature, finit par tomber d'elle-même.

HYDROTHORAX.

L'hydropisie de poitrine se développe de la même manière que l'ascite, ordinairement à la suite d'une inflammation de poitrine qui a été mal traitée. Le liquide qui s'amasse dans la cavité thoracique est souvent en quantité considérable. Le cheval devient triste, et s'affaiblit peu à peu, de manière que la rigueur seule peut le contraindre au travail, pendant la durée duquel il tient la tête pendante, et fait entendre de fréquentes plaintes. La respiration est difficile, mais non accélérée : à chaque inspiration, on entend un gémissement. Les jambes de devant s'écartent beaucoup l'une de l'autre, afin que les épaules ne serrent point la poitrine. Les membranes muqueuses de la bouche et du nez sont pâles. La langue est blanche, l'urine claire et limpide, les déjections sont molles. L'appétit se perd de plus en plus, les extrémités sont froides, le poil devient piqué, et diverses parties du corps sont prises d'œdématie. Si les poumons sont en même temps affectés, comme il arrive souvent, l'animal reste debout, l'haleine répand une mauvaise odeur, et dans beaucoup de cas, il coule du nez un ichor de couleur foncée et fétide. Les jambes sont glacées jusqu'aux genoux, et les oreilles aussi. Le moindre mouvement occasionne de grandes douleurs.

China et *arsenicum*, alternés ensemble, sont les principaux moyens à mettre en usage, quand le mal n'a pas déjà fait trop de progrès, et surtout qu'il n'a point détruit une partie trop grande des poumons. *Lycopodium* aussi est utile, particulièrement lorsqu'il y a un œdème considérable. Si la maladie a été précédée d'une inflammation de poitrine, outre *arsenicum*, *nitrum* et *pulsatilla* rendent aussi de bons services.

INCONTINENCE D'URINE.

Pulsatilla est le principal moyen contre cette maladie, à laquelle on peut opposer aussi *rhus toxicodendron* et *china*. Si l'urine s'échappe continuellement, goutte à goutte, on emploie *arnica*, *petroleum*, *pulsatilla* et *spigelia*. *Ferrum muriaticum* convient lorsqu'il y a eu même temps excoriation des organes urinaires.

INDIGESTION.

Des écarts grossiers de régime et le refroidissement sont très-fréquemment cause de cette affection, qui souvent rend les chevaux fourbus, ou leur occasionne le vertige. Les indigestions sont surtout communes chez les animaux voraces, qu'on fait travailler aussitôt après leurs repas. Quand l'estomac seul est affecté, on remarque l'éructation, la gêne de la respiration et l'aversion pour les aliments. C'est le cas d'administrer *antimonium crudum* et *coffea cruda*. *Ipecacuanha*, auquel on fait succéder *arsenicum*, au bout d'une heure environ, convient lorsque l'éructation est fréquente. Quand l'indigestion est portée à un plus haut degré, l'animal se montre fort agité, il baisse beaucoup la tête, s'éloigne le plus possible de la mangeoire, frappe souvent des pieds de devant, et presque toujours il ruisselle de sueur; les déjections alvines sont sèches.

et mêlées de grains d'avoine indigérés. Cet état diffère de la colique en ce que l'animal ne cherche point
à se coucher. Les principaux moyens à mettre en usage
sont : *ipecacuanha*, qui convient dans presque toutes
les maladies du bas-ventre ; *nux vomica*, lorsqu'il y a
défaut d'appétit, constipation, et crottins petits ou coiffés ; *arsenicum*, dans le cas de diarrhée aqueuse, sans
douleurs ; *pulsatilla*, si les déjections sont liquides et
fétides ; *antimonium crudum*, dans le cas de crottins volumineux, avec aversion pour le fourrage ; *chamomilla*,
quand il y a diarrhée, avec gonflement du ventre ;
rheum, si l'animal rend souvent des matières molles,
sans douleurs ; *dulcamara* et *nux vomica*, si l'indigestion a été la suite d'un refroidissement, et que les
crottins soient durs et secs ; *bryonia*, quand un écart
de régime ou un refroidissement fait naître soit la
constipation, soit la diarrhée, avec aversion pour les
aliments. — Il n'est pas rare qu'au temps de la mue,
les chevaux délicats éprouvent un état de faiblesse
qui s'étend jusqu'aux organes digestifs, et les empêche de bien manger ; une couple de doses de *china*,
puis une dose de *nux vomica* ne manquent jamais de
dissiper ce symptôme.

INFLAMMATION.

Aconitum est le principal moyen contre toute espèce
d'inflammation, de même que *bryonia* dans tous les
cas de tumeurs inflammatoires externes et chaudes.

INFLAMMATION DE L'ARRIÈRE-GORGE.

Mercurius vivus est spécifique dans cette maladie, où

l'animal refuse de manger, à cause des vives douleurs que la mastication lui cause. Du moins, m'a-t-il réussi dans tous les cas. Il y a des circonstances où *sulphur* s'est trouvé indiqué, comme traitement consécutif.

INFLAMMATION DU BAS-VENTRE.

Les fourrages altérés ou mêlés de substances nuisibles donnent parfois lieu à une inflammation de tous les viscères abdominaux de la digestion. L'animal est fort agité, boit beaucoup, refuse le fourrage, baisse la tête sur la mangeoire, se tient presque immobile, ne se couche point, et vacille en marchant : les téguments du ventre sont tendus et les flancs troussés. Le cheval meurt lorsqu'on ne lui porte pas secours à temps, et presque toujours de la gangrène.

Une dose d'*aconitum*, toutes les quinze à vingt minutes, suffit d'ordinaire pour triompher de la maladie. Si, au bout de quatre ou cinq heures, elle n'était pas considérablement diminuée, on la ferait disparaître par une dose d'*arsenicum*. *Carbo vegetabilis* et *rhus toxicodendron* ont été utiles aussi en plusieurs cas.

INFLAMMATION DU COU.

L'inflammation du cou est externe ou interne. L'externe, qui dépend d'un coup, d'un heurt, etc., cède bien, dans la plupart des cas, à *arnica* : cependant, il est toujours avantageux de commencer par une ou deux doses d'*aconitum*, attendu que fort souvent la maladie se trouve accompagnée d'une inflammation interne. Les tumeurs inflammatoires considérables au cou cèdent à *bryonia*. S'il n'y a plus moyen d'en obtenir la résolution, quatre doses d'*hepar sulphuris*, dans l'espace de vingt-quatre heures, les amènent à suppuration. L'inflammation interne du cou ressemble beaucoup à l'angine, sous le rapport de ses symptômes : cependant, elle n'est point identique avec elle. Une rougeur intense des membranes muqueuses, de la chaleur dans la bouche, une soif vive, et quand la maladie est très-développée, l'impossibilité d'avaler, en sont les principaux symptômes. On la combat, toujours avec succès, par *aconitum*, et lorsqu'il y a déjà difficulté d'avaler, par *belladonna*, à laquelle on adjoint *spongia*, si elle ne suffit pas, ou s'il y a en même temps gonflement. Souvent on observe, comme dans l'angine, une abondance de salive gluante et écumeuse, que la difficulté d'avaler force de s'amasser dans la bouche, par les coins de laquelle elle s'échappe : *mercurius vivus* est spécifique ici.

INFLAMMATION DES JAMBES.

Dans l'inflammation des jambes, on emploie d'abord *aconitum*, puis *rhus toxicodendron*, dont on administre quelques doses. S'il y a en même temps un gonflement tel que la peau se montre rouge et luisante à travers les poils, on a recours à *pulsatilla*. Si la tumeur est chaude et tendue, on emploie *bryonia*. ***Belladonna*** est spécifique contre l'inflammation érysipélateuse des jambes.

INFLAMMATION DU NEZ.

La tuméfaction et l'inflammation du nez sont communes chez les chevaux.

Quand elles reconnaissent un coup pour cause, *arnica* en est le remède. On peut aussi employer avec avantage *bryonia*, si la tumeur est chaude, tendue et survenue à la suite d'un refroidissement; *belladonna*, si elle est crépitante au toucher, et *aurum*, quand la tuméfaction et l'inflammation portent sur la membrane muqueuse. *Bryonia carbonica* guérit les tumeurs dures qui semblent implantées sur le cartilage, et *ledum* les tubercules qui surviennent sur le nez. Dans tous le cas, *sulphur* est excellent, à titre de traitement consécutif. A l'inflammation interne et externe du nez, on oppose *aconitum* : l'externe peut aussi réclamer *belladonna*, *cantharides* et *hepar sulphuris*.

INFLAMMATION DU PALAIS.

Cette maladie est assez souvent compliquée d'une inflammation du pharynx, en sorte que le cheval ne peut ni manger ni boire.

Elle a pour spécifique *mercurius vivus*, surtout lorsqu'il s'y joint une salivation plus ou moins abondante. *Belladonna* et *aurum* se sont aussi montrés fort utiles contre elle.

INFLAMMATION DE POITRINE.

On désigne sous ce nom l'inflammation de toutes les parties qui circonscrivent la poitrine et qui y sont renfermées, principalement les poumons, le cœur, le péricarde, les plèvres, et parfois même la trachée-artère. L'inflammation de poitrine est une des maladies les plus aiguës et les plus dangereuses qu'on rencontre chez le cheval. Non-seulement elle entraîne la mort quand on la traite mal, mais encore elle laisse souvent à sa suite la pousse, la phthisie pulmonaire, l'hydropisie, etc. Ses principales causes sont un refroidissement (eau froide bue pendant que l'animal avait chaud), etc. Après de courts prodromes, elle se manifeste, avec une fièvre intense, par un cortége de symptômes dont je signalerai seulement les principaux. Le cheval s'éloigne autant que possible de la mangeoire : tout au plus mange-t-il un peu de foin ou de paille. Le pouls est dur et vite, (90 à 100 pulsations par minute, au lieu de 70), la respiration accélérée et forte, l'inspiration surtout pénible, et l'air expiré très-chaud. Malgré une soif vive, l'animal ne peut boire que fort peu, et en s'interrompant souvent, parce que l'action de humer l'eau lui est difficile et lui cause de la douleur. La bouche est sèche et chaude, l'œil brillant et rouge, l'urine claire et rouge : les matières alvines sont sèches et rares. Les membranes muqueuses de la bouche et du nez ont une teinte de rouge vif. Quelquefois il y a une toux brève et douloureuse, à laquelle l'animal se prépare souvent, mais qu'il réprime presque toujours, en raison de la douleur dont elle est accompagnée. Le cheval est triste, il baisse la tête, il laisse pendre ses oreilles, et il ne se couche point, ou se relève sur le champ. Il pousse des gémissements lorsqu'on lui relève la tête et le cou, ou qu'on le force à se retourner, à reculer. Quand il marche, la jambe de devant est raide : ce n'est qu'en se plaignant beaucoup qu'il fait de très-petits pas : il se défend lorsqu'on saisit les pieds antérieurs pour les porter en avant ou en arrière.

Quand la maladie est développée, il faut administrer sans délai *aconitum*, qu'on répète tous les quarts d'heure ou toutes les demi-heures, jusqu'à ce que la respiration soit moins chaude, le pouls moins vif et l'animal plus tranquille. Ce moyen suffit souvent, à lui seul, pour abattre la maladie. Cependant, si des doses réitérées d'*aconitum* n'amènent pas une prompte amélioration, surtout si la respiration reste encore difficile et un peu douloureuse, on donne, au bout de trois ou quatre heures, *bryonia*, qui, d'ordinaire, achève le traitement. Dans un seul cas, je me suis vu forcé de recourir à *cannabis*. Très-souvent, avec un peu d'attention, on parvient à prévenir le développement complet de l'inflammation de poitrine, en faisant attention aux symptômes précurseurs de cette maladie, qui consistent en un peu de frisson, suivi de chaleur, grande soif, défaut d'appétit et abattement extrême. Une seule dose d'*arsenicum* suffit alors presque toujours ; mais, au besoin, on peut la répéter, après avoir fait prendre une fois *aconitum*. Si le cheval chez lequel surviennent ces symptômes a déjà été atteint, auparavant, d'une inflammation de poitrine, qui peut-être n'a pas été bien guérie, à *arsenicum* on fait succéder une dose de *nitrum*, qui trouve aussi son emploi lorsqu'on peut présumer qu'il s'est déjà développé des tubercules, cause principale de la pousse. Quand, après une inflammation de poitrine négligée, il s'est déclaré une suppuration aiguë des poumons, on emploie *pulsatilla*, et l'on suit la marche tracée ailleurs (*Voyez* PHTHISIE PULMONAIRE). Une dose d'*opium* doit être administrée lorsque le cheval se tient à demi endormi, les jambes écartées, la respiration stertoreuse et les yeux fermés. Du reste, il ne faut pas trop se tourmenter de cette maladie : l'homœopathie y est d'un secours certain et prompt ; on l'a vue souvent rétablir en une demi-heure à deux heures des chevaux que le vétérinaire allopathe déclarait perdus.

INFLAMMATION DU SCROTUM.

Cette maladie, qui se montre assez souvent à la suite de la castration, est aisément prévenue par quelques doses d'*arnica*, administrées pendant les premiers jours après l'opération. Si néanmoins la tuméfaction apparaissait, on aurait recours à *sulphur*, et, dans le cas d'insuccès, à *clematis erecta*. — Les efforts de tirage sont fréquemment suivis d'une tuméfaction considérable des testicules. Ici on emploie *conium*. Si la maladie reconnaît pour cause une contusion, des frottements, etc., on administre *arnica*, qui doit aussi être appliqué à l'extérieur.

JARDE.

La jarde consiste en une élévation plus ou moins considérable au-dessous de l'articulation du jarret, à son bord postérieur. On l'aperçoit surtout très-bien en se plaçant de côté. C'est d'abord une tumeur chaude et douloureuse, qui fait boiter beaucoup le cheval : avec le temps, elle devient dure et insensible, et l'animal ne boite plus que quand on le fatigue.

Tant qu'il y a de la chaleur et de la douleur, on emploie extérieurement l'eau d'*arnica*, ou mieux encore, la forte teinture de cette substance, et à l'intérieur *rhus toxicodendron*. *Conium* et *sepia* sont les moyens à mettre en usage dès que la tumeur est indurée et devenue adhérente.

JAUNISSE.

Cette maladie, peu commune chez les chevaux, se reconnaît à la teinte jaune de la conjonctive, de la face interne des lèvres et de l'intérieur de la bouche. Ordinairement elle est accompagnée d'une grande faiblesse, l'appétit manque tout à fait, l'urine a une couleur foncée, les crottins sont petits et durs.

Les principaux moyens à employer sont *china*, *nux vomica*, *mercurius vivus*, *sulphur* et *lycopodium*.

LAMPAS.

Le lampas est une tuméfaction du palais, derrière les deux incisives, qui survient assez fréquemment chez les jeunes chevaux.

Il cède promptement et facilement à *mercurius vivus*. D'autres recommandent de l'attaquer par *aconitum*, *natrum muriaticum* et *sulphur*. On a aussi conseillé *lacerta*.

LARMOIEMENT.

Ledum et *pulsatilla* sont les moyens qui ont produit les meilleurs effets dans cette maladie, qui devient souvent désagréable au plus haut point. Dans un cas où l'âcreté des larmes avait déterminé la chute des poils, on a fait prendre avec succès quelques doses d'*acidum phosphoricum*, avec *sulphur*, comme traitement consécutif. *Nux vomica* ne s'est pas montrée moins utile dans des circonstances où le larmoiement était accompagné d'une grande sensibilité à la lumière, d'un peu de rougeur à la conjonctive, et d'un amas de pus dans le coin de l'œil. *Cantharis, causticum* et *euphrasia*, médicaments si précieux dans les maux d'yeux de toute espèce, ne doivent sans doute pas être négligés ici ; mais les précédents suffiront, à coup sûr, dans la plupart des cas. *Psoricum* convient surtout lorsqu'il y a, en même temps, tuméfaction des paupières. *Agaricus muscarius* a réussi, avec une promptitude merveilleuse, dans un cas où d'autres moyens n'avaient rien produit. Le larmoiement est souvent un symptôme accessoire d'une maladie générale de l'œil, notamment de *l'ophthalmie*. V. ce mot.

LIPPITUDE.

Ledum et *aurum* sont les principaux moyens qu'on recommande contre cette affection. On s'est bien trouvé aussi de *mercurius vivus*, ou, quand il ne produisait pas le résultat désiré, et surtout qu'il y avait agglutination des paupières, de *staphysagria*. *Conium* a également été employé avec succès dans ce dernier cas, principalement lorsqu'en même temps l'œil semblait couvert d'une gaze blanche. S'il existe de l'inflammation, on donne *euphrasia*, et s'il y a larmoiement, on a recours à *agaricus muscarius* et à *psoricum*. *Hepar sulphuris, causticum, lycopodium, silicea* sont recommandés contre la lippitude chronique. *Sepia* a été utile dans une circonstance où cette maladie régnait épizootiquement.

LOUPES.

Les tumeurs, ordinairement indolentes, qu'on désigne sous ce nom, surviennent en diverses parties du corps, et varient beaucoup de volume. On les appelle aussi *tumeurs enkystées*, parce qu'elles sont contenues dans une enveloppe spéciale.

Quelques doses d'*arsenicum* (une tous les trois ou quatre jours) les ramollissent, surtout quand elles sont survenues à la suite d'une contusion ; puis on les amène à suppuration par quelques doses de *mercurius vivus; silicea* termine le traitement. Aux loupes dépourvues de poils, on oppose principalement *calcarea carbonica*, et, quand ce moyen ne suffit pas, on recommande *graphites*, à doses répétées.

LUXATION.

Les principaux moyens contre les luxations et les entorses, sont *arnica*, intérieurement et extérieurement et *rhus toxicodendron*.

LUXATION DE LA ROTULE.

La rotule se déplace parfois sous l'influence d'un coup, d'un faux pas, d'une glissade, d'un violent effort, d'un saut brusque, etc. Le cheval tient alors sa jambe raide et étendue, il ne peut s'appuyer dessus, et quand on l'oblige à marcher, il la traîne. La réduction est facile à opérer, et parfois elle s'accomplit d'elle-même pour peu que l'animal fasse de mouvement. Cependant, les ligaments sont, en général, affaiblis à tel point, que la moindre cause suffit pour reproduire l'accident. En conséquence, on traite pendant quelques jours la partie malade avec la forte teinture d'*arnica* à l'extérieur, et, tant que le traitement dure, on laisse l'animal dans un repos absolu.

MAL DE GARROT.

Des frottements répétés ou une compression prolongée sur les points par lesquels le garrot se joint ou au col en avant ou au dos en arrière, donnent souvent lieu à une contusion des parties musculaires, dont le résultat est de faire naître une tumeur analogue aux furoncles. Si l'on ne remédie pas promptement à l'accident, si l'on ne change pas la forme ou la disposition de la selle, la tumeur ne tarde pas à suppurer, et comme le garrot se ressent de tous les mouvements imprimés au cou, au dos et à la jambe, le mal gagne très-aisément en profondeur, attaquant les ligaments, les cartilages, même les épophyses épineuses des vertèbres.

Si l'accident est encore récent, il guérit, sans la moindre peine, par la seule précaution d'humecter fréquemment la partie avec de l'eau d'*arnica*, dont on peut faire aussi des fomentations, qui sont également d'un grand secours quand la pression a déterminé l'induration de la peau, et lui a fait prendre l'aspect du cuir brûlé. On administre à l'intérieur *pulsatilla*, et quand la tumeur est peu chaude au toucher, ou qu'elle est déjà ancienne, *conium*. Lorsque les secours n'ont point été donnés à temps, et surtout que la cause continue d'agir, le mal fait de rapides progrès; le pus, au lieu de s'épancher au dehors, s'infiltre de plus en plus profondément, et donne lieu à des désordres considérables. Si ce pus est de mauvaise qualité et fétide, on emploie *mercurius* et *asa fœtida*; quand les bords de l'ulcère sont durs, renversés, qu'il y a douleur et inflammation, et que le pus exhale une mauvaise odeur, *arsenicum* est le moyen à mettre en usage. *Silicea* se montre spécifique toutes les fois que le pus est épais, et *pulsatilla* lorsqu'il existe des trajets fistuleux, des clapiers. S'il y a carie des vertèbres, *voy*. CARIE.

MAL DE ROGNON.

Comme toutes les lésions causées par une pression prolongée, le mal de rognon ne manque jamais de céder en très-peu de temps à un traitement externe par l'eau d'*arnica*, surtout lorsque, pendant la durée de ce traitement, on cesse de soumettre l'animal à l'usage de la selle. Mais, même dans les cas où le mal est fort ancien, il suffit souvent de peu de jours pour l'amener à guérison. *Pulsatilla* est un moyen excellent contre les contusions du rachis et du garrot ; *bryonia*, lorsqu'il y a tuméfaction chaude et tendue sur les côtes. Quand les tumeurs développées sur l'os ne sont point chaudes au toucher, ou qu'elles sont passées à l'état chronique, *conium* réussit presque toujours.

MALADIE VÉNÉRIENNE.

La maladie vénérienne ne s'observe que chez les étalons et les juments, à la suite du coït, et elle est quelquefois la conséquence d'une infection. Dans l'étalon, elle se manifeste par l'enflure du fourreau, des ulcères à la verge et le gonflement des testicules et des glandes inguinales, symptômes auxquels se joignent, au bout de quelque temps, un écoulement nasal et la tuméfaction des glandes de l'auge, comme dans la morve. Chez la jument, peu de temps après

la mort, on remarque de l'enflure et du prurit à la
vulve et au vagin, puis la formation de petites vésicules, auxquelles succèdent des ulcères rongeurs. Les
deux sexes ont une démarche raide, forcée, perdent
leur gaité, et maigrissent peu à peu : la mort a lieu
par fièvre putride, ou, dans des cas rares, par apoplexie.

Mercurius vivus guérit facilement et promptement
cette maladie. Si elle est très-ancienne, on y joint
l'usage d'*arsenicum* et de *thuja*.

MALANDRES.

C'est une éruption dartreuse au pli du coude ou à la
face antérieure de l'articulation du canon, qui s'accompagne de suintement, de croûtes et de crevasses à
la peau, et qui détermine un prurit fatigant, de la
douleur, même parfois la claudication. Cette maladie
est quelquefois due à de longues marches sur des chemins mauvais et pleins de boue; mais, la plupart du
temps, elle dépend de causes internes.

Scabiesinum equorum et *thuja* en sont les spécifiques ;
viennent ensuite *jacea* et *sassaparilla*. *Sulphur* termine
le traitement. S'il reste de la claudication après la disparition de l'exanthème, on emploie *petroleum*.

MÉTÉORISME.

Le gonflement du ventre, qu'il ne faut pas confondre avec l'ascite, et qui tient fréquemment à un refroidissement, mais qui souvent aussi constitue une
maladie dépendante d'un état morbide général, a été
plusieurs fois attaqué sans succès par *belladonna, dul-*

camara, et *arsenicum*, qu'on avait conseillés contre lui : cependant *belladonna* était indiquée, dans un cas, par la rougeur luisante des téguments, et *dulcamara*, dans un autre, parce que la maladie était la suite d'un refroidissement. *Arsenicum* seul procura quelque soulagement, mais qui ne dura pas. Je recommandai *china*, comme pouvant satisfaire complétement aux indications : du moins l'ai-je déjà vu trois fois agir comme un véritable spécifique. *Rhus toxicodendron* est aussi un moyen qui mérite d'être pris en grande considération.

MOLLETTES, VESSIGONS, CAPELET.

On appelle ainsi des tumeurs molles, arrondies, froides et la plupart du temps indolentes, qui surviennent dans les articulations ou les gaînes tendineuses des jambes. Les *vessigons* sont situés sur les parties latérales du jarret, les *mollettes* au-dessus et au côté du boulet, le *capelet* à la pointe du jarret : on distingue les *vessigons* et les *mollettes* en *simples* ou *chevillés*, suivant qu'ils font saillie d'un seul côté ou des deux côtés à la fois. En général, ces affections n'entraînent aucune suite fâcheuse, surtout lorsqu'elles ne datent pas d'une époque très-reculée; mais quand la tumeur s'endurcit, elle peut entraîner la claudication et mettre l'animal hors de service.

Dans les mollettes et les vessigons simples, *arnica* extérieurement, *rhus toxicodendron* à l'intérieur, sont les principaux moyens. On vante aussi *lycopodium* et *arsenicum*, et quand le mal est ancien *indigo*, *hepar* et *sepia*. Les moyens suivants sont recommandés, dans l'ordre où je les énumère, contre les mollettes et les vessigons chevillés : *arnica*, *belladonna*, *pulsatilla*, *tuja* et *ledum*. On guérit le capelet à l'aide de *rhus toxico-dendron*, auquel on fait succéder *ledum* après un certain laps de temps.

MORFONDURE.

Cette maladie du cheval, qui succède à la suppression de la transpiration et à la mauvaise qualité du fourrage, qui souvent aussi dépend de causes internes, et qui n'est pas tout à fait sans danger quand elle a atteint un certain degré, consiste en une fièvre catarrhale, semblable au coryza de l'homme, et qui diffère de la gourme, avec laquelle on la confond fréquemment, par sa durée moins longue, ainsi que par l'absence de quelques symptômes qui appartiennent exclusivement à cette dernière. Dans sa forme la plus simple, la morfondure rend le cheval lent et paresseux ; il s'ébroue souvent : de son nez coule un liquide aqueux, incolore, qui peu à peu devient plus épais, et finit par s'échapper en flocons.

Aconitum, opium et *sulphur* racourcissent la durée de la maladie, qui, lorsqu'on l'abandonne à elle-même, parcourt une période de neuf à onze jours.

Quand elle a plus d'intensité, le cheval est brûlant par tout le corps et fort agité, sa respiration est très-accélérée, il mange peu, une soif continuelle le tourmente, et l'écoulement nasal n'a point lieu.

C'est le cas de recourir à *aconitum* et à *belladonna*, après quoi *rhus toxicodendron* a quelquefois rendu de bons services. Si la respiration est difficile, et qu'il y ait de fréquentes quintes de toux, *spongia, bryonia* et *chamomilla* sont indiquées. Lorsque le cerveau est affecté, et qu'on remarque des symptômes de stupeur, on administre *opium*, *digitalis* et *arnica*. La déglutition difficile, avec accès de suffocation, réclame *aconitum* et *chamomilla* : une dose de *belladonna* dissipe ordinairement alors les autres accidents. Ce traitement amène en général un écoulement muqueux fort abondant, qu'on entretient pendant quelque temps par *spongia bryonia*.

MORVE.

Contagieuse au plus haut degré, et déclarée incurable, dans la plupart des cas, par les vétérinaires de l'ancienne école, la morve est une des maladies du cheval qu'on redoute le plus (1). Elle a pour caractère l'écoulement par le nez, et ordinairement par un seul naseau, d'un mucus purulent, grumeleux, qui adhère aux bords, et y forme d'épaisses croûtes d'un vert jaunâtre. Cet écoulement, parfois vert ou sanguinolent, a, comme l'haleine une odeur très-fétide. Presque toujours il est accompagné, dans l'auge, d'une tumeur dure, de la grosseur d'une noix ou d'un œuf de poule. L'œil du même côté laisse échapper un mucus visqueux, qui s'amasse en grandes masses dans le coin interne. La pituitaire est ou pâle ou d'un rouge foncé et bleuâtre, avec des points ou des stries rouges, et parsemée d'ulcérations, qui secrètent un ichor sanguinolent, et saignent pour peu qu'on y touche. Ces ulcères, qu'on peut regarder comme le signe le plus certain de la morve, doivent naissance à de petites pustules, pleines de sérosité, qui crèvent,

______

(1) *Voy*. H. Bouley, *Rapport sur la morve farcineuse chronique de l'homme* (*Bull. de l'Acad. de méd.* Paris, 1861, tome xxvi, p. 854, et suiv.).

rongent les alentours, et forment tantôt plusieurs ulcérations distinctes, tantôt un seul ulcère étendu et souvent profond. Quoique cette dégoutante maladie puisse épargner la vie de l'animal pendant plusieurs années, elle finit toujours par la mort, amenant la destruction des os du nez, des tubercules et des ulcères dans les poumons, l'enflure des jambes, la fièvre hectique.

Le principal remède est *hippozœninum*, une ou deux doses par semaine. *Arsenicum* (une dose par jour) la guérit souvent aussi avec une promptitude merveilleuse, quand la maladie n'est pas trop avancée. *Sulphur*, *arsenicum* et *lycopodium* conviennent contre les tubercules cutanés qui précèdent souvent de plusieurs années l'apparition de la morve, dont on ne peut cependant pas les considérer comme un signe précurseur certain. Si, ce qui arrive fréquemment, il existe des boutons de farcin, *arsenicum*, et *asa fœtida* alternée avec *arsenicum*, rendent de très-bons services, surtout quand le pus est de mauvaise qualité (1).

(1) M. Mercier, capitaine au 10ᵉ régiment de cuirassiers, annonce (*Journal des Haras*, 1836, tome xvii) que M. Leblanc a obtenu, par l'homœopathie, la guérison radicale de dix-huit chevaux morveux. *Aurum*, *pulsatilla*, *calcarea*, *bryonia*, *belladonna*, *aconitum*, *acidum phosphoricum* ont été les moyens employés, aux troisième, sixième, neuvième, quinzième et quelquefois trentième dynamisations, à la dose de deux ou trois gouttes sur du sucre de lait en poudre, administrées, le matin à jeun, sur la langue du cheval, au moyen d'une spatule en os. La répétition des doses se faisait tous les deux jours, jusqu'à ce qu'il y eût aggravation marquée, après l'expiration de laquelle la nouvelle dose était administrée, s'il n'y avait pas amélioration. Ce n'est que dans le cas marqué d'un mieux sensible qu'on éloignait l'administration des doses, qu'on ne faisait plus prendre alors que tous les huit ou quinze jours.

NÉPHRITE.

Les chevaux sont assez fréquemment atteints de cette maladie, qui, si elle ne les fait pas périr sur-le-champ, s'accompagne au moins, la plupart du temps, de symptômes fort graves. Elle succède souvent à des violences extérieures, notamment à celles qui portent sur la région lombaire : mais, dans beaucoup de circonstances aussi, elle dépend d'une disposition maladive interne, et parfois de l'ingestion de plantes nuisibles. Les symptômes ordinaires sont une fièvre continue, le pouls vite et dur, la dépression du dos, la raideur de la démarche, l'indication de vives douleurs quand on appuie sur le dos et les reins, les efforts inutiles pour uriner, ou, tant que dure l'inflammation, l'émission d'une urine rare, claire, aqueuse, qui ensuite devient épaisse, souvent d'un rouge de sang et trouble.

Aconitum commence le traitement, surtout lorsqu'il y a beaucoup de fièvre : après quoi le principal remède est *nitrum*. *Nux vomica*, *cocculus* et *phosphorus* servent à titre de moyens intercurrents, lorsqu'il y a raideur des membres. On recommande encore contre la néphrite chronique *belladonna*, si la vue est trouble et le regard farouche; *cannabis*, quand il y a beaucoup d'agitation, sans symptômes inflammatoires apparents; *colocynthis*, quand l'animal frappe ou qu'il regarde souvent son flanc; *hepar sulphuris*, lorsque la respiration est anxieuse pendant l'envie d'uriner; *mercurius vivus*, si cette envie est accompagnée de sueur; *plumbum*, dans le cas de constipation absolue; enfin *thuja*, qui convient à l'ensemble des symptômes, mais qui est surtout indiquée lorsque les jambes enflent.

NERF-FÉRURE.

On appelle ainsi une tuméfaction chaude et fort douloureuse au moindre attouchement, du tendon fléchisseur du membre antérieur, depuis le pli du genou jusqu'au bas du canon, et qui reconnaît pour cause, tantôt une contusion, tantôt un violent effort. Le cheval boite beaucoup, surtout lorsqu'on le fatigue un peu.

Si le mal est récent, il suffit d'*arnica* à l'extérieur, et de *rhus toxicodendron* à l'intérieur, pour faire disparaître, la plupart du temps, le gonflement inflammatoire et la douleur en peu de jours ; si l'on n'obtient pas ce résultat, on emploie *phosphorus*, ou aussi *silicea* et *sepia*. Le repos est une des principales conditions pour guérir. Si la maladie a été négligée, on la combat par les moyens suivants : *conium*, quand le tendon tuméfié est dur au toucher ; *mercurius solubilis*, lorsque la peau est comme brûlée ; *lycopodium*, toutes les fois que la tumeur se montre fort opiniâtre ; *belladonna* et *china*, quand on sent de petits tubercules dans cette tumeur ; *thuja*, dans les cas rares où la nerf-férure survient aux pieds de derrière. Après tous ces moyens, *sulphur* est celui qui rend le plus de services.

NYMPHOMANIE.

Cette affection se montre en général au commencement du printemps.

On lui oppose *pulsatilla*, *sabina*, *cocculus* et *can-*

tharides; cannabis, camphora et *platina* conviennent dans le cas où la jument ne conçoit pas par trop d'ardeur.

OPHTHALMIE.

On distingue deux espèces d'inflammations de l'œil, l'aiguë et la périodique. Cette dernière porte le nom vulgaire de *mal de la lune*, parce qu'autrefois on s'imaginait qu'elle devait naissance à l'influence de la lune sur les yeux.

1° L'*ophthalmie aiguë*, comme toutes les maladies aiguës en général, est surtout occasionnée par les influences nuisibles auxquelles l'animal peut avoir été accidentellement exposé, comme échauffement suivi de refroidissement, impression d'une lumière trop vive, écurie mal aérée et pleine d'exhalaisons âcres, etc. Cependant il n'est pas rare non plus qu'elle accompagne un état maladif général, ou qu'elle soit la conséquense d'un mauvais mode d'alimentation. Lorsque l'inflammation n'est pas portée à un haut degré, l'œil fait éprouver une sensation de chaleur à la main qu'on applique dessus, la conjonctive est plus ou moins rouge, et l'organe est sensible à l'impression de la lumière, ce qui fait que l'animal tient les paupières fermées complétement ou en partie. Si l'on emploie la force pour écarter ces voiles mobiles, on trouve qu'ils sont tuméfiés, rouges à leur face interne, et que le globe oculaire nage dans les larmes. Quand l'inflammation est plus vive, l'œil se montre d'abord sec et brûlant; mais peu à peu un mucus purulent le couvre et colle ensemble les paupières; enfin, il coule sans cesse des larmes chaudes et mêlées d'un mucus âcre : en même temps, la cornée transparente est généralement trouble et blanchâtre, et l'œil fait plus ou moins de saillie hors de l'orbite. La guérison est facile, et n'exige ordinairement que quelques jours.

On administre d'abord une dose *d'aconitum* toutes les deux ou trois heures. Une fois que l'inflammation a diminué d'une manière notable, ce qui arrive, en général, après le second jour, s'il reste encore du larmoiement, de l'aversion pour la lumière et un léger trouble de la vue, on donne *belladonna*. Enfin, si, après que ce dernier médicament a été employé pendant quelques jours de suite, à une seule dose par jour, la cornée n'a point encore recouvré sa transparence normale, *cannabis* et *euphrasia* enlèvent les derniers restes de la maladie. *Spigelia* convient toutes les fois que les paupières sont simultanément enflammées, et *conium* dans les cas où la cornée paraît comme couverte d'un voile. Si l'inflammation a été provoquée par une cause mécanique, coups, chocs, coups de fouet, etc., on commence aussi par quelques doses d'*aconitum*, puis on emploie à l'extérieur, comme collyre, la teinture d'*arnica*, étendue d'eau. Si, après l'emploi de ces moyens, il reste encore un léger trouble à l'endroit sur lequel le coup a porté immédiatement, on administre *conium*, et, quand ce moyen échoue, *cannabis* et *belladonna* alternativement, un jour l'un et un jour l'autre.

OBSERVATIONS par Schmager, tirées du *Zooiasis* de Lux. — Un cheval était atteint d'une double ophthalmie, plus vive au côté gauche : œil très-saillant hors de l'orbite, paupières fort gonflées et closes, photophobie, larmoiement abondant, cornée blanchâtre et trouble. Il n'y avait point eu de lésion mécanique. Je fis prendre *aconitum* (8 gouttes de la quinzième dynamisation), que je répétai de deux heures en deux heures pendant deux jours. L'état inflammatoire cessa; il ne restait plus que la photophobie, le larmoiement et un léger trouble de la cornée. *Belladonna* diminua beaucoup ces accidents, qui avaient disparu au bout de quelques jours. La cornée seulement n'avait pas repris toute sa transparence. *Cannabis* (8 gouttes de la quinzième dynamisation) la ramena en quelques jours à son état normal. J'ai traité de cette manière, et avec un égal succès, quarante cas d'ophthalmie.

Dans l'ophthalmie causée par une cause mécanique, et dont j'ai traité dix cas, j'ai prescrit d'abord *aconitum*, comme ci-dessus, puis *arnica*, à la dose de 8 gouttes de la quinzième dynamisation; j'ai fait usage aussi, comme collyre, de trente gouttes de teinture d'*arnica* dans un litre d'eau. Quelquefois il resta, à l'endroit sur lequel avait porté le coup, un léger trouble que je combattis par *cannabis* et *belladonna*, alternativement, tous deux à la dose de 8 gouttes de la quinzième dynamisation.

2° *L'ophthalmie périodique* éclate ordinairement à la sortie des incisives mitoyennes, des molaires postérieures et des crochets, par conséquent, à l'âge de trois à cinq ans, et quand une fois la prédisposition existe, elle reparaît d'elle-même, sans nulle cause extérieure, à des périodes plus ou moins rapprochées. D'ordinaire, elle n'attaque qu'un seul œil; mais la tuméfaction des paupières, l'aversion pour la lumière et le larmoiement sont, en général, plus considérables que dans l'ophthalmie aiguë. C'est aussi un symptôme assez constant de l'ophthalmie périodique que, quand on écarte les paupières, on voie nager, au bas de la chambre antérieure, une matière jaune verdâtre, qui entre en mouvement chaque fois que l'animal remue la tête. L'œil paraît terne, et s'affaisse peu à peu, comme s'il devenait plus petit : la cornée est d'un blanc de lait, ou plombée, ou bleuâtre, et derrière la pupille largement ouverte, on aperçoit, quand le mal a déjà acquis un haut degré de développement, un corps blanchâtre, qui est le cristallin devenu opaque. C'est le commencement de la cataracte, terminaison ordinaire de la maladie quand celle-ci se déclare pour la première fois après la sixième ou septième année, et surtout quand elle a été traitée allopathiquement par les purgatifs, les dérivatifs, etc.

Le traitement homœopathique de l'ophthalmie périodique est, en général, un peu plus long que celui de l'ophthalmie aiguë, mais il n'est pas moins sûr. *Euphrasia* est le principal remède, qui souvent procure une guérison complète dans l'espace de huit à quinze jours. Hahnemann a guéri un cheval de l'ophthalmie périodique avec *natrum muriaticum;* d'autres ont obtenu d'excellents résultats d'*antimonium crudum* et de *pulsatilla*. Jusqu'à présent, je n'ai eu aucune occasion d'essayer ces moyens, ni de les voir employer. *Cannabis* et *pulsatilla* se sont montrés spécifiques contre la cataracte commençante. *Euphrasia* (tant à l'intérieur qu'à l'extérieur) et *causticum* n'ont pas moins d'importance dans ce cas. Il est prudent, même après la guérison, d'administrer pendant quelque temps une dose de *sulphur* par semaine. *Hepar sulphuris* a été trouvé très-efficace, chez les poulains, lorsqu'avec la tuméfaction inflammatoire, il y avait écoulement de mucosités. *Calcarea carbonica* et *lycopodium* sont également des moyens précieux.

OTITE.

L'intérieur de l'oreille est souvent pris d'une inflammation donnant lieu à un gonflement considérable, qui cause de grandes douleurs au cheval; aussi, celui-ci tient-il sa tête penchée du côté malade, et il la secoue souvent.

Aconitum et *bryonia* à l'intérieur, et *arnica* à l'extérieur sont les moyens auxquels on doit surtout recourir en pareil cas. *Hepar sulphuris* a été recommandé aussi. Lorsqu'il s'est formé un abcès, on a recours à *arsenicum.* — *Pulsatilla, lycopodium, sepia, petroleum* et *silicea* coviennent dans les abcès profonds du conduit auditif.

OZÈNE.

Mercurius vivus, aurum et *mezereum* rendent de très-bons services contre cette affection. *Acidum phosphoricum* et *arsenicum* conviennent également dans les érosions de la membrane pituitaire ; *squilla*, dans l'inflammation pustuleuse de cette membrane; *secale cornutum*, quand elle a une teinte bleuâtre.

PARALYSIE.

La paralysie, due au dérangement ou à l'abolition de l'influence que les nerfs exercent sur les muscles, peut dépendre de lésions mécaniques, d'un grand refroidissement, ou de causes internes.

Les principaux moyens qu'elle réclame sont : *aconitum, arsenicum, arnica, belladonna, bryonia, cocculus,*

calcarea carbonica, *causticum*, *dulcamara*, *rhus toxicodendron*, *ruta* et *sulphur*.

OBSERVATION (*Zooiasis* de LUX).—Un cheval, jusque-
là très-bien portant, tomba tout à coup par terre pendant la nuit. Il avait quatre ans. On avait été obligé
de le mettre sur un traîneau pour le transporter de
l'écurie, qui était très-petite, dans la grange. Étendu
sur le côté gauche, il ne pouvait soulever la tête ;
tout le côté droit était paralysé ; l'oreille de ce côté
pendait immobile ; la pupille droite était immobile
et plus grande que la gauche ; le pouls un peu plus
fréquent que dans l'état de santé ; une moitié du
corps froide ; l'autre médiocrement chaude, avec la
peau sèche ; l'animal ne pouvait ni boire ni manger.
On lui fit prendre une dose de *nux*, qui ne produisit
aucune amélioration ; puis, au bout de douze heures,
rhus toxicodendron, qui resta également sans effet ;
enfin *helleborus* (dix gouttes de la seconde dynamisation). Au bout de deux heures, l'animal commença
à soulever sa tête, la sueur se montra sur quelques
points de son corps, et au bout de cinq heures, il.fienta.
On le fit bouchonner, ce qui ramena la chaleur dans le
côté paralysé ; il voulut prendre du fourrage, mais ses
mâchoires ne pouvaient s'écarter l'une de l'autre. Le
lendemain, point de changement, si ce n'est que la
chaleur était répandue à peu près uniformément par
tout le corps. On répéta *helleborus*, qui amena une
transpiration générale et le rétablissement de toutes
les sécrétions. Tout avait recouvré sa mobilité, et
l'animal essaya de se lever, ce que les jambes du côté
malade ne lui permirent pas encore. Le jour suivant,
l'amélioration avait fait peu de progrès : le cheval
avait seulement un peu plus de facilité pour boire et

manger. Nouvelle dose d'*helleborus*, qui ne produisit rien. On eut recours à *petroleum*, qui amena une abondante émission d'urine : l'animal se leva pour la première fois : c'était le septième jour depuis l'accident; il ne marchait pas encore, car il trébuchait tellement qu'il n'aurait pas manqué de tomber. Trois jours après, il put marcher pendant des heures entières. Au bout de quatre jours, dose de *toxicodendron*. parce qu'il avait paru çà et là quelques petites tumeurs. A dater de ce moment, celles-ci disparurent, les jambes perdirent peu à peu leur raideur, et le douzième jour l'animal put être remis au travail.

PARALYSIE DE LA LANGUE.

Maladie fort rare, dans laquelle le cheval ne peut boire : la plupart du temps aussi il manque d'appétit, ou s'il prend le fourrage, il le laisse retomber.

Platina et *ipecacuanha* conviennent dans ce cas. On s'est également bien trouvé de *belladonna* et d'*aurum*.

PAROTIDITE.

On désigne sous ce nom l'inflammation de la grosse glande salivaire située entre l'oreille, le bord postérieur de la mâchoire et le col. La tumeur, assez étendue, est chaude, tendue et douloureuse à la pression : l'animal mange et boit avec peine, et même ne le peut pas du tout : il a une fièvre assez forte : il tient la tête allongée en ligne droite, et l'incline un peu du côté sain.

On recommande *aconitum*, *sulphur* et *lycopodium*. Si la tumeur, négligée, passe à la suppuration, il se produit souvent une fistule salivaire, qu'on guérit par *belladonna*.

PARTURITION DIFFICILE.

La plupart du temps, lorsque les juments pleines ne sont pas surchargées de travail, et qu'on les soigne bien, elle mettent bas sans de grands efforts, et il est rare qu'elles aient besoin du secours de l'homme. Cependant il se présente parfois des cas dans lesquels les forces de la mère ne suffisent pas pour amener le petit au jour, et où l'on est obligé de recourir à des médicaments ou à la main, pour prévenir des accidents, dont l'une ou l'autre pourrait devenir victime. Un long temps s'écoule quelquefois avant que l'animal se couche, et il témoigne une vive agitation avant que les douleurs efficaces paraissent.

Chamomilla, *pulsatilla* et *cannabis* sont utiles alors. Si les douleurs sont accompagnées de mouvements convulsifs, on administre *secale cornutum*, et quand elles cessent tout à fait, on donne *pulsatilla* et *opium*. Lorsque l'arrière-faix tarde à sortir, on fait prendre *sabina*, et, si elle ne suffit pas, *secale cornutum*. *Platina* et *sepia* (cette dernière d'abord seule, et, quand elle se montre insuffisante, alternée avec l'autre) doivent être employées lorsque la jument continue de faire des efforts après la sortie du placenta. Si le lait tarde à paraître, c'est le cas de recourir à *aconitum* et à *chamomilla*. *Arnica* convient lorsque l'animal a beaucoup souffert, et *nux vomica* quand il lui reste une sorte de paralysie des reins. L'inflammation de la matrice cède à *arnica* et à *sabina* employés alternativement, et les frissons fébriles qui surviennent après la délivrance sont dissipés par *aconitum* et *pulsatilla*. *Arnica* est utile contre l'inflammation et la tuméfaction de l'ombilic chez le poulain.

PÉRITONITE.

Cette espèce particulière d'inflammation du bas-ventre est quelquefois déterminée par un refroidissement, une sous-ventrière trop serrée, une chute, des coups reçus sur l'abdomen, etc.; mais bien plus souvent elle éclate sans qu'on puisse lui assigner de causes spéciales. Ses symptômes sont ceux de toutes les maladies inflammatoires; mais elle détermine un très-haut degré d'anxiété. Dans le principe, l'animal se tient encore tranquille; mais, au bout d'un ou deux jours, la douleur l'oblige à se jeter par terre, puis à se relever sur-le-champ : il regarde sans cesse ses flancs, et cherche à se frotter le ventre avec les pieds de derrière. Le froid aux oreilles et aux cuisses, un pouls vite et dur, la rougeur de la face interne des paupières, et souvent aussi des sueurs abondantes, sont les principaux symptômes de cette maladie, qui peut amener la gangrène quand on n'arrête pas à temps l'inflammation.

On parvient à ce résultat par *aconitum*, notre remède capital dans toutes les phlegmasies : suivant les circonstances, on en administre une dose tous les quarts d'heure, toutes les demi-heures, ou toutes les heures, jusqu'à ce que le pouls soit revenu à son rhythme normal, et que l'animal soit devenu sensiblement plus calme. Il est rare qu'on soit obligé de recourir à d'autres moyens, qui sont *bryonia*, *nux vomica*, *arsenicum* surtout, et, quand il y a en même temps pissement de sang, *cantharides* (une seule dose). Si l'animal est pris de suite d'une grande faiblesse, et qu'on voie ses forces baisser d'une manière notable, on administre aussitôt *arsenicum*.

PHTHIRIASE.

Les chevaux usés, malpropres, mal nourris, sont fréquemment fort tourmentés par la vermine, qui se multiplie prodigieusement sur leur corps, et ne contribue pas peu à les épuiser encore davantage, lorsqu'on ne prend pas le parti de la détruire.

On y parvient aisément au moyen d'une pommade préparée avec une partie de graines de persil pilées et trois parties de graisse, qu'on étale sur le poil de l'animal à l'aide d'un bouchon de paille. A l'intérieur, on donne *sabadilla*, *sulphur*, et si l'animal est très-faible, *china*.

PHTHISIE PULMONAIRE.

Cette redoutable maladie prend naissance particulièrement lorsque des tubercules pulmonaires, développés à la suite d'une inflammation de poitrine, passent à la suppuration. Quelquefois, l'animal qui en est atteint tousse beaucoup, et rend du pus par les narines; mais, plus souvent, la maladie se déclare d'une manière lente. On la reconnaît surtout à ce que le cheval, bien que conservant sa gaîté et mangeant bien, diminue plutôt qu'il ne profite, et perd de son embonpoint : il a la respiration courte, et éprouve une toux continuelle, tantôt sèche, tantôt grasse; dans ce dernier cas, avec émission par les narines d'une grande quantité de mucus d'un mauvais aspect. Si on le fatigue beaucoup, qu'on le soigne mal, qu'on l'expose à de fréquents refroidissements, la difficulté de respirer, la toux et l'écoulement nasal augmentent d'une manière rapide : les mucosités font bientôt place à du pus de mauvaise odeur, l'animal faiblit, il est surtout incapable du moindre effort pendant l'après-midi ; les poils de la crinière tombent, de petits tubercules apparaissent au garrot, le poil est très-lisse et brillant, et la mort arrive ordinairement au milieu de la diarrhée.

Parmi les moyens qui ont été recommandés, les principaux sont *china* (à doses multiples), *lycopodium* et surtout *stannum*, *calcarea carbonica* et *nitrum*. *Dulcamara* convient aussi beaucoup, notamment lorsqu'il y a des symptômes de glandage.

PIED PLAT.

On désigne sous ce nom une défectuosité du pied qui consiste en ce que la sole est plate, les talons sont bas, la fourchette grande et la muraille plate, de sorte que le cheval boite aisément, surtout lorsqu'on ne le ferre pas d'une manière convenable.

Sulphur, *squilla*, *graphites*, *mercurius solubilis*, *antimonium crudum* et *sepia*, à de grands intervalles, ont été recommandés. Il est probable que *sulphur* et *graphites* suffiraient seuls dans certains cas. Du reste, il va sans dire qu'en parant le pied et le ferrant on doit observer les précautions connues.

PIQURES D'ABEILLES.

La piqûre d'une abeille ou d'une guêpe est un accident insignifiant. Mais, quand une multitude de ces insectes se sont rués sur un cheval, la douleur et le gonflement inflammatoire peuvent aller jusqu'à causer la mort de l'animal.

Arnica, employé extérieurement, est un remède souverain contre ces sortes de lésions : on se trouverait certainement fort bien aussi d'en faire prendre une ou deux doses à l'intérieur. Je n'ai point encore eu occasion d'essayer l'*apisine*, recommandée par Lux. J'ai dernièrement constaté que l'emploi extérieur de la forte teinture *d'urtica urens* était spécifique en pareil cas.

PLAIES.

Toutes les lésions superficielles faites par des corps piquants ou contondants guérissent aisément par l'application de l'eau d'*arnica* à l'extérieur, sans qu'il survienne ni inflammation ni suppuration. Si la plaie a une certaine profondeur, l'*arnica* donné à l'intérieur suffit dans la grande majorité des cas. On doit recourir à *symphytum* quand les os ont été atteints, à *conium* lorsqu'il y a eu contusion, à *rhus toxicodendron* quand la lésion est accompagnée de luxation ou de distention, mais toujours sans négliger l'usage d'*arnica* à l'extérieur. Une hémorrhagie abondante cède bientôt à des bourdonnets d'étoupe ou à des morceaux d'amadou, imbibés de *millefolium*, qu'on introduit dans la plaie. La faiblesse qui résulte d'une grande perte de sang cède à quelques doses de *china*, dont on administre une toutes les deux ou trois heures. La fièvre traumatique, dont s'accompagnent toujours les grandes plaies suivies d'une vive inflammation, réclame *arnica*, avec lequel on fait alterner *arsenicum* quand la fièvre a beaucoup d'intensité. Si la plaie suppure, et que le pus soit de bonne qualité, toute intervention de l'art est inutile; mais quand le pus a un caractère ichoreux et une mauvaise odeur, on met en usage *mercurius vivus* et *asa fœtida;* un pus épais et une mauvaise couleur exige *silicea.* Les chairs luxuriantes ne résistent point à *chamomilla, sepia* et *arsenicum. Acidum sulphuricum* est spécifique lorsqu'à la suite d'une plaie la peau contracte adhérence avec les os.

PLAIES DE LA LANGUE.

Arnica déploie ici des propriétés spécifiques. Lorsque l'inflammation s'est déjà établie, il faut recourir à *aconitum* et *mercurius vivus.*

PLAIES DU NEZ.

De même que dans toutes les plaies, on emploie *arsenica,* et, s'il y a lésion des os ou du périoste, *symphytum,* tant à l'intérieur qu'à l'extérieur.

PLAIES DES YEUX.

Aux lésions des yeux par des causes mécaniques, telles que chocs, coups de fouet, piqûres, etc., succède généralement une ophthalmie plus ou moins intense, qu'on doit combattre par quelques doses d'*aconitum,* après quoi *arnica,* employé tant à l'intérieur qu'à l'extérieur, procure ordinairement la guérison en très-peu de temps. S'il reste un peu de trouble, on administre *conium,* ou, alternativement, *cannabis* et *belladonna.* Dans un cas, *arnica* échoua contre une plaie faite par une aiguille qui avait pénétré profondément dans l'œil, mais *conium* amena une prompte guérison. Un poulain de trois ans ayant reçu un violent coup sur l'œil, deux doses de *conium* suffirent pour dissiper toute trace de la maladie en onze jours. Dans les contusions de la cornée qui affectent la forme d'un simple trait obscur sur cette membrane, *conium* (le principal remède) et *euphrasia* ont réussi un grand nombre de fois; mais, si la contusion est plus forte, et qu'il y ait du sang épanché dans l'humeur aqueuse, *arnica* est spécifique.

POUSSE.

La pousse, ou asthme du cheval, n'est pas tant une maladie essentielle que la conséquence de quelque affection occulte de la poitrine ou des poumons, qui dépend soit de vices organiques de l'appareil respiratoire, soit surtout de pneumonies mal traitées, à la suite desquelles il s'est produit des tubercules, des indurations, etc., dans le poumon. Un cheval poussif a, même pendant le repos, la respiration un peu plus accélérée que celle de l'animal sain, et elle s'accompagne d'un mouvement visible des côtés et des flancs; mais cet état devient beaucoup plus sensible lorsque l'animal a exécuté des mouvements, ne fût-ce que pendant quelques minutes. Au trot surtout, le cheval poussif montre une respiration accélérée et laborieuse; ses flancs battent fortement, et ses naseaux jouent avec vivacité. Pour peu que le mouvement se prolonge, la respiration devient bruyante, sifflante, stertoreuse, l'animal perd haleine, il est menacé de suffocation, surtout s'il monte ou s'il tire un lourd fardeau, et ce n'est qu'après un long espace de temps que le calme se rétablit un peu. En même temps, il tousse et rejette par le nez de gros flocons d'un mucus visqueux. Il ne se couche pas volontiers, ne tourne jamais, et s'interrompt souvent, quand il boit, pour reprendre haleine. En général, l'appétit ne lui manque pas : cependant, après avoir mangé beaucoup, du foin surtout, il se trouve ordinairement plus mal. La plupart du temps, il est maigre, et son poil est terne, piqué. La maladie augmente sous l'influence d'un temps sec et d'une nourriture abondante en foin et en avoine : le temps humide et le fourrage vert la diminuent.

On est plusieurs fois parvenu à la rendre moins sensible par trois doses de *bryonia*, et une de *squilla ;* après quoi une dose de *calcarea* l'a enlevée complètement. *Arsenicum*, et mieux encore *nitrum*, sont ici des moyens capitaux : le second convient surtout lorsqu'on observe des indices incontestables de tubercules pulmonaires. Dans un cas, il survint une pneumonie qui céda promptement à quelques doses d'*aconitum*, suivies d'une dose de *bryonia :* l'animal continue aujourd'hui à se porter parfaitement. *Aconitum* et *bryonia* méritent donc d'être mis au nombre des moyens curatifs de la pousse. J'ai employé avec succès dans un cas *pulsatilla*, et dans un autre *hyoscyamus*.

PRURIT A LA PEAU.

Sulphur, à doses répétées (une chaque jour), s'est constamment montré utile contre ce symptôme d'une psore latente et d'un exanthème répercuté. Quelquefois il détermine une éruption, qu'on doit traiter par les moyens déjà indiqués (*voy.* EXANTHÈMES). *Scabie-*

sinum equorum sert à guérir les écorchures que les
chevaux se font pour calmer le prurit à la peau.

PTÉRYGION.

Le ptérygion est une hypertrophie du tissu cellulaire qui unit la conjonctive avec le globe de l'œil. Il
s'étend ordinairement depuis l'angle interne de l'œil
jusque vers le milieu de la cornée transparente. Cette
maladie se voit assez fréquemment, surtout parmi les
chevaux de cavalerie, qui sont souvent exposés à recevoir des nuages de poussière poussés par le vent,
ou à faire de longues marches par un soleil ardent.
Cependant, il ne manque point non plus de cas dans
lesquels elle survient sans qu'on puisse lui assigner
de cause déterminée, ou par l'effet d'un mal chronique interne.

Conium est le principal remède. Ce ne sera pas non
plus sans avantage qu'on emploiera *cannabis*, *euphrasia*
et *causticum*. Quelques doses de sulphur conviennent
aussi à titre de traitement consécutif. Les moyens
qu'on a coutume d'employer contre le ptérygion ont
souvent pour effet de le détruire ; mais rdinairement
ils ne font que l'altérer, de manière à rendre le traitement plus pernicieux que la maladie elle-même.
Une méthode plus absurde encore est celle qui consiste à exciser une portion du ptérygion, ce qui cause
de très-vives douleurs à l'animal, et détruit pour toujours une des parties les plus importantes de l'œil. Il
serait possible qu'on parvînt à prévenir la maladie
en lavant les yeux avec de l'eau froide, après de
longues marches sur des chemins remplis de poussière, en supposant toute fois qu'on n'eût recours à

ce moyen que quand les chevaux seraient un peu re-
froidis.

QUEUE A L'ANGLAISE.

L'opération de la queue à l'anglaise est quelquefois
suivie d'accidents qui, lorsqu'on les néglige, peuvent
entraîner des conséquences fâcheuses.

Il est donc toujours à propos, en pareil cas, d'administrer quelques doses d'*arnica*, pour dissiper la fièvre
traumatique. Dans les circonstances, qui ne sont pas
rares, où le tétanos succède à l'opération, on suivra les
préceptes tracés à l'article de cette maladie. L'apparition de la gangrène, qu'on dit avoir observée quelquefois après l'opération, est prévenue par l'emploi à
temps d'*arnica*. Cependant, s'il y a déjà de l'inflammation, etc., *arnica* ne sert plus à rien, et il faut recourir à quelques doses d'*arsenicum*. Assez souvent
surtout lorsque la première incision a été pratiquée,
trop haut, il survient un ulcère fistuleux, pour le traitement duquel *voyez* FISTULE.

RAGE.

La rage déterminée par la morsure d'un chien enragé est une des plus redoutables maladies qui puissent atteindre le cheval et autres animaux (1). Trop
souvent toutes les précautions sont inutiles pour en
prévénir les affreux effets, et ce n'est pas un des
moindres mérites de l'homœopathie que d'avoir appris
à la guérir infailliblement, chez l'homme comme chez

(1) *Voy*. H. Bouley, *Rapport sur la rage*. (*Bull. de l'Acad. de
méd.* Paris, 1863, tome XXVIII, p. 702 et suiv.)

les animaux. Le cheval qui a été mordu par un chien enragé, dont souvent même la dent n'a fait qu'effleurer à peine sa peau, se montre d'abord triste, avec la tête basse et les yeux fermés, et ne témoigne pas le moindre appétit. Les oreilles, la bouche et les jambes sont froides, les poils se hérissent, et un léger frisson court de temps en temps sur la peau. Le second ou troisième jour, il survient de violentes convulsions, un écoulement muqueux a lieu par la bouche, l'animal se roule par terre et se redresse sur-le-champ, la pupille est très-dilatée, l'œil fixe, le regard furieux. Enfin, après beaucoup d'agitation, le cheval reste étendu par terre, battant sans cesse des jambes et de la tête jusqu'à sa mort, qui arrive le sixième ou le septième jour, au milieu d'affreuses convulsions.

Le traitement homœopathique de cette effroyable maladie est aussi simple que certain. On lave la plaie avec soin, le plus tôt possible, et on la couvre ensuite de compresses imbibées d'eau, à laquelle on a ajouté quelques gouttes d'extrait de *belladonna*. On fait prendre intérieurement trois ou quatre gouttes de *belladonna*, et on répète cette dose tous les huit jours, pendant au moins six semaines, en continuant toujours le traitement extérieur, jusqu'à ce que toute trace de plaie ait disparu, ce qui arrive souvent dès le second ou troisième jour. Nous devons à C. Hering (1) la connaissance d'un moyen qui agit avec plus de promptitude encore, et non moins sûrement. C'est l'*hydrophobine*, dont on fait prendre une dose tous les jours, en continuant huit ou quinze jours. Lorsqu'un chien

____

(1) C. Hering, *Médecine homœopathique domestique.* Trad. nouv. par L. Simon fils. Paris, 1867, p. 257.

enragé s'est glissé au milieu d'une troupe de chevaux ou de poulains, dont il a mordu plusieurs, sans qu'on sache au juste lesquels, ce qui est souvent impossible à découvrir, on soumet la troupe entière au traitement qui vient d'être indiqué.

REFROIDISSEMENT.

Les accidents causés par un refroidissement qui succède à l'échauffement sont très-variés, et quelques-uns même ont reçu des noms particuliers en médecine vétérinaire. Un refroidissement est ou général ou local, et presque toujours accompagné d'une fièvre plus ou moins forte.

Aconitum convient donc en pareil cas : après quoi, *dulcamara* est le remède sur lequel on doit le plus compter la plupart du temps. *Nux vomica*, *bryonia*, et surtout *rhus toxicodendron* se sont également montrés efficaces dans une multitude de circonstances.

REGARD FURIEUX.

Le regard furieux est un symptôme qui apparaît dans diverses maladies, et qui mérite une attention sérieuse toutes les fois qu'il est porté à un haut degré.

Belladonna, *opium*, *stramonium* et *arsenicum* conviennent alors, à titre de moyens intercurrents, qu'on associe à ceux dont l'état général du malade réclame l'emploi.

RÉTENTION D'URINE.

Il faut bien distinguer la rétention d'urine dans laquelle la sécrétion fournie par les reins ne peut être amenée au dehors, de la suppression d'urine, qui consiste en une grande diminution ou même une suspension totale de cette sécrétion. La suppression d'urine dépend fréquemment d'une inflammation des reins, ou d'une lésion de ces organes déterminée par des doses énormes de diurétiques. On la reconnaît aisément à la fièvre qui l'accompagne, à la posture de l'animal, qui se tient les jambes écartées, et aux fréquents efforts qu'il fait pour uriner, quoique l'exploration de la vessie par le rectum prouve qu'elle est vide. Dans la rétention d'urine, au contraire, cette même exploration annonce que la vessie est pleine, et même souvent qu'elle est distendue à un point énorme. L'animal se campe aussi très-souvent, mais ne rend pas d'urine, ou n'en expulse que des gouttes, et éprouve des douleurs qui lui arrachent de fréquents gémissements. Quand la maladie ne cède pas dans l'espace de quarante-huit heures, le cheval meurt infailliblement d'une rupture de la vessie.

Une dose d'*aconitum* suivie de *cantharides*, fait généralement cesser la suppression d'urine dans l'espace de quelques jours. Si l'animal ne pissait pas ensuite, *hyoscyamus* serait indiqué. *Lycopodium* est aussi un moyen important. Dans la rétention d'urine, on commence par une dose d'*aconitum* : puis, au bout de quinze à vingt minutes, on administre *cantharides*, et quand elles ne font rien, au bout d'une heure, *hyoscyamus*. *Cannabis* et *petroselinum* ont été conseillés aussi dans cette maladie. *Arnica*, *capsicum*, *colchicum*, *nux vomica* et *pulsatilla* se sont également montrés utiles plusieurs fois. Cependant les trois premiers médicaments suffisent dans la grande majorité des cas, sinon même dans tous.

RHUMATISME.

Les douleurs rhumatismales dans les menbres s'annoncent principalement par des attaques de paralysie qui ont lieu sur un point ou sur un autre, et qui tantôt surviennent pendant le repos et cèdent au mouvement, tantôt éclatent tout à coup pendant le mouvement et disparaissent dans l'état de repos.

Acidum nitri, *nux vomica* et *sulphur* sont les moyens à mettre en usage. Assez souvent le rhumatisme est accompagné de frissons fébriles, auxquels succède une chaleur générale et prolongée; le cheval est faible et triste, il ne se meut qu'avec peine, et il tient ses pieds ramassés sous son ventre : ordinairement alors les sabots sont chauds et douloureux à la pression. Quelques doses d'*aconitum*, suivies de l'un ou l'autre des moyens indiqués à l'article *fourbure*, doivent être prescrites en pareil cas. Il arrive parfois que, malgré l'emploi des moyens appropriés, la maladie ne cède pas; alors on fait prendre des doses un peu fortes de *bryonia* (six à huit gouttes de la quatrième dynamisation).

SATYRIASIS.

Les moyens à mettre en usage contre cette maladie sont *cantharides* et *platina*.

SEIME.

On appelle seimes les fissures qui surviennent au sabot dans le sens de ses fibres, quand il est sec et cassant, et qu'on distingue en *soies* ou *seimes en pied de bœuf*, et *seimes quartes* ou *en quartier*, suivant qu'elles attaquent le devant ou les parties latérales, les quartiers de l'ongle. Souvent la seime n'est que superficielle, et ne s'étend pas jusqu'aux parties sensibles; dans d'autres cas elle pénètre plus profondément et cause une claudication considérable, surtout celle de la première espèce.

Les moyens qu'on recommande de préférence sont : *arnica, phosphorus, sepia, silicea, squilla* et *sulphur*.

SOLBATURE.

Quand un cheval a perdu l'un de ses fers, et qu'il continue de marcher sur un chemin sec et dur, la sole devient souvent chaude et sensible, ce qui le fait boiter plus ou moins.

Cette lésion cède aisément à quelques doses d'*arnica*. Lorsque la sole est fort douloureuse, au point que l'animal craigne de poser le pied par terre, on se trouve bien d'*acidum phosphoricum*. *Rhus toxicodendron* est indiqué s'il survient de la claudication. Lux s'est servi de *belladonna* quand le pied avait été blessé par la ferrure : il va sans dire d'ailleurs qu'on doit alors changer cette dernière.

SPASME DES PAUPIÈRES.

Hyoscyamus est le moyen qu'on emploie contre l'occlusion spasmodique des paupières, qui s'observe fréquemment dans les ophthalmies périodiques, mais qu'on rencontre assez souvent aussi comme symptôme isolé. *Chamomilla* a été utile dans un cas où *hyoscyamus* n'avait produit aucun effet.

SPASME DE VESSIE.

Cette maladie consiste en une contraction spasmodique du sphincter de la vessie, qui rend l'émission de
l'urine impossible. On l'observe souvent après un refroidissement, quand les chevaux passent la nuit hors
de l'écurie, ou aussi comme symptôme secondaire
dans la colique. L'animal témoigne une grande agitation, il se tourmente presque comme dans les accès de
colique, gratte du pied, se jette par terre, se redresse
au bout de quelques minutes, et se campe souvent
pour uriner, mais sans résultat. Parfois le ventre est
gonflé, et en explorant le rectum, on trouve la vessie
fort distendue.

Aconitum et *cantharides* conviennent alors, dans la
plupart des cas : cependant *hyoscyamus* mérite la
préférence quand l'animal a passé la nuit hors de
l'écurie. *Cannabis* est un excellent moyen contre la
strangurie. *Opium* donne aussi de fort bons résultats,
surtout quand les douleurs laissent des intervalles de
repos, le pouls étant petit et à peine perceptible,
l'animal triste et comme endormi. On dit qu'*arnica* a
été plusieurs fois utile dans le cas de chaleur au sabot,
et *pulsatilla* dans celui de froid aux extrémités.

SPERMATORRHÉE.

Cette maladie, qu'on rencontre parfois chez les
étalons, et qui consiste en un écoulement de liquide
semblable à de la semence, affaiblit beaucoup l'a-
nimal quand on n'y porte pas promptement remède :
il maigrit, perd ses poils, et finit par être pris de
fièvre hectique.

China, *sepia* et *sulphur* sont les principaux moyens à employer pour la combattre.

SPLÉNITE.

L'inflammation de la rate, qui tue les chevaux presque aussi vite que le typhus, est fort rare chez eux, et diffère surtout des autres phlegmasies aiguës, en ce que la langue est brunâtre ou brune. L'appétit manque entièrement : le pouls est d'abord dur, plein et tendu, plus tard petit, mou et faible. Le regard est fixe, la tête étendue droit en avant, et quand on touche la région de la rate, l'animal donne des signes évidents de douleur : sa tête se dirige fréquemment aussi vers la partie souffrante.

Une dose d'*aconitum*, toutes les dix ou quinze minutes, suffit pour rétablir la santé, lorsqu'on y a recours au moment même de l'apparition de la maladie. S'il y a respiration profonde, avec agitation du corps entier, c'est le cas d'employer *belladonna*, alterné avec *aconitum*. *Nux vomica*, également alternée avec *aconitum*, convient lorsque le cheval se regarde souvent le flanc. Quand la couleur brunâtre de la langue devient plus foncée, on donne *arsenicum*, à titre de moyen intercurrent. *Pulsatilla*, *mezereum*, *plumbum* et *spigelia* se sont montrés utiles aussi. *Laurocerasus* a réussi presque instantanément dans un cas opiniâtre, où le pouls était petit, le regard fixe, la tête dirigée en haut, et où l'animal insensible, tressaillait aussitôt qu'on touchait l'endroit malade : cependant, comme les moyens précédents avaient déjà été mis en usage, on reste dans le doute de savoir s'ils n'ont pas contribué aussi pour leur part à cette guérison rapide.

STRANGURIE.

Dans cette maladie, l'animal éprouve des douleurs vives lorsqu'il veut uriner. L'urine, qu'il rend en petite quantité, est tantôt claire, tantôt rouge, parfois même sanguinolente. Le cheval piétine, et semble se disposer à se coucher, mais il le fait rarement : il remue horizontalement la queue, éprouve de l'agitation dans le train de derrière, et fait en gémissant de vains efforts pour débarrasser sa vessie. S'il n'y parvient pas, on emploie les moyens déjà indiqués (*Voyez* SPASME DE VESSIE); s'il y réussit, on lui administre *acidum phosphoricum*, *pulsatilla* et *nitrum*, quand l'urine est claire comme de l'eau, et ne sort qu'avec de vives douleurs; *staphysagria*, lorsqu'elle est rougeâtre, et que les flancs sont troussés; *ipecacuanha*, dans le cas d'urine sanguinolente; *sulphur*, dans l'hématurie chronique; *acidum nitri*, lorsque l'urine sort froide.

SUEUR.

Quelquefois le moindre mouvement suffit pour mettre un cheval en sueur.

Dans plusieurs cas, j'ai fait cesser cette infirmité au moyen de *nux vomica*, de *mercurius vivus* et de *sulphur*, à chacun desquels je laissais cinq à six jours pour épuiser son action. Un de mes amis l'a guérie complètement par *sepia*. On assure que *natrum muriaticum* a été aussi fort utile contre elle.

SUPPURATION.

Le pus est incontestablement le meilleur topique;

élaboré par la force vitale, dans la plaie elle-même, il sert principalement à disgréger les parties contuses ou autrement lésées, à procurer l'élimination des corps étrangers, comme esquilles, etc., et à disposer les bords de la plaie à se réunir par le moyen de bourgeons charnus. C'est donc une grande erreur que de vouloir l'enlever; il diminue de lui-même à mesure que ces bourgeons se développent, et disparaît enfin lorsque les bourgeons ont acquis assez de consistance pour constituer le tissu d'une cicatrice. A la vérité, pour remplir sa destination, il a besoin d'être de bonne qualité. Le cas où ses caractères ne sont pas tels qu'ils devraient être, est le seul dans lequel l'art doive inter-venir, tant pour faciliter la guérison de la plaie elle-même, que pour garantir et préserver les parties voisines.

Les moyens auxquels on a recours alors sont : *arnica*, à l'intérieur et à l'extérieur, dans les plaies, etc., de toute espèce; *mercurius vivus* et *asa fœtida*, dans les ulcères qui sécrètent un pus liquide et fétide; *arsenicum*, dans ceux qui ont des bords durs et renversés, avec douleur, inflammation et pus de mauvaise odeur; *chamomilla*, *sepia* et *arsenicum*, lorsqu'il naît des chairs luxuriantes; *silicea*, quand le pus est épais et de mauvaise couleur; *acidum phosphoricum*, lorsqu'à la suite d'une plaie, la peau contracte des adhérences avec les os.

SURCHARGE DE L'ESTOMAC.

La surcharge de l'estomac, qui peut entraîner la gastrite, ou d'autres conséquences fâcheuses, n'est pas rare chez les chevaux auxquels on donne trop de grain, ou qui ont trouvé le coffre à l'avoine ouvert. On la reconnaît aisément à ce que l'animal s'éloigne de la mangeoire, signe par lequel il annonce la répugnance que lui inspire la nourriture.

Coffea cruda est le meilleur moyen dans tous les cas. Si l'on a trop attendu, c'est à *antimonium crudum* qu'il faut recourir. Quand il y a en même temps constipation, *nux vomica* convient. *Pulsatilla* est indiqué lorsqu'il survient de la diarrhée, cas dans lequel *arsenicum* est aussi d'un grand secours.

SUROS.

On donne ce nom à une exostose indolente, plus ou moins volumineuse, qui survient, ordinairement par suite d'une contusion, au-dessous du genou des jambes de devant, endroit où elle ne gêne pas la marche de l'animal, tandis que plus haut elle entraînerait toujours la claudication.

Je suis plusieurs fois parvenu à guérir des suros récents, par le moyen d'*arnica*, à l'intérieur et à l'extérieur. Si la tumeur est ancienne, on a de la peine à la faire disparaître, et fort souvent on n'y réussit pas. *Acidum phosphoricum, arnica, silicea, china* (ce dernier aussi à l'extérieur) sont les médicaments à l'aide desquels on recommande de l'attaquer.

SYNCOPE.

Après de fortes hémorrhagies nasales, après une plaie qui a entraîné une grande perte de sang, il survient quelquefois une syncope incomplète : le cheval, très-faible, chancelle et tremble ; il se couvre de sueur froide, et parfois s'affaisse sur lui-même; mais, étendu à terre, il remue encore les membres, et bientôt il se ranime.

Une dose de *china* produit ici les meilleurs effets. Lorsque le même phénomène survient à la suite d'un travail immodéré, qui a été poussé au delà du temps des repas, et que l'animal a reçu peu de nourriture, *pulsatilla* est efficace. Cependant il y a des cas aussi où l'on observe une syncope complète chez le cheval qui, après avoir chancelé un peu, tombe à terre, privé de connaissance et comme mort, restant étendu sans mouvement, sans voix, sans convulsions, avec froid au nez, aux oreilles et aux pieds. En pareille circonstance, *sepia* a été plusieurs fois d'un grand secours. Lorsqu'en tombant le cheval éprouve des convulsions, c'est une attaque d'*épilepsie*. *Voyez* ce mot.

TAUPE.

On donne ce nom à une tumeur considérable et fort douloureuse, qui se développe, rarement sous l'influence de causes externes, la plupart du temps par l'effet de causes internes, immédiatement derrière les oreilles, à l'union du cou avec la tête. C'est toujours une maladie grave, attendu que non-seulement la tumeur dégénère fort souvent en ulcères, presque toujours de mauvais caractère, mais encore qu'il n'est pas rare que, par des trajets fistuleux, elle intéresse les muscles, les ligaments, les os, la moelle épinière, le cerveau, et amène ainsi la mort de l'animal.

On commence le traitement par plusieurs doses d'*aconitum*, qui suffisent fréquemment pour faire disparaître la tumeur, du moins lorsqu'il n'y a encore qu'une inflammation simple. Viennent ensuite *arnica*, *mercurius vivus*, *plusatilla* et *sulphur*. Quand ces moyens ne suffisent pas, on emploie ceux qui ont été déjà indiqués(*Voy.* Abcès.)

TÉTANOS.

Le tétanos est une maladie extrêmement dangereuse, qu'on n'observe guère que chez les chevaux et les cochons; car elle survient très-rarement chez les autres animaux domestiques. Il consiste en un spasme particulier des mâchoires, et souvent aussi du corps entier. Les mâchoires sont tellement serrées, qu'on les briserait plutôt que de les écarter l'une de l'autre. Au début de la maladie, qui commence toujours par des symptômes légers de colique, avec mouvements de la queue, l'animal a de la peine à ouvrir la bouche; peu à peu les oreilles deviennent raides, les yeux sont largement ouverts et distors, le col est raide et immobile; bientôt le spasme envahit le corps entier; l'animal est raide partout; les muscles sont durs comme du bois, la respiration est accélérée et bruyante, et une sueur froide couvre le corps de l'animal, qui ressemble parfaitement à un cheval de bois. Nulle puissance alors ne parviendrait à ouvrir la bouche; le nez forme un cône dur; le cheval, incapable de faire le moindre mouvement, se tient debout, les jambes fort écartées, et meurt enfin d'inanition, du huitième au dixième jour. Mais la maladie ne débute pas toujours par le trisme des mâchoires : souvent aussi elle commence par un spasme des muscles de la région postérieure, qui s'étend peu à peu aux parties antérieures du corps, et qui atteint son plus haut degré lorsque les mâchoires se serrent. Le premier cas arrive surtout quand, par un temps humide et nébuleux, l'animal a été blessé dans une partie très-sensible et riche en nerfs, notamment aux articulations ou aux pieds. Le second s'observe lorsque le cheval, d'ailleurs prédisposé, a éprouvé un grand refroidissement après s'être fort échauffé. Mais, sans doute que beaucoup d'autres causes encore contribuent à produire cette maladie, qui, la plupart du temps, attaque des chevaux de race, et qu'on ne reconnaît en général que quand elle a fait déjà de grands progrès.

Les tentatives de l'allopathie ont eu bien peu de succès jusqu'ici. L'homœopathie a été plus heureuse. *Nux vomica* est un spécifique dont l'efficacité ne s'est jamais démentie dans aucun cas. On l'administre à doses répétées, d'abord plusieurs fois pas jour, ensuite tous les deux ou trois jours. S'il reste de la raideur dans les jambes, on prescrit *arsenicum*, après quoi il convient presque toujours de revenir à *nux vomica*. Dans certains cas, où l'animal n'avait pas recouvré l'appétit, on s'est bien trouvé d'*ipecacuanha*. *Belladonna*, *mercurius vivus* et *veratrum* ont aussi été utiles plus d'une fois.

OBSERVATION par *Genzke*. — *Zooiasis* de LUX. A la suite d'une course, un cheval devint tellement raide pendant la nuit, qu'à peine pouvait-il faire un seul pas. En l'examinant, je le trouvai atteint du tétanos; il avait le cou tendu, et les jambes, celles surtout de derrière, fortement écartées; le dos, sur le millieu duquel se voyait une tumeur circonscrite, douloureuse, formait une ligne droite; la queue pendait un peu à droite. Les parties musculaires atteintes de contraction tétanique étaient raides et fort dures au toucher, sur-

tout celles du dos, des cuisses et des flancs, moins
toutefois que celles des jambes et du cou. Si l'on obli-
geait l'animal à se mouvoir, il le faisait avec une raideur extraordinaire, et si on le mettait au trot, la
sueur ne tardait pas à se déclarer, avec accélération
de la respiration. En même temps, rougeur de la muqueuse nasale et des conjonctives; pouls un peu plein,
mais pas très-fréquent; respiration pénible et accélérée, avec ampliation des naseaux; peau tendue et
sèche; l'animal fientait rarement; les crottins étaient
petits et secs. Une circonstance favorable, c'est qu'il
n'y avait point encore trisme des mâchoires, ou
que du moins il était peu prononcé, car l'animal
pouvait encore mâcher sans peine du foin court, et
l'avaler sans difficulté; il conservait aussi un appétit
modéré; il avait fait la veille une course par une
pluie abondante, ayant le vent du nord-est au nez.

Comme la belladone s'est souvent montrée spécifique dans des maladies spasmodiques analogues,
chez l'homme, je fis prendre à l'animal quatre gouttes
de la douzième dilution, avec du sucre de lait. Le lendemain, je n'observai aucun changement dans les
phénomènes morbides, et j'administrai une nouvelle
dose de la sixième dilution. Mais l'effet ayant encore
été nul, je reconnus qu'un état tétanique général
dans lequel l'animal conserve sa connaissance et
l'usage de tous ses sens, doit être fort rare chez
l'homme, et que la belladone s'est montrée efficace
seulement dans le cas où le tétanos était accompagné
d'une perte totale de connaissance. La noix vomique
présentait, au contraire, la plus grande ressemblance
avec le cas en question, sous le rapport des spasmes
tétaniques, si l'on en juge au moins d'après diffé-

rentes expériences faites sur des animaux ; et, de plus, elle s'accordait davantage avec les autres phénomènes. J'en donnai donc cinq gouttes de la troisième dilution. L'après-midi du même jour, j'observai de brèves contractions dans les flancs, semblables à celles que des commotions galvaniques auraient produites, ce qui me parut d'un bon augure, en me faisant espérer une réaction favorable de la force vitale. Vers le soir, une sueur douce et uniforme s'établit par tout le corps ; mais elle dura peu, et l'animal se sécha pendant qu'on le bouchonnait. Le lendemain, l'état général semblait amélioré ; la respiration ne se faisait plus avec tant d'efforts ; les muscles des flancs et du dos n'étaient plus si raides, mais le mouvement volontaire des cuisses n'avait lieu encore qu'avec de grandes difficultés ; il y avait eu émission copieuse d'urine jumenteuse et de fréquentes déjections. Répétition de la même dose. Le surlendmain, diminution considérable de tous les accidents ; amollissement de tous les muscles atteints de spasme ; l'animal a plus de facilité pour tourner le cou et remuer les jambes, qui sont moins divergentes pendant la station ; respiration presque normale ; pouls plein et régulier ; pas plus de 45 pulsations par minute ; appétit bon. Depuis lors jusqu'au troisième jour ensuite, laps de temps pendant lequel furent administrées encore deux doses de noix vomique, l'amélioration marcha avec une rapidité incroyable, sans la moindre récidive, de sorte qu'au bout de six jours l'animal était parfaitement guéri.

TIC.

On appelle *tic* la mauvaise habitude qu'ont certains

chevaux pendant qu'ils mangent, ou après avoir mangé, d'appuyer les dents incisives du haut sur la mangeoire ou tout autre corps solide, en faisant entendre un bruit particulier qui vient du fond du pharynx. Ce vice a pour résultat d'user les bords antérieurs des dents. Outre ce défaut, qu'on nomme *tic d'appui*, il en existe un autre, le *tic d'ours*, dans lequel l'animal n'appuie pas ses dents, et se contente de balancer la tête, le corps ou les jambes. Le tic est toujours la suite d'une maladie de l'estomac, et il annonce un trouble de la digestion. C'est ce qui explique l'état de maigreur dans lequel finissent par tomber les chevaux qui en sont atteints.

Nux vomica et *arsenicum* sont les principaux moyens à lui opposer. On a remarqué que les jeunes chevaux placés à côté d'un vieux cheval tiqueur étaient sujets à contracter ce vice par imitation. En pareil cas, il suffit presque toujours d'éloigner d'eux tous les objets contre lesquels ils pourraient s'appuyer.

TOUX.

La toux est un symptôme commun dans diverses maladies, par exemple dans la pousse, la gourme, la pneumonie, etc. En pareil cas, elle disparaît sous l'influence du traitement approprié à l'état maladif général. Mais la chose n'a pas toujours lieu, et parfois la toux persiste après la guérison de la maladie principale. Il y a aussi des circonstances, rares à la vérité, où un cheval, sans être affecté d'aucune autre maladie, se trouve pris d'une toux chronique.

Lorsque la toux n'est compliquée d'aucune autre affection des poumons, les principaux moyens à lui opposer sont les suivants : *dulcamara*, si elle s'est déclarée à la suite d'un refroidissement; *squilla*, alternée avec *bryonia*, si elle exige des efforts et coupe la respiration; *ammonium muriaticum*, *bryonia* et *cuprum*, quand elle est ancienne; *belladonna* et *drosera*, lorsqu'elle a le caractère chronique; *hyoscyamus*, quand elle revient par quintes fréquentes; *nux vomica*, lorsqu'elle est sèche, ou qu'elle reparaît tous les deux jours; *pulsatilla*, quand elle est sèche, fréquente, avec défaut d'appétit et sécheresse des crottins; *chamomilla*, si elle est sèche, avec diarrhée; *cuprum*, si elle est ancienne et sèche, revient par quintes, et fait perdre à l'animal sa gaîté et son embonpoint; *lycopodium*, quand le cheval bâille avant de tousser ou après; *sulphur* et *spiritus sulphuratus*, lorsque la toux est âpre et surtout opiniâtre; *aconitum* et *arsenicum* quand elle survient après que l'animal a bu.

TUBERCULES.

Indépendamment des moyens déjà indiqués (*voyez* EXANTHÈMES, GOURME, TAUPE, ABCÈS, etc.), *ledum*, et, dans les cas opiniâtres, *silicea*, ont plus d'une fois déployé un grand pouvoir. On doit aussi avoir égard à *bryonia* et *dulcamara*, dans les tubercules qui succèdent à un refroidissement; *aconitum*, contre les boutons de chaleur; *arnica* et *urtica urens*, dans les tubercules qui succèdent à des piqûres d'insectes; *arsenicum*, dans ceux qui surviennent sur différents points du corps, avec mauvaise digestion; *arnica* (quelques doses), et ensuite *mercurius vivus*, dans les tubercules froids, indolents; *baryta carbonica*, dans ceux qui siégent à la mâchoire inférieure; *staphysagria*; dans ceux qui causent des démangeaisons, et surtout ceux qui naissent au bord des paupières. *Arnica* a toujours réussi dans les tuméfactions déterminées par une contusion ou toute autre lésion extérieure.

TUMEURS FROIDES.

Les tumeurs froides, assez souvent fort considérables, ayant la dureté du cartilage, et douloureuses seulement lorsqu'on les comprime avec force, qui surviennent quelquefois à la cuisse des chevaux, ne manquent jamais de céder, en trois semaines ou un mois, à un traitement homœopathique.

On administre d'abord deux ou trois doses d'*arnica*, à trois ou quatre jours d'intervalle. Ce moyen a pour effet ordinaire de rendre la tumeur douloureuse, et de la ramollir, au moins partiellement. Quelques doses de *mercurius vivus* la font ensuite ouvrir, ou la rendent assez molle pour qu'on puisse en pratiquer aisément l'ouverture. Deux doses de *silicea* terminent le traitement.

TUMEURS A LA TÊTE.

Les tumeurs à la tête, qui proviennent, tantôt d'une lésion extérieure, tantôt d'un refroidissement ou d'une maladie interne, sont les unes dures et les autres spongieuses, ici aqueuses, là chaudes et tendues, parfois crépitantes sous le doigt.

Les principaux moyens à employer sont, en général, *aurum*, *arsenicum*, *mercurius vivus*, *sulphur* et *acidum sulphuricum*. Les tumeurs causées par une lésion externe sont combattues par *arnica*, *symphytum*, et *acidum sulphuricum* ; les tuberculeuses, par *angustura* ; les

chaudes et tendues, par *bryonia ;* les froides et crépitantes, par *belladonna ;* celles qui sont petites et nombreuses, par *ledum.*

TUMEURS SANGUINES.

Les tumeurs dues à un épanchement de sang dans
le tissu cellulaire, par exemple, au déchirement d'un
petit vaisseau superficiel, à la suite d'un coup, d'une
chute, etc., sont des accidents fort peu importants,
lorsque la quantité de sang épanché n'est pas considérable.

Cependant, comme elles déterminent quelquefois
de la suppuration, on ne doit pas négliger de leur
opposer des fomentations avec l'eau d'*arnica*, en
même temps qu'on fait prendre quelques doses d'*arnica* à l'intérieur.

TYPHUS.

Le typhus est infiniment plus rare chez les chevaux
que chez les bêtes à cornes et les cochons : cependant
on l'observe quelquefois pendant les chaleurs de l'été.
Voici le tableau des accidents qu'il détermine : la maladie débute souvent par la tristesse ; ensuite on remarque que les yeux deviennent troubles et fixes ; la
respiration est plus profonde que de coutume ; l'animal gémit, la gorge est chaude, la langue couverte
d'un enduit blanc ; les oreilles sont froides, ainsi que
les pieds ; il y a perte de l'appétit, ou grande voracité,
et grincement de dents ; l'haleine est froide et fétide ;
un mucus de mauvaise couleur s'échappe du nez ; des
gargouillements se font entendre dans le ventre ; par-

fois les jambes de derrière enflent, ou il survient, soit
au ventre, soit sur le devant de la poitrine, de faibles
tumeurs qui grossissent ou qui disparaissent avec rapidité, ce qui est promptement suivi de la mort. Il
apparaît aussi, à la partie interne des cuisses, des vésicules ou des pustules, d'où s'écoule une sérosité sanguinolente : il sort du sang par le nez, signe toujours fâcheux, car les chevaux ne tardent pas à tomber morts.
La tête est portée très-bas ; les pieds sont ramassés sous
le ventre, le poil est piqué ; de la chaleur alterne avec
du froid, puis survient une chaleur brûlante ; la peau
tressaille ; il s'établit une sueur froide et visqueuse ; les
yeux rougissent, et sont sensibles à la lumière ; l'ouïe
est diminuée ; le ventre devient ballonné et tendu. Un
mucus gluant s'amasse dans les coins des yeux ; des
mucosités brunes, noirâtres, sanguinolentes, coulent
par le nez, et un ichor fétide par le rectum. Les tressaillements de la peau et le météorisme vont toujours
en augmentant : il se développe souvent de l'enflure
sous la ganache, à la poitrine, aux jambes, sur le dos,
aux fesses. La tuméfaction de la tête s'accroît parfois
beaucoup et jusqu'au point de rendre l'animal dif-
forme, la mastication et la déglutition impossibles.
Les membres sont paralysés, lorsque la tuméfaction y
a établi son siége. Chez certains animaux, on observe
des symptômes d'encéphalite ou de vertige : ils poussent sans cesse le corps en avant, appuient leur tête
sur le ratelier, trépignent, ou frappent du pied, ou
sont constamment plongés dans un état de stupeur,
d'hébétude. D'autres donnent des signes de colique,
avec constipation ; ils grattent du pied, se roulent, sont
tristes, et enflent çà ou là. Quelques-uns ont beaucoup
de peine à respirer, éprouvent une toux sourde et

douloureuse. La moindre pression à la région abdominale leur est très-sensible, et augmente la toux :
ils ne peuvent se coucher; une gouttière profonde se
dessine le long des fausses côtes, à chaque inspiration :
il survient de nouvelles éruptions et tuméfactions; des
ulcères rongeants se forment à la langue. On compte
parmi les signes dominants du typhus chez les chevaux un écoulement rougeâtre par le nez, ce qui a fait
désigner la maladie sous le nom de *morve aiguë*. Le
pouls est petit, faible et très accéléré (70 à 80 pulsations par minute). Le sang est noirâtre, les veines son
très-gonflées, et les battements du cœur presque toujours insensibles. Aux approches de la mort, on remarque presque constamment un écoulement sanguinolent par l'anus et une écume sanglante autour des
naseaux. Le typhus suit une marche rapide ou lente.
Dans le premier cas, où il se termine par la mort en
vingt-quatre heures au plus, il a pour signes précurseurs le froid aux jambes, celles de devant surtout, le
froid aux oreilles et une démarche un peu vacillante
au train de derrière : il commence par un violent
tremblement; l'animal frissonne, il éprouve une
grande anxiété, sa respiration est rapide et difficile,
il tousse, il se jette par terre, et alternativement reste
tranquille et triste, comme frappé de stupeur, ou ges-
ticule comme un cheval atteint de vertige, ou témoigne des coliques, accompagnées de constipation,
se roule et enfle en divers points. L'écoulement rougeâtre par le nez est ici un symptôme dominant. La
mort a lieu au milieu de convulsions, souvent avec
distorsion du cou. Dans l'autre cas, où la mort, surve-
nant au milieu des symptômes de l'état aigu, tarde
rarement plus de sept jours, les prodromes plus ou

moins sensibles sont : défaut de chaleur vitale par tout le corps, principalement aux extrémités, abattement et tristesse, lenteur à manger, avec grincements de dents et respiration profonde. Quand la maladie éclate, certains animaux ne mangent plus du tout : d'autres conservent de l'appétit jusqu'à la mort; ils vacillent et tremblent, au milieu d'un frisson fébrile général et d'une chaleur brûlante, et l'on voit paraître les symptômes énumérés dans la forme aiguë. La plupart du temps, dans cette forme lente (jamais dans l'aiguë), il survient, en diverses parties du corps, des tumeurs (charbons ou bubons), tantôt diffuses et crépitantes lorsqu'on appuie la main dessus, tantôt circonscrites. Ces tumeurs, d'abord très-petites, se développent souvent avec une grande rapidité : elles sont dures, froides, parfois aussi lardacées, spongieuses et chaudes. Leur siége et leur nombre varient : cependant, il n'en survient d'ordinaire qu'une seule. Lorsque cette tumeur rentre, la mort a lieu subitement. Quelquefois, elle s'ouvre d'elle-même, et laisse échapper une sanie rougeâtre. Les bords livides de l'ulcère sont durs et renversés ; la substance intérieure des tumeurs est spongieuse, fibreuse, lardacée.

L'homœopathie, quand elle est appliquée à temps guérit la maladie d'une manière aussi sûre que prompte. Le moyen qu'elle emploie pour cela est *arsenicum*. Lorsqu'on aperçoit les prodromes du typhus, on en fait prendre une ou deux doses, qui suffisent la plupart du temps. Si la maladie est déjà développée, il faut répéter le médicament toutes les dix minutes ou tous les quarts d'heure, jusqu'à parfaite guérison. On s'est bien trouvé aussi d'*anthrax*, dans un grand nombre de cas.

VARICE.

Dilatation locale de la veine saphène, dans l'endroit où elle passe sur la face interne de l'articulation. C'est une tumeur molle, élastique, souvent produite par de grands efforts de tirage, et qui cause fréquemment de la douleur et de la claudication.

Rhus toxicodendron est le moyen curatif : on y fait succéder *ledum*, après un certain laps de temps. *Phosphorus* et *acidum phosphoricum* se sont aussi montrés efficaces.

VERRUES.

Ces excroissances, diversement configurées, lisses, arrondies, et de volume variable, qui succèdent parfois à des irritations extérieures de la peau, contusion, etc., dépendent bien plus fréquemment d'une cause interne. Les unes sont dures et sèches, les autres molles, spongieuses, humides, et plus ou moins douloureuses.

Les principaux moyens à employer contre les premières sont *dulcamara* et *sulphur*, dont une seule dose suffit souvent pour les faire disparaître au bout d'un petit nombre de jours, en quelque région du corps qu'elles soient survenues. S'il se produit autour d'elles une zone ulcérée, à bords renversés, *arsenicum* est spécifique, de même que *causticum* est utile dans celles qui saignent, qui suppurent et qui occasionnent de la douleur. *Thuja* à l'intérieur et aussi la forte teinture à l'extérieur, est spécifique contre les grosses verrues croûteuses, lobées, humides, suppurantes, et d'un aspect dégoûtant. *Sepia* a aussi rendu de grands services en pareil cas. *Calcarea carbonica* convient contre les petites, mais nombreuses verrues, qui se mánifestent aux lèvres surtout.

VERS.

Les vers, qu'on rencontre souvent en quantité innombrable dans l'organisme vivant, sont toujours le produit d'une psore profondément latente. Ils se voient surtout chez les chevaux mal nourris, ou chez les poulains qui ont été sevrés de trop bonne heure (1). On en distingue plusieurs espèces :

1° Les larves d'œstres, qui habitent les unes dans l'estomac, les autres dans le rectum, et qu'on voit souvent pendre au dehors de l'anus : l'animal qui en est atteint gratte la terre des pieds de devant, pousse son corps en avant sur la mangeoire, appuie sa tête, et a le regard farouche.

China, nux vomica et *marum verum* sont, à ce qu'on assure, les moyens propres à triompher des coliques violentes qui ont fréquemment lieu en pareil cas ;

2° Les lombrics, qui habitent dans les intestins grêles ; la rétraction des flancs est à peu près le seul signe qui annonce leur présence.

China, mercurius solubilis et *absinthium* mettent fin aux symptômes qu'ils déterminent ;

3° Les ascarides, dont le principal séjour est le rectum, et qui portent le cheval à se frotter souvent le derrière.

(1) *Voy*. Davaine, *Traité des ontozoaires et des maladies vermineuses*. Paris, 1860.

Digitalis et *ignatia amara* sont spécifiques contre eux : s'ils rendent le cheval furieux, on administre *stramonium* ;

4° Les fascioles, qu'on rencontre quelquefois dans le foie et les conduits biliaires. Leur présence est annoncée par la teinte jaune des yeux du cheval, qui se repose volontiers sur la jambe gauche de derrière, fort avancée sous le ventre.

Graphites, petroleum et *murias magnesiæ* sont les meilleurs moyens ici.

Une seule circonstance peut donner la certitude qu'un cheval nourrit réellement des vers, c'est quand on en trouve dans les matières fécales. On regarde cependant aussi comme un signe à peu près assuré lorsque l'animal abaisse souvent la lèvre inférieure.

Le principal moyen contre tous les accidents causés par la présence des vers, est *china* (plusieurs doses), après lequel on administre *sulphur*, qu'il faut continuer pendant longtemps, en le répétant tous les six ou huit jours. On vante encore *argilla*, lorsqu'il y a alternatives de diarrhée et de constipation, *murias magnesiæ*, quand la constipation revient périodiquement, *sepia*, lorsque les déjections alvines sont précédées et suivies de rétraction des flancs, *petroleum*, quand l'animal boite de temps en temps.

VERTIGE.

On entend par vertige une maladie chronique du cheval, qui s'annonce principalement par un trouble des facultés sensitives, d'où proviennent des dérangements dans les fonctions ordinaires de la vie. On a écrit bien des choses inutiles touchant le siége proprement dit du mal ; aujourd'hui, la plupart des vétérinaires s'accordent à en chercher la cause prochaine, non pas, comme autrefois, dans le cerveau, mais dans les organes du bas-ventre, et à regarder l'affection cérébrale comme purement secondaire. Le vertige succède souvent à une encéphalite aiguë, dont l'intensité a diminué jusqu'à un certain degré ; mais, très-fréquemment aussi, il survient sans avoir été précédé d'inflammation du cerveau. Du reste, il reconnaît les mêmes causes qu'elle, l'insolation, le séjour des écuries chaudes et mal aérées, un refroidissement, une fatigue extrême, des coups et des heurts à la tête, une nourriture malsaine ou trop abondante, proportionnellement à l'exercice. La crainte des châtiments, surtout de l'éperon, y donne parfois lieu, chez les animaux sensibles et irritables. Certains chevaux y ont une prédisposition héréditaire, et les juments passent pour y être plus sujettes que les étalons. Du reste, on ne l'observe guère que pendant la saison chaude, et comme c'est ordinairement au début de l'été qu'il commence à se montrer, il disparaît presque toujours en automne, du moins quant à ses principaux symptômes. Ceux-ci sont les suivants : le cheval, jusqu'alors vif et actif, commence tout d'un coup à se montrer lent et paresseux ; il est triste, et se tient de préférence dans le coin le plus obscur de l'écurie, les yeux ternes, le regard fixe et stupide, les paupières à demi closes, sans faire attention à rien, s'oubliant lui-même, et comme endormi, la tête pendante jusqu'à terre, ou appuyée sur la mangeoire, sur le ratelier. Sa démarche est lourde, lente, incertaine : il lève les pieds très-haut, et pose à terre la sole entière, soulevant et baissant les membres d'une manière purement machinale, et comme à son propre insu. Il montre beaucoup de maladresse à se retourner, et l'on ne peut le faire reculer, ou l'on y parvient qu'en lui abaissant beaucoup la tête et la secouant de côté. Ordinairement aussi il appuie d'un côté en marchant. Pour mieux se maintenir en équilibre, il place volontiers ses jambes de devant sous le corps, et il remue ses oreilles d'une manière particulière, et en arrière. A mesure que la maladie fait des progrès, il devient de moins en moins sensible aux impressions du dehors : on peut lui saisir les oreilles, lui marcher sur les sabots, lui mettre les jambes en croix, sans qu'il se défende. La mastication s'exécute avec lenteur; il prend de temps en temps une bouchée de fourrage, la mâche, en avale une partie, mais conserve le reste dans sa bouche. Il aime mieux prendre sa nourriture par terre que partout ailleurs, et en buvant il enfonce sa tête dans l'eau, jusqu'au-dessus des narines. Pendant et après des mouvements un peu violents, l'état s'aggrave beaucoup et les signes d'une insensibilité complète deviennent de plus en plus prononcés. L'animal court en aveugle jusqu'à ce qu'un obstacle l'arrête, ou tourne en rond, ou reste tranquille, la tête basse et les jambes ramassées sous le corps, sans pouvoir changer cette attitude insolite, à moins qu'on ne l'y aide. Jamais il n'y a de fièvre : le pouls est souvent de huit à dix pulsations plus lent que dans l'état normal. De même aussi la respiration est constamment lente, profonde, et assez souvent suspirieuse. Dans presque tous les cas, la langue est sale, et la bouche sèche ou pâteuse.

Quant au traitement, les moyens qui m'ont le plus réussi sont *chamomilla* (quelques doses), puis *sulphur,* et *nux vomica*. Dans un cas particulier où, indépendamment des symptômes propres au vertige, la conjonctive, la langue et la bouche étaient jaunes, le cheval fléchissait souvent les jambes de devant, se couchait rarement, rendait des crottins durs, et pissait peu ; je me trouvai bien de *nux vomica*, avec *sulphur*, comme traitement consécutif. D'autres se sont servi, la plupart du temps, de *pulsatilla* : cependant ils ont obtenu aussi de bons effets de *veratrum album*, dans beaucoup de circonstances : on employait *nux vomica* quand le cheval appuyait à gauche, et *arnica* quand il appuyait à droite. On est parvenu à guérir plusieurs chevaux à l'aide de *belladonna*, et l'on en a sauvé un, regardé comme perdu, en lui faisant prendre *belladonna*, *hyoscyamus* et *nux vomica*. On a constaté l'utilité de *digitalis* et d'*opium* dans les cas légers de vertige, où l'on s'est bien trouvé aussi d'*arnica*. Une fois, on a prescrit *veratrum album* pendant huit jours, deux fois par jour, et ensuite *stramonium*, employé de la même manière ; le cinquième jour, l'animal était guéri. Très-probablement il convient toujours de recourir à *sulphur*, comme traitement consécutif.

YEUX (MALADIES DES).

Les diverses maladies des yeux peuvent être rapportées à trois catégories : 1° inflammation des parties qui constituent ces organes ; 2° obscurcissement de celles qui, dans l'état normal, sont transparentes ; 3° diminution ou abolition de la faculté inhérente au nerf optique et à la rétine.

Pour bien faire comprendre ce que j'ai à dire de ces maladies, il est bon de donner un aperçu rapide de la structure et des fonctions de l'œil, quoiqu'on ne puisse arriver à une connaissance exacte de cet appareil disposé avec tant d'art que par la dissection, à laquelle ne sauraient suppléer les meilleures descriptions, fussent-elles même accompagnées de figures.

Les parties dont l'œil se compose sont distinguées en *externes* et *internes*. Les parties externes sont :

1° Les cils, qui sont simples chez le cheval, la paupière inférieure n'en ayant que très-peu ;

2° Les paupières, qui couvrent l'œil, le protégent, et en forment les deux angles, tant l'interne que l'externe ; leur rebord, d'où partent les cils, porte le nom de *cartilage tarse* ; on y remarque, ainsi qu'à la face interne des paupières, de petites glandes qui sécrètent une humeur mucoso-grasse, destinée à empêcher qu'elles ne frottent rudement sur l'œil, et à faciliter leurs mouvements ;

3° La glande lacrymale, située à la partie supérieure de la paupière, dans l'angle externe de l'œil ; elle sécrète les larmes, que plusieurs petits conduits, appelés lacrymaux, font parvenir sur la face interne de la paupière supérieure ;

4° A l'angle interne de l'œil se trouve la caroncule lacrymale, petit corps glandiforme, sur les côtés duquel sont placées deux petites ouvertures, les points lacrymaux, orifices d'un conduit membraneux qui pénètre, par un petit trou, dans l'os lacrymal, et s'étend jusqu'à la partie inférieure du canal nasal, où l'on peut l'apercevoir aisément chez le cheval ; dans l'homme, les points lacrymaux aboutissent à un petit sac membraneux d'où part le canal lacrymal ; mais les choses ne se passent point de même chez l'espèce chevaline ;

5° A l'angle interne de l'œil existe aussi un corps cartilagineux, la paupière nictitante, que les muscles de l'œil peuvent tirer sur la surface entière de ce dernier : le cheval s'en sert comme d'une troisième paupière, pour débarrasser son œil de la poussière et autres corps ;

6° La face interne des paupières est tapissée d'une membrane, appelée *conjonctive*, qui couvre aussi le blanc de l'œil. Cette membrane est parsemée de nombreux vaisseaux sanguins, que l'inflammation rend sur-le-champ visibles. La conjonctive rougit aussi plus ou moins dans les maladies inflammatoires internes, ce qui fait qu'on doit soigneusement prendre ce symptôme en considération lorsqu'il s'agit de tracer le tableau d'une maladie.

Le globe de l'œil est maintenu en place, non-seulement à sa partie postérieure par le gros nerf optique, mais encore de tous les côtés par des muscles ligamentiformes, qui lui permettent de se mouvoir en tous sens. Il se compose de quatre membranes et de trois humeurs. On trouve d'abord, à sa partie antérieure, une membrane circulaire et hyaline, formant une saillie particulière, à laquelle sa consistance a fait donner le nom de *cornée*, et qui, chez le cheval, occupe une plus grande partie du globe oculaire que chez l'homme. Lorsqu'on enlève cette membrane, il s'écoule un liquide, appelé humeur aqueuse et l'on aperçoit l'iris : celui-ci est une sorte de rideau musculeux, percé dans son milieu d'une ouverture, à laquelle on donne le nom de pupille. Il ne tient point à la cornée, comme les apparences pourraient le faire croire, mais se trouve uni à son bord avec la choroïde, et il est tendu derrière la cornée, comme le cadre d'une montre l'est derrière le verre. Dans l'œil humain, la pupille est noire et ronde; chez le cheval, elle est d'un blanc foncé et ovale, avec son plus grand diamètre parallèle à l'horizon tandis que, chez certains autres animaux, les chats par exemple, son grand axe a une direction verticale. L'humeur aqueuse donne à la cornée sa convexité, et permet à l'iris, qui y flotte, d'accomplir ses fonctions. En effet, l'iris est composé de deux couches de fibres musculaires, dont l'une rétrécit la pupille, tandis que l'autre la dilate. Le premier de ces phénomènes a lieu sous l'influence de la lumière, le second dans l'obscurité, ce dont il est facile de s'assurer en examinant l'œil du cheval, d'abord dans un coin de l'écurie, puis immédiatement au grand jour. Dans certaines maladies, la pupille a perdu la propriété de se dilater; c'est pourquoi on doit s'attacher à en bien constater l'état toutes les fois que l'animal est malade. Après avoir enlevé l'iris, on découvre un corps biconvexe, parfaitement transparent, le cristallin, renfermé dans une capsule membraneuse, entre laquelle et lui se trouve une petite quantité de liquide. Ce corps et la rétine sont les parties les plus importantes de l'œil; car, sans cristallin, aucune image régulière d'objet ne pourrait se produire, et sans rétine, l'animal ne percevrait pas l'image des objets. L'utilité du cristallin consiste à réunir les rayons lumineux qui tombent dans l'œil, et à leur faire subir une réfraction, qui les concentre en un seul foyer, sur la rétine. Pour que la vue soit complète, il faut que ce foyer puisse varier, c'est-à-dire que le cristallin ait la faculté de se mouvoir en avant et en arrière, suivant qu'il s'agit de voir un objet proche ou éloigné. Quand cette mobilité n'existe pas, il en résulte l'une ou l'autre des maladies suivantes : la presbytie, si le cristallin est situé trop en arrière; la myopie, s'il est placé trop en avant. Dans la première, on ne distingue bien que les objets éloignés, et dans la seconde que les objets proches. La troisième humeur de l'œil porte le nom de vitrée, parce qu'elle ressemble à l'eau la plus limpide. Elle est contenue, non pas comme les autres, dans une capsule générale, mais dans de nombreuses cellules, d'une transparence parfaite. Elle occupe toute la partie postérieure du globe oculaire, dont elle détermine la forme convexe. La choroïde, dont j'ai déjà parlé, paraît de couleur noire chez l'homme, à cause du pigment qui la couvre, et c'est ce qui fait que la pupille humaine semble noire : chez le cheval, elle est diversement colorée, tantôt noire, tantôt bleue, ou verte, et de là vient que la pupille de cet animal a une teinte de bleu foncé. Enfin, tout au fond de l'œil, le nerf optique, provenant du cerveau, pénètre dans l'œil, s'y résout de suite en tissu médullaire, et forme un tapis blanc, étendu sur la choroïde, qu'il accompagne jusqu'au bord du cristallin. Ce tapis est la rétine, ou la surface sur laquelle se peignent tous les objets qui frappent la vue.

D'après cette esquisse rapide de la structure et des fonctions de l'œil, on juge aisément qu'il peut survenir bien des circonstances qui rendent la vue incomplète, ou qui même l'abolissent entièrement.

Les plus ordinaires sont les suivantes :

1° La cornée, qui, dans l'état normal, est parfaitement transparente, peut devenir plus ou moins trouble, par suite d'une inflammation, etc., et l'animal être par conséquent plus ou moins aveugle, quoique les autres parties de l'œil soient complètement intactes;

2° Cette membrane peut être trop convexe ou trop plate : l'œil verra mal de loin dans le premier cas, et de près dans le second ;

3° L'iris peut, à la suite d'une inflammation, etc., perdre plus ou moins la faculté de se contracter. En pareil cas, la pupille conserve toujours les mêmes dimensions, et l'animal n'a plus le pouvoir d'accommoder celles-ci aux divers degrés d'intensité de la lumière et d'éloignement des objets : d'où il suit que, tandis qu'une forte lumière éblouit le cheval, il ne voit pas bien une lumière faible.

4° La pupille peut être tellement close, par la contraction totale de l'iris, qu'elle ne laisse passer aucun rayon lumineux ;

5° Le cristallin peut devenir plus ou moins opaque, et la vue être en conséquence trouble, ou même abolie ;

6° La faculté inhérente à la rétine et au nerf optique peut diminuer ou être détruite, auxquels cas on a les maladies désignées sous les noms d'*amblyopie* et de *goutte-sereine*.

Ces diverses maladies ne sont, chez aucun de nos animaux domestiques, aussi nombreuses que chez le cheval, à cause des influences nuisibles, variées, auxquelles celui-ci est continuellement exposé depuis son jeune âge. Le lecteur se reportera aux articles particuliers qui ont été consacrés à chacune d'elles.

DEUXIÈME PARTIE

MALADIES DES BÊTES BOVINES

Anatomie et physiologie. — Le bœuf domestique (1) offre des dimensions fort variables, même dans les pays limitrophes. Au milieu des gras pâturages du Bocage, ces ruminants sont quatre fois plus gros que dans les landes de la Bretagne; dans l'Inde, quelques-uns se font remarquer par leur stature colossale; tandis que d'autres, réduits à des proportions qui ne sont guère plus fortes que celles des moutons, se trouvent relégués dans les parcs, pour en faire l'ornement.

D'une façon générale le corps est gros et trapu, les membres courts et robustes, les pieds fourchus.

La couleur du poil est très-variable. La peau est forte et élastique.

Le front est plat, plus long que large (*fig*. 20).

Le mufle est large et épais.

Les cornes, placées aux deux extrémités de la ligne saillante qui sépare le front de l'occiput, existent chez les deux sexes : elles sont creuses, rondes et lisses; elles ont des supports osseux, au lieu d'être solides comme celles des antilopes, et sont creusées à leur base de cellules qui communiquent avec les sinus frontaux. Elles varient beaucoup en longueur et en direction. Les cornes ne sont pas toujours en rapport avec la

(1) **A. E. Brehm**, *la Vie des Animaux illustrée, les Mammifères.* Paris, 1870, tome II, p. 679.

taille de l'animal : plusieurs variétés du bœuf domestique qui sont élevées dans l'Italie méridionale en ont
d'une dimension extraordinaire ; aussi s'en sert-on fré-

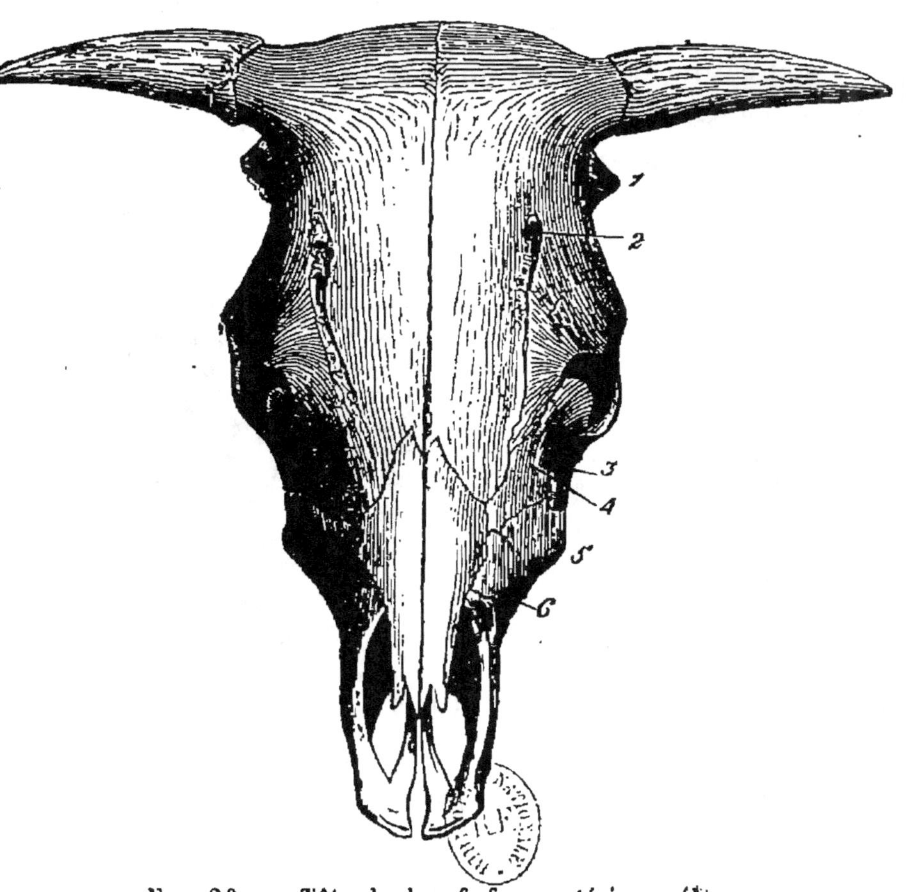

FIG. 20. — Tête de bœuf, face antérieure (*).

quemment dans les environs de Naples pour orner les
appartements : mais au nombre des plus grandes
cornes que l'on connaisse on doit citer la paire qui
décorait le cabinet de Camper, et que l'on voit aujour-

(*) 1, apophyse mastoïde ; 2, trou sourcilier ; 3, zygomatique ; 4, lacrymal ; 5,
épine maxillaire ; 6, orifice inférieur du conduit sus-maxillo-dentaire (A. Chauveau).

d'hui à l'Université de Groningue : elle a dix pieds de longueur (3^m,33) en suivant sa courbure, et sept (2^m,31) d'une pointe à l'autre.

Le cou est orné en dessous d'un grand repli de peau lâche et pendante, nommé *fanon*.

Le sternum porte une pièce antérieure à articulation mobile; les trous intervertébraux sont doubles.

La vache paraît n'avoir qu'une seule mamelle à quatre tetins (*fig.* 21). Mais ces tetins sont disposés

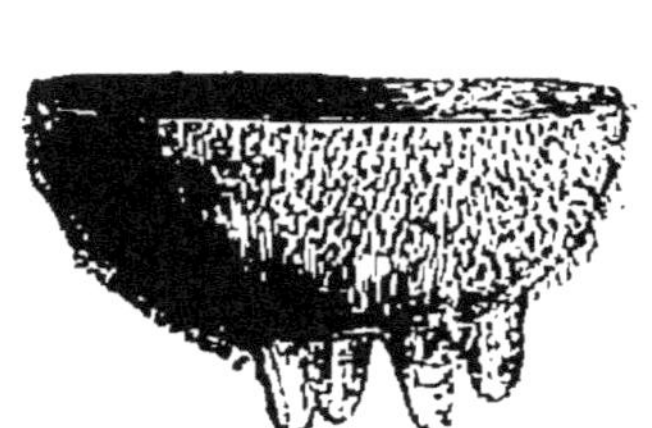

Fig. 21. — Tetin de vache avec les quatre pis.

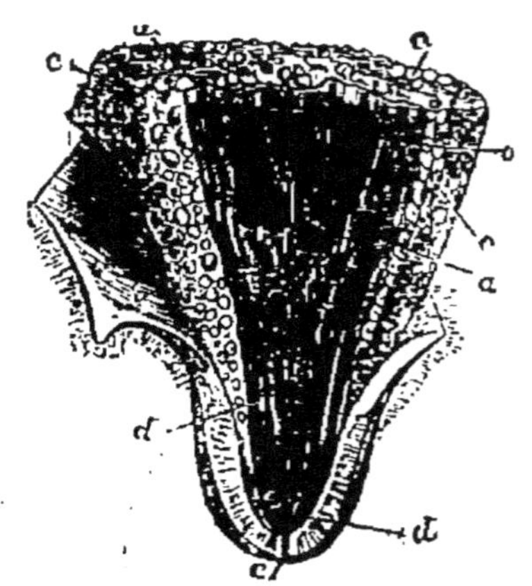

Fig. 22. — Pis de vache ouvert (*).

de manière que les deux d'un même côté ne sont distants l'un de l'autre que de 55 millim., tandis que les deux postérieurs sont éloignés entre eux de 8 centim., et les deux antérieurs de 12 centim., ce qui indique la connexion de deux mamelles collatérales portant chacune deux mamelons. Cette distinction devient encore

(*) Le pis présente une des cavités inférieures de la glande mammaire, il est composé d'un nombre infini de granules mous, d'une teinte jaunâtre ou rougeâtre, renfermant les dernières ramifications des vaisseaux sanguins et les premières des conduits lactifères. Ces conduits se réunissent peu à peu pour former huit ou dix conduits principaux : *a, a, a,* qui viennent s'ouvrir dans la cavité du tetin; *c, c, c,* granules glanduleux; *dd,* tube conique du tetin, présentant un certain nombre de plis à sa surface interne; *c,* ouverture du tetin.

plus certaine à l'intérieur, où l'on trouve deux glandes mammaires collatérales, réunies par du tissu cellulaire, chaque glande mammaire présentant à sa partie inférieure deux cavités qui répondent chacune à un tetin, et se terminent par un petit canal de 2 millim. de diamètre (*fig*. 22).

Les incisives (*fig*. 23), au nombre de huit, sont pla-

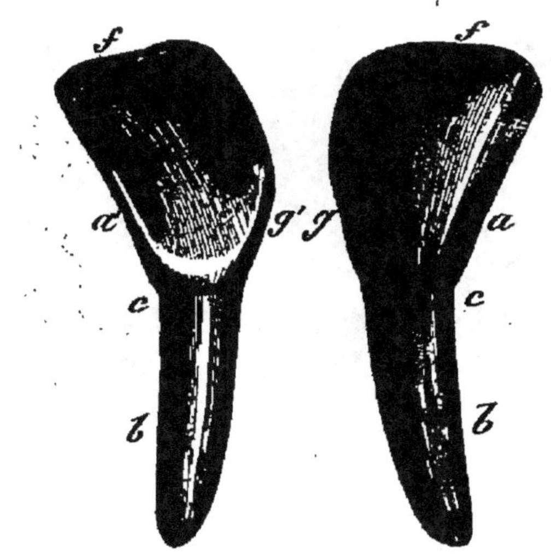

Fig. 23. — Incisives du Bœuf (**).

cées en *clavier* à l'extrémité de l'espèce de paleron arrondi par lequel se termine l'os maxillaire, et forment vers ce point un rond parfait lorsqu'elles ont acquis leur complet développement.

Les molaires (*fig*. 24) sont au nombre de six à chaque côté de chaque mâchoire. Leur volume va en augmentant de la première à la sixième, dans une proportion telle que l'espace occupé par les trois avant-molaires n'est qu'environ la moitié de celui occupé

(**) A, partie libre ; B, racine ; C, collet ; D, face externe ; E, face interne ; F, bord antérieur ; G, bord interne (Chauveau).

par les trois molaires postérieures, la dernière molaire occupant près de quatre fois autant de place en longueur que la première (*fig.* 24).

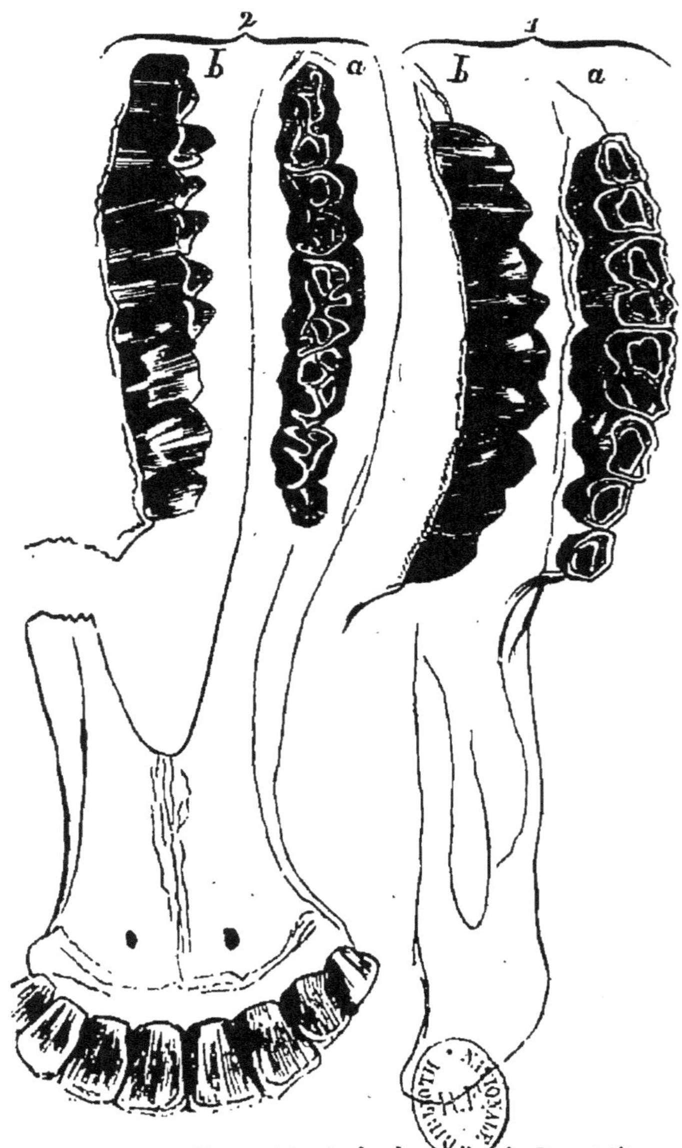

FIG. 24. — Ensemble de la dentition du Bœuf (*).

(*) 1, mâchoire supérieure ; *a*, vue de la surface de frottement ; *b*, vue de la face externe ; — 3, mâchoire inférieure ; *a*, vue de la table dentaire ; *b*, vue de la face externe (Chauveau).

Les bêtes à cornes sont communément désignées, avec les bêtes ovines et les chèvres, sous le nom collectif de *ruminants*. Il leur manque, en effet, l'appareil dentaire nécessaire pour comminuer tout d'abord les herbages et les graines qui servent à les nourrir. Privés d'incisives à la mâchoire supérieure, les ruminants n'ont que des molaires étroites et à table très-inclinée. De là résulte que ces animaux, qui sont d'un naturel très-vorace, mâchent grossièrement leurs aliments, et les avalent presque entiers.

Leur estomac, outre qu'il a une grande capacité, offre une disposition toute particulière. Il est partagé en quatre cavités distinctes; la première ne sert point à la digestion, ce n'est qu'un simple réservoir des aliments avalés à peu près tels que la nature les présente : on l'appelle *panse* (*fig.* 25 et 26). Après que le fourrage y a séjourné quelque temps, et que, dans le cas de nourriture sèche, l'animal a bu un peu, il le fait remonter par pelotes dans sa bouche, afin de le mâcher complétement. Cet acte porte le nom de *rumination;* on ne doit pas le considérer comme une sorte de vomissement, car les ruminants n'ont point la faculté de vomir, et ce n'est que dans une certaine maladie fort dangereuse, qu'au milieu d'efforts douloureux, le contenu du troisième et du quatrième estomac parvient au dehors. C'est une fonction toute spéciale, ayant pour but de comminuer définitivement les substances qui n'avaient jusque-là fait que subir un ramollissement, une sorte de macération, dans la panse, à peu près comme dans le jabot des oiseaux granivores. Le besoin de ruminer se manifeste par une sensation analogue à la faim. Après que la bouchée, remontée le long de l'œsophage, a été écrasée

par les mouvements de latéralité de la mâchoire inférieure (dont on peut évaluer le nombre à environ cinquante par chaque bouchée), elle redescend dans un

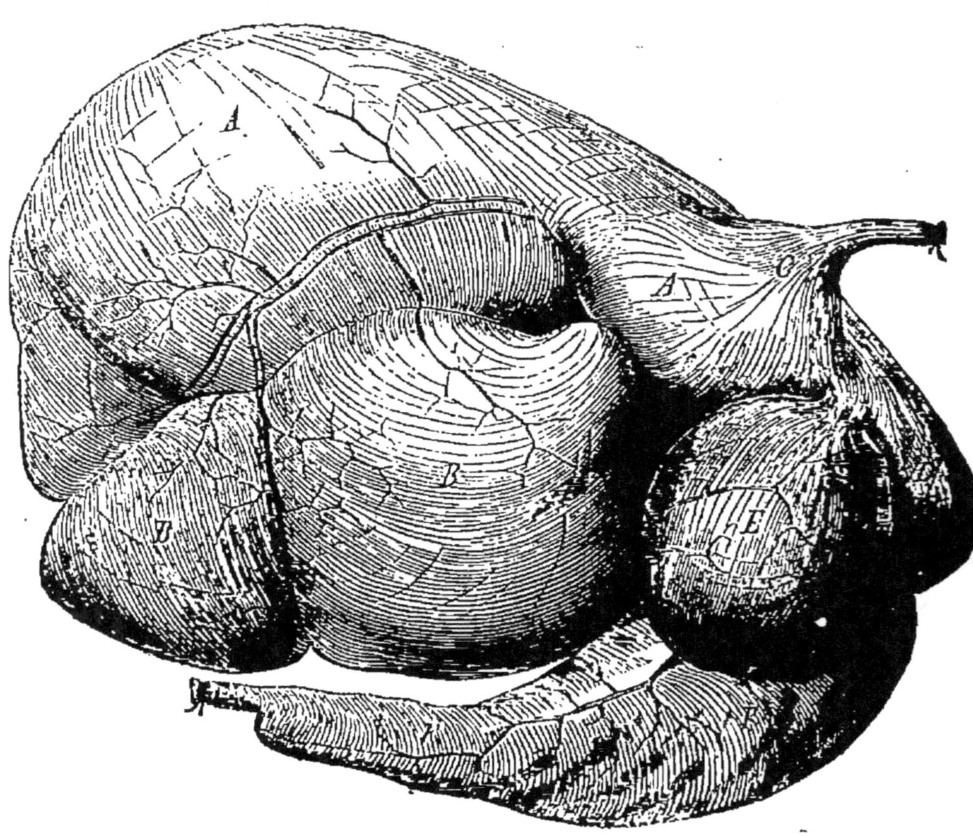

FIG. 25. — Estomac de bœuf, vu par la face droite et supérieure,
la caillette étant abaissée (*).

second estomac, appelé *bonnet*, d'où, en suivant une
gouttière particulière, elle passe dans le troisième
(*feuillet*), puis dans le quatrième (*caillette*). Ce dernier
est le seul où s'accomplisse la digestion proprement

(*) A. Rumen (hémisphère gauche). B. Rumen (hémisphère droit). C. Terminaison de l'œsophage. D. Réseau. E. Feuillet. F. Caillette (G. Colin).

dite, qui serait impossible si elle n'avait point été précédée de la rumination.

Il résulte de là, sous le point de vue diététique, que

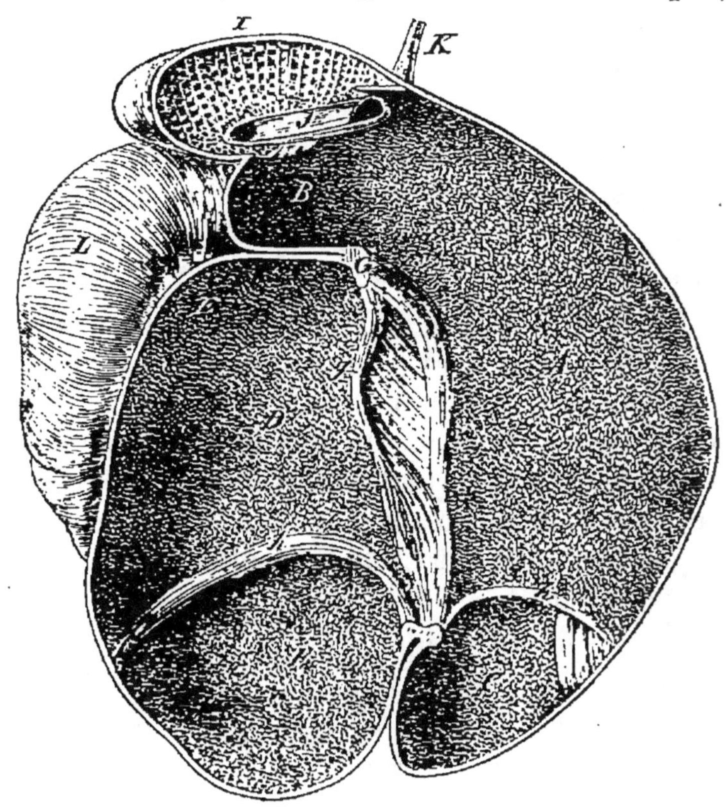

FIG. 26. — Intérieur des estomacs des ruminants (plan supérieur du rumen et du réseau avec la gouttière œsophagienne) (*).

les bêtes à cornes demandent à être traitées autrement que le cheval, qui a un estomac simple et petit, mais fort irritable, ou que le cochon, qui, possédant la faculté de vomir, se trouve par là garanti des accidents

(*) A. Sac gauche du rumen. B. Extrémité antérieure de ce sac renversée sur le sac droit. C. Extrémité postérieure du même, ou vessie conique gauche. D. Sac droit. E. Son extrémité antérieure. F. La postérieure, ou vessie conique droite. G. Coupe du pilier antérieur du rumen; g g, ses deux branches supérieures. H. Pilier postérieur du même; h h h, ses trois branches inférieures. I. Cellules du réseau. J. Gouttière œsophagienne. K. Œsophage. L. Caillette (G. Colin).

qu'un excès de nourriture peut déterminer chez les ruminants. Il sera toujours sage de ne pas faire attendre trop longtemps la nourriture à ces derniers, et de ne leur en point donner trop à la fois, surtout s'il s'agit d'herbe jeune ou de trèfle vert, pour lequel ils ont tant d'avidité, qu'ils s'en gorgent avec excès, sans prendre le temps nécessaire pour ruminer et digérer.

Il n'est pas difficile à l'observateur attentif de distinguer une bête à cornes malade de celles qui se portent bien. L'animal refuse de manger, il ne rumine point, il ne se lèche pas, il reste triste devant la mangeoire, il baisse la tête, il est accablé et paresseux, il se tient plus souvent couché qu'à l'ordinaire. Le lait disparaît chez les vaches, ou subit une diminution plus ou moins sensible : quelquefois même il éprouve des changements dans sa composition. Les déjections sont, en général, plus rares, dures, solides et colorées de noir, ou bien il y a diarrhée, et les matières rendues sont aqueuses, muqueuses ou sanguinolentes.

Dans l'élève des bêtes à cornes, il y a quatre points à considérer : le lait, l'engraissement, l'augmentation et le perfectionnement des races.

La production du lait et l'engraissement se rattachent au mode de nourriture. C'est par cette dernière et par le genre d'habitation que l'homme parvient à modifier le naturel des bêtes bovines. Nous avons donc à examiner jusqu'à quel point ces deux circonstances peuvent influer sur le développement des maladies.

La direction de la colonne vertébrale et de la tête destine les bêtes bovines à prendre leur nourriture par terre. C'est donc à tort qu'on la leur place dans des râteliers, où elles ont peine à l'atteindre, outre que la poussière qui s'en détache s'introduit dans leurs narines, et se mêle avec le mucus qui y est amassé. Les mucosités, qui ne peuvent s'échapper au dehors qu'autant que la tête est pendante, coulent alors par les arrière-narines dans la gorge, et la poussière qu'elles entraînent se mêle avec les aliments.

Les aliments qu'on fournit aux bêtes bovines sont les uns naturels, les autres préparés par l'art, ceux-ci secs, ceux-là verts.

Le fourrage vert est plus difficile à digérer que le sec. On doit ranger ici les racines et leur fane, ainsi que d'autres substances, qui, lorsqu'elles sont gelées, refroidissent directement les animaux, ou qui, relâchant les organes digestifs, non-seulement occasionnent des vents, des coliques, des diarrhées, mais encore agissent souvent sur le lait, et le rendent aqueux ou amer.

Le fourrage sec agit, comme le vert, en raison de sa nature et de sa quantité; mais l'action qu'il exerce est moins sensiblement nuisible, et jamais elle n'a lieu d'une manière si rapide. Le foin provenant d'un sol marécageux ou trop riche est la plupart du temps sans force, car il contient peu de matières alimentaires, il fournit un chyle faible, il s'aigrit aisément, et produit volontiers l'atonie, l'accroissement de la sécrétion muqueuse (source proprement dite des affections vermineuses); d'un autre côté, il diminue la quantité de la bile, ou la prive de son efficacité, ce qui donne lieu à d'autres états morbides. Les herbages verts de cette qualité ont les mêmes inconvénients, à un plus haut degré encore.

Le foin aromatique agit comme stimulant, il active les fonctions nutritives, mais il engendre aussi les germes de l'état inflammatoire. Il provoque une forte soif, qui pousse souvent l'animal à boire avidement, avec excès, surtout lorsqu'on y joint du sel. De là un mauvais état des voies digestives, la constipation et des inflammations internes. Une trop grande quantité de fourrage agit comme le vert, en distendant d'abord et ensuite paralysant la panse.

Les aliments préparés par l'art, ou les résidus de diverses opérations techniques, comme racines cuites, tourteaux, etc., ne peuvent être considérés comme nourriture ordinaire, parce qu'ils correspondent peu à l'une des plus importantes fonctions de l'animal, la rumination. Quelquefois trop chargés de substance alibile, ils agissent comme un stimulant passager, qui laisse bientôt après lui de l'atonie, et donnent lieu à diverses maladies abdominales. Une nourriture cuite continuée pendant longtemps accroît morbidement la sécrétion du lait, et finit par amener le marasme.

Le séjour continuel à l'étable n'est pas moins contraire à la nature des bêtes bovines, et devient pour elles la source d'innombrables maladies. On cherche à favoriser par la chaleur la sécrétion lactée chez les vaches et l'engraissement chez les bœufs; pour cela on transforme les étables en de véritables étuves, soit qu'on ne leur donne pas les dimensions convenables, soit qu'on les peuple outre mesure, ou qu'on y interdise l'accès à l'air du dehors, tout cela sans songer que l'organe cutané ainsi surexcité doit nécessairement tomber plus tard dans l'atonie. D'ailleurs, la chaleur humide et les émanations du fumier ne peuvent manquer d'exercer une funeste influence sur les poumons et l'organisme entier. À ces causes, si l'on joint le défaut absolu d'exercice et le trop de nourriture, on ne sera pas surpris du nombre des maladies qui résultent de ces diverses pratiques, et des formes singulières qu'elles affectent souvent.

On se propose aussi par la nourriture à l'étable d'augmenter la masse des fumiers, et on laisse les bestiaux dans leurs ordures, parfois jusqu'aux genoux. Rarement songe-t-on à leur nettoyer la peau, et bien moins encore s'occupe-t-on de leurs pieds. Quoi d'étonnant qu'ils offrent tant d'exanthèmes, tant de vermine et tant de maladies des pieds !

Il faut également compter parmi les causes de maladies les changements brusques de séjour, de nourriture et d'air. On ne met pas non plus de mesure dans les travaux qu'on exige des bœufs, parfois même des vaches, dans les traitements qu'on leur fait subir, dans les aliments qu'on leur distribue comme à regret. De là tant de bêtes qui boitent, qui sont maigres, et qui n'ont point de courage, et qui doivent tôt ou tard succomber à tant d'influences funestes.

Traitement. — L'expérience a démontré sans réplique que les bêtes à cornes exigent des doses plus fortes que le cheval. Une ou deux gouttes de la douzième à la quinzième dynamisation suffiraient pour un cheval ; il en faut le double, et parfois même le triple, pour un bœuf. Le meilleur mode d'administration est la solution aqueuse, c'est-à-dire le mélange de deux à quatre gouttes du médicament avec deux cents gouttes d'eau pure, qu'on verse dans la bouche de l'animal, après lui avoir soulevé la tête. On peut aussi se servir d'hosties imbibées de la cinquième dynamisation.

Histoire et bibliographie. — Parmi nos animaux

domestiques, les bêtes à cornes furent sans contredit celles dont on eut de meilleure heure occasion d'étudier les maladies. Non-seulement les premiers peuples pasteurs, les Israélites par exemple, observèrent les maladies qui frappent certains individus ou même ravagent des troupeaux entiers, mais encore les sacrifices qu'ils faisaient aux dieux leur permirent d'apercevoir quelques anomalies, qui, portées à un certain degré, pouvaient compromettre la santé de l'animal et rendre sa chair nuisible à l'homme. Ainsi, quoique alors la connaissance de la structure interne des bêtes bovines ne fût cultivée que dans des vues purement religieuses, on ne peut nier cependant qu'elle doive conduire aussi à quelques notions de pathologie (1).

Les deux peuples les plus civilisés de l'ancien monde, les Grecs et les Romains, avaient cherché à connaître et à guérir les maladies de leurs animaux domestiques. Nous en avons la preuve dans les détails qui nous ont été transmis par Homère, Hérodote, Xénophon, Ovide, Virgile, Tite-Live, mais principalement Columelle et Végèce. Quoique le cheval ait été le favori de ces peuples, ils durent aussi étudier les maladies des bêtes à cornes, celles surtout qui, ayant un caractère épizootique, causaient de grands ravages parmi leurs troupeaux. Mais les notions acquises à cet égard se réduisirent presque à rien, et les choses restèrent dans le même état jusqu'à ce que les épizooties du dix-huitième siècle fixassent enfin l'attention de médecins célèbres. Ainsi, P. Camper (né en 1722, mort en 1789) fit, sur l'organisation et les

(1) Voy. A.-E. Brehm, *La Vie des animaux illustrée*. Paris, 1870, t. II, p. 684.

maladies des bêtes à cornes, des leçons publiques, qu'il livra plus tard à l'impression. Des recherches analogues ont été publiées par Haller, Ramazzini, Lancisi et Schrœck.

Mais les maladies sporadiques de ces animaux restaient encore à étudier, de sorte que l'origine proprement dite de la médecine bovine ne remonte pas au delà de la publication du travail de Willburg (1), qui parut en 1776. Vint ensuite une longue série de monographies, parmi lesquelles on distingue surtout celles de Viborg, en 1785 (2), sur les épizooties, la météorisation et la vaccine. Le mémoire qui concerne la météorisation est probablement le plus ancien traité que nous possédions sur cette maladie.

A peu près vers la même époque, Tolnay publia, en langue hongroise (3), un ouvrage sur les maladies de tous nos animaux domestiques, et sur la manière de les traiter. C'est aussi à cette période que se rapportent les travaux de Chabert, Flandrin et Huzard (4).

Je mentionnerai seulement en passant les travaux de Pilger (5), de Laubender (6), de Tschen-

(1) *Instruction populaire sur la manière de reconnaître et de traiter les maladies des bêtes à cornes* (en allemand). Nuremberg, 1776.

(2) Publiées en allemand à Copenhague (1785, 5 vol.).

(3) Ouvrage traduit en allemand sous le titre de : *Manuel pratique de la connaissance et du traitement des épizooties et des principales maladies sporadiques du bœuf, du cheval, etc.* Leipzig, 1809.

(4) Chabert, Flandrin et Huzard, *Instructions et observations sur les maladies des animaux domestiques*, Paris, 1809-1824, 6 vol. in-8.

(5) Pilger, *Manuel systématique de médec. vétér. théorique et pratique* (en allemand). Giessen, 1801-1803, 2 vol.

(6) Laubender, *Manuel théorique et pratique de médec. vétér.*, ou *Description exacte des maladies de tous les animaux domestiques, et des moyens de les guérir* (en allemand). Erford, 1803-1807, 4 vol. in-8.

GUNTHER. — Méd. vét. hom.   15.

lin (1), Waldinger (2), Ribbe (3), de Veith (4), de Busch (5), Hofacker (6), Dietrich (7), Ziller (8), Rychner (9) et surtout de Hurtrel d'Arboval (10).

(1) *Manuel pour apprendre à connaître et à traiter les maladies de nos principaux animaux domestiques* (en allemand). Carlsruhe, 1812, 2 vol.

(2) *Traité des maladies ordinaires des bêtes à cornes* (en allemand). Vienne et Trieste, 1817.

(3) *Instruction succincte sur la manière de reconnaître les maladies internes et externes des bêtes bovines* (en allem.). Berlin, 1817.

(4) *Manuel du médecin vétérinaire* (en allemand). 3e édition; Vienne, 1831, 2 vol.

(5) *Système de médecine vétérinaire théorique et pratique* (en allemand). Marbourg, 1822, 4 vol.

(6) *Manuel sur les maladies ordinaires du cheval, des bêtes à cornes, etc.* (en allemand). Tubingue, 1823.

(7) *Manuel de pathologie spéciale et de thérapeutique, pour les vétérinaires et les propriétaires ruraux* (en allemand). Berlin, 1828.

(8) *Moyens d'apprécier l'état sain ou maladif des bêtes à cornes* (en allemand), 1833.

(9) *Bouiatrique, ou Manuel systématique des maladies internes et externes des bêtes bovines* (en allemand.). 2e édition, Berne, 1841.

(10) *Dictionnaire de médecine, de chirurgie et d'hygiène vétérinaires.* 3e édition, Paris, 1871, 2 vol. in-8. — Consulter encore, sur les maladies du bœuf, les ouvrages suivants : Vicq d'Azyr (F.), *Exposé des moyens curatifs et préservatifs qui peuvent être employés contre les maladies pestilentielles des bêtes à cornes.* Paris, 1776, in-8. — Robinet (J.), *Manuel du bouvier, ou Traité de la médecine pratique des bêtes à cornes.* Nouvelle édition, augmentée par Huzard fils; Paris, 1837, 2 vol. in-12. — Rodet (J. B. C.), *Médecine du bœuf, ou Traité complet des maladies les plus meurtrières des bêtes bovines.* Paris, 1829, 1 vol. in 8. — Gellé (P. B.), *Pathologie bovine, ou Traité complet des maladies du bœuf.* Toulouse. 1841, 4 vol. in-8. — Lafore, *Traité des maladies particulières aux grands ruminants.* Toulouse, 1843, in-8. — Delafond (O.), *Traité sur la maladie de poitrine du gros bétail, connue sous le nom de péripneumonie contagieuse.* Paris, 1844, in-8.

ABCÈS.

Les abcès sont beaucoup plus communs chez les bêtes à cornes que chez les chevaux, parce que ces animaux se donnent très-souvent des coups de cornes, à la suite desquels survient généralement une tumeur plate et chaude, qui s'arrondit peu à peu, et acquiert une élévation assez considérable. Si, aussitôt après l'accident, on administre *arnica*, tant à l'intérieur qu'à l'extérieur, la tumeur se dissipe en peu de jours, sans passer à l'induration, ni se convertir en abcès. D'un autre côté, il n'est pas rare de voir des abcès qui ne dépendent point de violences extérieures, qui, par exemple, reconnaissent pour cause un refroidissement.

Le premier moyen à employer, dans tous les cas, est *aconitum*, parce qu'un abcès quelconque est toujours précédé ou accompagné d'inflammation. Puis on doit compter beaucoup sur *bryonia*, surtout lorsque la tumeur est survenue à la suite d'un refroidissement, et qu'elle est chaude et tendue; en pareil cas, si l'inflammation n'est pas considérable, et qu'il n'y ait point de fièvre sensible, on peut recourir tout d'abord à *bryonia*. *Pulsatilla* s'est montrée aussi plus d'une fois efficace dans les mêmes circonstances. S'il y a des douleurs ou de la gêne dans les mouvements, ce qu'on a de mieux à faire, après l'emploi d'*aconitum* et de *bryonia*, c'est d'administrer une dose de *rhus toxicodendron*. *Mercurius vivus* a également réussi très-souvent, surtout à déterminer l'ouverture de l'abcès. Si la tumeur refuse de se résoudre après l'emploi des moyens qui viennent d'être énumérés, c'est le cas de faire prendre toutes les six heures une dose d'*hepar sul-*

phuris; en général alors, il ne s'écoule pas vingt-quatre heures sans que l'abcès s'ouvre, et parfois même on en obtient la résolution complète. Si l'abcès, qu'il dépende d'une cause extérieure, ou qu'il soit survenu spontanément, a été négligé, il passe fréquemment à l'état d'induration, et sa guérison présente alors, dans certains cas, d'assez grandes difficultés. Lorsque la tumeur indurée siége à la tête, on emploie *belladonna*, *aurum*, *baryta carbonica* (utile surtout contre les tubercules à la mâchoire), *angustura* et *sulphur*. S'il s'agit de glandes engorgées, *chamomilla* possède des vertus spécifiques, et *conium*, lorsque la tumeur dure a été le résultat d'une compression. Dans les cas opiniâtres, on se trouve bien de *hepar sulphuris* (quatre doses par jour). Dans les abcès qui suppurent, les principaux moyens auxquels on doive avoir recours sont : *arsenicum*, à l'intérieur et à l'extérieur, si les bords sont douloureux, renversés, enflammés, avec pus de mauvaise odeur; *silicea*, si le pus est épais et de mauvaise couleur; *chamomilla*, *sepia* et *antimonium*, lorsqu'il se développe des chairs baveuses. *Pulsatilla* possède des vertus spécifiques contre les ulcères fistuleux. On a recommandé les substances suivantes, à titre de médicaments intercurrents : *ledum palustre*, quand les fistules ont une ouverture assez large, et que le fond est blanc, lardacé; *calcarea carbonica*, moyen capital dans toutes les formes de fistules; *lycopodium*, quand l'orifice est petit, et qu'il y a de nombreux clapiers. On intercale ces médicaments à l'époque où les doses répétées de *pulsatilla* ne procurent plus d'amélioration, et, quatre jours environ après, on revient à cette dernière. Il est parfois nécessaire d'administrer aussi plusieurs remèdes intercurrents.

AGGRAVÉE.

Cette maladie inflammatoire du pied dépend ordinairement de longues marches sur des chemins durs. Elle se manifeste, en général, par des douleurs dans un ou plusieurs pieds, dont l'animal boite. L'onglon est plus ou moins chaud et fort sensible à la pression, surtout en arrière, de sorte que l'animal ne pose le pied malade qu'avec précaution lorsqu'il marche, et le tient levé lorsqu'il est en repos. Si l'on n'administre pas à temps les remèdes qui conviennent, l'inflammation passe à la suppuration : l'animal reste couché, et le pus, qui s'échappe par la couronne, détermine assez souvent la chute de l'ongle.

Tant que l'accident est récent, et qu'il ne s'agit que d'une simple inflammation, on le voit presque toujours céder à l'emploi interne et externe d'*arnica*. Si cette substance procure de l'amendement, mais sans amener une guérison complète, on la remplace par *conium*. Lorsque l'inflammation n'a pas beaucoup d'intensité aux parois de l'onglon, mais que la sole est fort douloureuse, de manière à rendre la démarche peu assurée sur un sol dur, on peut compter sur les propriétés spécifiques d'*arsenicum* et d'*acidum phosphoricum*. *Squilla* convient dans le cas d'inflammation violente de la chair du pied. Si, par négligence, le mal a acquis un haut degré d'intensité, et qu'en particulier la suppuration se soit déjà déclarée, c'est le cas de recourir à *squilla*, à *conium*, puis à *antimonium* et *nux vomica*, et surtout à *pulsatilla* et *mercurius vivus*. Quand du pus s'est épanché dans l'onglon, il faut employer tous les moyens mécaniques capables de lui procurer un libre écoulement au dehors. Du reste, il va sans dire qu'on doit laisser l'animal au repos, sur une litière sèche et abondante.

ANASARQUE.

L'épanchement de sérosité dans le tissu cellulaire sous-cutané accompagne souvent l'hydrothorax ou l'ascite ; mais parfois aussi on l'observe seul, dans des régions diverses du corps. Ce qui distingue alors la tumeur de toutes les autres, c'est qu'elle n'est point chaude au toucher, et qu'elle conserve l'impression du doigt.

China et *arsenicum*, alternés ensemble, sont un moyen capital, surtout lorsque l'anasarque tient à l'ascite ou à l'hydrothorax. *Lycopodium* déploie aussi de grandes vertus contre les gonflements hydropiques de diverses régions du corps. *Bryonia* convient toutes les fois que la maladie dépend d'un refroidissement, et qu'il y a en même temps constipation, avec gêne de la respiration. *Pulsatilla* est indiquée aussi dans le cas de diarrhée. *Dulcamara* doit être administrée lorsque l'enflure s'est manifestée à la suite d'un refroidissement brusque ; *belladonna* quand la tumeur crépite sous le doigt. L'œdème des jambes exige *secale cornutum*, alterné avec *arsenicum*, et ensuite *sepia*. On recommande également *indigo*, *china*, *thuja*, *sulphur*, et quand il y a tension dans les articulations, *bryonia*.

ANGINE.

L'angine est le résultat de causes diverses qui irritent violemment les membranes muqueuses des organes de la déglutition et de la respiration, par exem-

ple, un refroidissement à la suite de l'échauffement,
quand l'animal boit froid, ou reste exposé à l'action
d'un air frais et humide. C'est ce qui rend la maladie
commune surtout au printemps, lorsque le temps est
froid et humide. Elle peut aussi dépendre de lésions
extérieures, de l'ingestion d'aliments âcres, etc. Les
symptômes diffèrent suivant qu'elle attaque les organes de la déglutition ou ceux de la respiration. Dans
le premier cas, la déglutition est fort difficile et douloureuse : l'animal prend bien encore un peu de fourrage, mais il ne le mâche pas, il le laisse bientôt retomber; et quand il boit, une grande partie du liquide
s'écoule par le nez. De la bouche, il s'écoule d'abord
une bave abondante, puis, au bout de quelques jours,
beaucoup de mucosités; la langue est souvent tuméfiée,
et l'animal témoigne de la douleur quand on examine
l'arrière-gorge. Si l'inflammation porte principalement sur les organes de la respiration, surtout le
larynx, la membrane muqueuse de la glotte et la
partie supérieure de la trachée-artère, c'est moins la
déglutition qui souffre que la respiration, notamment l'inspiration : il y a toux sèche, et assez souvent
imminence de suffocation. Quand l'inflammation diminue un peu, un mucus abondant et visqueux s'é-
chappe par le nez. Dans les deux cas, l'inflammation
des parties externes de la gorge est le symptôme pré-
dominant, et l'on remarque généralement à l'extérieur
un gonflement inflammatoire douloureux au toucher.
Pour faciliter sa respiration, l'animal tient la tête tendue en avant et immobile : le pouls est dur et accéléré,
les déjections sont sèches et dures, et la soif est
grande, mais l'animal ne peut la satisfaire, les boissons
refluant toujours par le nez.

Le premier moyen, dans cette maladie, toujours assez dangereuse, est *aconitum*, qui généralement suffit lorsqu'on y a recours à temps ; on peut en faire prendre deux à quatre doses dans l'espace de trois à quatre heures. Si les organes respiratoires sont spécialement affectés, de manière que la respiration soit difficile, bruyante, sifflante, ou qu'il y ait une tumeur douloureuse à l'extérieur, on administre quelques doses de *spongia marina*. *Hepar sulphuris* s'est montré fort efficace aussi dans le second cas, et *bryonia* non moins que lui. Lorsque l'angine affecte plus particulièrement les organes de la déglutition, de manière que les liquides ne puissent être avalés et reviennent toujours par les naseaux, le regard étant fixe et farouche, *belladonna* agit comme spécifique. *Capsicum* convient dans l'inflammation des membranes muqueuses de la gorge, avec quintes de toux, sans fièvre appréciable. *Antimonium crudum* pourrait aussi être essayé alors avec succès. Quand une lésion extérieure, coup, heurt, etc., a déterminé la tuméfaction extérieure et l'inflammation du cou, par suite desquelles est survenue une angine, on fait prendre quelques doses d'*aconitum*, puis *arnica*, qui suffisent dans beaucoup de circonstances, à moins que l'inflammation n'ait fait trop de progrès. Si, après que les symptômes inflammatoires sont dissipés, il reste un gonflement pâteux au cou, c'est le cas de recourir à *baryta carbonica*, et, quand elle ne suffit pas, à *hepar sulphuris*.

ANOREXIE.

Pour peu que les maladies des bêtes à cornes aient de gravité, elles s'accompagnent presque toutes d'une diminution ou d'une perte absolue de l'appétit. Personne alors ne sera tenté d'attribuer aucune importance à ce symptôme, qui disparaît généralement avec la maladie à laquelle il se rattachait. Mais, assez souvent aussi, le même phénomène s'observe tout à coup sans qu'on aperçoive aucune trace de maladie quelconque. On commence par chercher s'il ne dépendrait pas de la qualité du fourrage ou d'une affection de la bouche, comme inflammation du palais, glossite, ulcérations, aphthes, etc. Quelquefois il tient à une surcharge de l'estomac. Mais, si rien de tout cela n'a lieu, on doit recourir à des médicaments spéciaux.

Le principal est *antimonium crudum*, surtout si l'animal a trop mangé auparavant. Viennent ensuite *nux vomica* et *arsenicum*, dont le premier convient quand il y a constipation, le second quand il y a diarrhée, avec ou sans coliques, et *chamomilla*, lorsqu'il y a de la diarrhée et des tranchées. *Pulsatilla* s'est montrée aussi fort souvent utile, lorsque le défaut d'appétit était accompagné d'absence de la soif, ou de diarrhée avec froid aux pieds.

APHTHES.

Cette maladie est assez commune chez les veaux. L'animal qui en est atteint refuse de teter et maigrit. En l'examinant avec soin, on découvre sur la langue et les gencives de petites vésicules, surmontant un tissu ramolli : la bouche est pleine d'une bave de mauvaise odeur et d'écume.

Les moyens à employer sont : *acidum muriaticum*, *acidum phosphoricum* et *borax*. On administre à la mère une couple de doses de *sulphur*. Toucher les aphthes avec le borax ou autre subtance ne saurait être d'aucune utilité ; il peut même en résulter une affection de l'estomac.

AVORTEMENT.

L'avortement, très-fréquent chez les vaches, est un événement d'autant plus désagréable, qu'outre la perte du veau, il entraîne souvent aussi celle de la mère, et que cette dernière, si elle y survit, demeure stérile, ou du moins sujette à de nouveaux avortements. D'ordinaire, il est la conséquence d'une chute ou d'un coup, mais il peut être aussi déterminé par de mauvais soins, des fourrages inconvenants, une mauvaise étable; car les vaches, pour arriver à bon terme, ont besoin d'une nourriture saine et surtout non venteuse, d'eau pure pour boire, d'un exercice modéré au grand air, et d'une étable qui ne soit pas trop petite, obscure, encombrée, malsaine. Le mauvais air paraît surtout exercer une grande influence à cet égard; car l'avortement est bien plus commun dans les endroits bas et marécageux que partout ailleurs. Rarement a-t-il lieu d'une manière brusque : la plupart du temps, il est annoncé par plusieurs symptômes, parmi lesquels on doit signaler l'agitation, l'anxiété, l'abattement de la mère, la diminution soudaine de son lait, et la sortie par le vagin d'un liquide muqueux de mauvaise odeur. Si ces prodromes ont été eux-mêmes précédés d'une violence extérieure quelconque, l'avortement n'en est que plus vraisemblable encore, et il faut hâter de le prévenir.

C'est pourquoi, à la suite d'un coup ou d'une chute, on administre sans délai une couple de doses d'*arnica*, et s'il y a eu luxation ou faux pas, *rhus toxicodendron :*

les prodomes n'en viennent-ils pas moins à éclater, *pulsatilla* est le principal remède; après elle, *sabina* et *secale cornutum*. Enfin, si l'avortement a eu lieu réellement, et que le placenta tarde quatre à six heures à sortir, on doit faire prendre *sabina*, ou mieux encore *secale cornutum*, qui d'ordinaire amènent le résultat désiré. On n'aurait recours à la main que dans le cas où ces moyens échoueraient.

BOULIMIE.

L'accroissement excessif de l'appétit annonce toujours une disposition maladive de l'organisme. L'animal maigrit de plus en plus, quoiqu'il mange beaucoup, et souvent il montre de l'avidité pour des choses insolites.

Quelques doses de *pulsatilla*, à chacune desquelles on laisse quatre où cinq jours pour épuiser son action, sont le principal remède; après quoi viennent *nux vomica* et *sepia*. Quelquefois la maladie est entretenue par des vers; on ne saurait alors trop recommander *cina*.

BRULURES.

Le meilleur moyen contre les brûlures, tant chez l'homme que chez les animaux, est l'application extérieure de la teinture pure d'*urtica urens*, dont, au besoin, on peut aussi faire avaler quelques gouttes. Pour préparer cette teinture, on cueille l'ortie au moment où elle va fleurir; on enlève les fleurs et les feuilles, on les hache menu, on les introduit dans un flacon, on verse dessus de l'alcool, et l'on bouche bien; au bout de quelques semaines, on passe à travers un linge, puis, après la décantation, on filtre à travers du papier joseph.

CALCUL VÉSICAL.

Les bœufs sont souvent atteints de petits calculs vésicaux, qui, s'engageant dans l'urèthre, au moment de la miction, le bouchent entièrement, et ne permettent plus à l'urine de sortir. On reconnaît l'accident à ce que l'animal, bien portant d'ailleurs, se campe souvent pour uriner, sans pouvoir rien rendre malgré tous ses efforts, sinon au plus quelques gouttes de liquide. Il devient plus agité de jour en jour, s'éloigne de la mangeoire, trépigne avec impatience, se frappe de sa queue, et regarde souvent ses flancs. Au bout de huit à dix jours, la vessie est tellement distendue qu'elle crève : après quoi l'animal se remet à manger et à boire comme auparavant, mais il périt au bout de quelques jours, parfois seulement de huit ou même de quinze. Pendant tout ce temps, l'urine s'amasse dans le ventre, et fait paraître l'animal comme ascitique.

L'opération de la taille, quoiqu'on l'ait pratiquée nombre de fois avec succès, est toujours aventureuse, et présente d'ailleurs de grandes difficultés. Après l'avoir exécutée, il faudrait panser la plaie avec de l'eau d'*arnica*, administrer quelques doses de cette substance à l'intérieur pour prévenir la fièvre traumatique, et en faire prendre une ou deux de *china*, à cause de la perte considérable de sang. Le moyen homœopathique à employer est *uva ursi*, qui prévient l'inflammation, par conséquent aussi le rétrécissement de l'urèthre, et contribue à favoriser l'expulsion du corps étranger, s'il n'a point déjà passé dans l'urèthre.

auquel cas tout secours est en général inutile. On a essayé aussi avec succès *lycopodium*.

CARIE.

La carie est une maladie fort grave et difficile à guérir. Outre le gonflement de l'os, qui presque toujours la précède, et qui souvent même a lieu encore alors qu'il s'est déjà ouvert une plaie à l'extérieur, on remarque, longtemps auparavant, que la partie est fort douloureuse au toucher. *Asa fœtida* et *silicea* sont les principaux moyens à mettre en usage. On a eu recours aussi avec succès à *aurum*, surtout dans la carie à la tête; *lachesis*, dans celle aux jambes, *acidum nitri*, *sepia*, *iodium* et *sulphur*.

CASTRATION.

La castration, à laquelle des vues économiques imposent l'obligation de soumettre les mâles de l'espèce bovine, produit, chez ces animaux, un grand changement, qui saute tout de suite aux yeux; car les cornes s'allongent, elles se recourbent comme chez la vache; le col et la nuque s'allongent et se rétrécissent, le cou devient plus grêle, le ventre pendant, les jambes plus longues, les hanches moins saillantes; la voix se perd, et l'animal a moins de force, moins de vivacité. Le meilleur âge pour pratiquer cette opération est celui de deux à quatre ans : faite plus tôt, elle arrête le développement de l'animal; plus tard, on s'y trouve quelquefois forcé par diverses maladies, ou par la méchanceté de certains taureaux. Je n'ai pas intention d'entrer ici dans les détails de l'opération; je dirai seulement qu'on commet parfois erreur à son égard, soit en la confiant à des gens qui ne la connaissent pas bien, soit en s'y décidant à une époque défavorable, à raison de la santé de l'animal ou de la température de l'atmosphère, qui ne doit être ni trop chaude ni trop froide. S'agit-il d'un animal adulte? il ne faut pas qu'il ait été soumis à la fatigue peu de temps auparavant, et l'on doit veiller à ce que, pendant les huit jours qui précèdent, les aliments qu'il reçoit soient faciles à digérer. C'est une très-mauvaise habitude que d'arroser d'eau l'animal qui vient d'être châtré, ou de le mener à l'abreuvoir; car de là peut résulter une péritonite, qui ne doit déjà que trop souvent naissance au froid de l'étable, à la surabondance ou à la mauvaise qualité des aliments. On préviendra une foule d'accidents désagréables, en faisant prendre à l'animal qui vient de subir la castration quelques doses d'*arnica*, et en lotionnant les plaies avec l'eau d'*arnica*.

CATARRHE PULMONAIRE.

La toux sourde et creuse que certaines bêtes bovines font entendre, surtout après la fatigue, ou quand le temps est rude et qu'on les fait boire froid, est assez fréquemment la suite d'une pneumonie négligée ou mal traitée; mais on la rencontre aussi dans d'autres maladies, par exemple dans l'hydrothorax.

Les principaux moyens contre elle, ainsi que contre la toux en général, sont : *dulcamara* et *bryonia*, dans la toux qui a succédé à un refroidissement; *nux vomica*, dans la toux sèche et bruyante; *aconitum* et *arsenicum*, dans celle qui survient chaque fois que l'animal boit froid; *drosera*, dans celle qui est déjà devenue chronique; *pulsatilla* et *hyoscyamus*, dans celle qui est sèche et revient souvent par quintes; *chamomilla*, dans la toux sèche, avec diarrhée; *ammonium muriaticum*, *cuprum* et *bryonia*, dans la toux invétérée; et en général *sulphur*, contre beaucoup d'espèces de toux fatigantes et surtout opiniâtres.

CHUTE DE LA MATRICE.

Il n'est pas rare, chez les vaches, après une parturition difficile, et dans laquelle des secours manuels ont été administrés sans prudence ou par suite d'efforts que l'animal fait après la mise bas, que la matrice se renverse sur elle-même, et apparaisse au dehors, soit en partie, soit même en totalité, sous la forme d'un très-gros corps, de couleur rouge foncée, dont la surface soit couverte d'un grand nombre de boutons rouges, d'aspect satiné, qui sont les cotylédons. En pareil cas, il importe de se hâter, si l'on veut éviter l'inflammation, la gangrène et la mort.

Avant tout, on doit réduire la matrice avec circonspection. Pour cela faire, on place l'animal de telle sorte qu'il ait les jambes de derrière bien plus élevées que celles de devant; on s'entoure la main d'une toile molle, trempée dans du lait, et peu à peu on fait rentrer l'organe, à la façon d'un doigt de gant, opération plus difficile que ne le croient beaucoup de personnes. Si l'accident n'est pas de fraîche date, que la matrice soit sèche, froide, ou même sale, on commence par la bien laver avec du lait tiède. L'opération terminée, on administre *arnica* intérieurement, et l'on pratique des injections d'eau d'*arnica*, qui conviennent surtout lorsque l'accident a été déterminé par une parturition difficile, ou que les tractions exercées sur l'arrière-faix ont blessé la matrice. Quand il y a fièvre et état inflammatoire, on fait prendre tout de suite une couple de doses d'*aconitum*. Si l'accident a été produit par de grands efforts après le vélage, c'est le cas de recourir à *sepia* et à *platina*, et s'il se déclare peu après la mise bas, surtout la mère étant couchée, on se trouve bien de *china* (deux doses par jours). *Pulsatilla* et *sepia* sont spécifiques, quand la chute de la matrice provient des efforts exercés pour l'expulsion du placenta; si l'anus s'enfonçait ensuite d'une manière notable, *cocculus*, d'après plusieurs faits, serait fort utile.

CHUTE DU RECTUM.

La chute du rectum arrive quelquefois dans la constipation et dans la diarrhée; mais elle peut aussi survenir d'elle-même.

Après avoir opéré la réduction de l'intestin, préalablement huilé, on prescrit à l'intérieur *belladonna* et *mercurius vivus*, si l'on remarque des symptômes d'inflammation. Quand l'accident a été la conséquence de la violence des efforts déterminés par la constipation, c'est le cas de recourir à *murias magnesiæ*, de même qu'*argilla* convient quand la diarrhée est la cause de l'accident. *Arsenicum* est aussi un moyen très-efficace contre celui-ci.

CLAUDICATION.

La claudication n'est pas rare chez les bêtes bovines. Elle peut dépendre d'une distension ou d'un raccourcissement des ligaments et tendons qui entourent l'articulation, ou d'une maladie de celle-ci, causée soit par une lésion extérieure, soit par un rhumatisme, ou enfin de circonstances spéciales. Le traitement varie suivant le siége du mal. La claudication qui tient à l'endolorissement de la sole, est attaquée par *arsenicum*, et celle qui reconnaît pour cause l'introduction d'un corps pointu dans l'onglon cède à *arnica*. — Il existe une espèce particulière de claudication, qui se fait remarquer à la fois par son opiniâtreté, la nature de ses causes et son caractère spécial. Je l'ai observée en 1837, et j'en reparlerai encore. *Voy.* RAMOLLISSEMENT DES OS.

La maladie débutait généralement par une sensibilité notable de la sole; l'animal ne s'appuyait qu'avec peine et circonspection sur ses pieds, que, dans la station, il soulevait alternativement l'un après l'autre.

Arsenicum, qui possède en général des vertus spécifiques contre cet état de choses, demeura sans résultat dans beaucoup de cas. Au bout de quelque temps, le mal sembla siéger plus particulièrement dans les os longs des membres; car il devenait de plus en plus difficile à l'animal de marcher, et surtout de se lever, de sorte qu'il restait étendu par terre, quoique toutes ses fonctions demeurassent d'ailleurs dans l'état normal. Un fait digne de remarque, c'est qu'une fois éclatée dans une étable, la maladie en attaquait généralement tous les habitants, et que, dans plusieurs localités, elle passait même d'une maison à l'autre. Comme aucun traitement allopathique ne pouvait rien contre elle, je n'en mis que plus d'ardeur à rechercher les moyens de la combattre homœopathiquement, ce à quoi je parvins, à l'aide de *mercurius vivus*, lorsque enfin j'eus reconnu qu'elle avait pour cause un ramollissement des os. Elle débutait tantôt dans les membres de devant, tantôt dans ceux de derrière; mais toujours *mercurius vivus* en triompha aisément et rapidement, lorsqu'elle ne durait pas depuis longtemps déjà; dans ce dernier cas même, il ne manquait pas d'efficacité, mais on était obligé de l'employer à doses souvent répétées, et je fus même une fois contraint de l'administrer pendant un mois entier sans interruption. *Cocculus* et *rhus toxicodendron* se montrèrent aussi parfois fort utiles, et même après la découverte du véritable spécifique, leur administration n'en demeura pas moins couronnée d'un plein succès lorsque la claudication commençait par les membres de derrière, et que le mal semblait avoir son siége dans le sacrum plutôt que dans les jambes. Quand la claudication débutait aux membres de devant, on se trouvait bien de *belladonna*, puis de *mercurius*. Si la bête commençait par traîner les jambes, celles surtout de derrière, *arsenicum* produisait de bons effets; *nux vomica* était également couronnée de succès lorsqu'à ces symptômes se joignait le défaut d'appétit. Mais quand il y avait déjà claudication bien prononcée, aucun de ces moyens ne servait à rien, et il n'y avait plus de secours à attendre que de *mercurius vivus*.

COLIQUE.

Cette maladie n'est point, en général, aussi dangereuse que la météorisation : cependant elle entraîne assez souvent la mort, lorsqu'on ne lui oppose pas les moyens convenables. Elle se déclare, la plupart du temps, après l'ingestion d'aliments difficiles à digérer, et se manifeste alors par la constipation et la soif. Au bout de quelque temps, il survient de la tristesse:

l'animal reste presque toujours couché ; les cornes, les oreilles et les pieds sont alternativement chauds et froids, mais plus souvent froids ; la panse est très-gonflée. Plus la constipation se prolonge, plus la douleur devient vive. L'animal a le dos voûté, il gémit, regarde souvent son flanc, gratte des pieds de devant, piétine de ceux de derrière, et meurt enfin, au milieu de grincements de dents.

Les moyens curatifs sont *aconitum* (une ou deux doses), et ensuite *arsenicum* (trois ou quatre doses). S'ils calment un peu les souffrances, mais que la constipation persiste, on administre *nux vomica*, lorsque les matières fécales sont en petites boules dures ; *opium*, quand elles sont noirâtres, comme brûlées, et qu'on est obligé de les extraire du rectum avec la main ; *plumbum*, dans les cas les plus opiniâtres, où le rectum est vide. On peut aussi essayer *carbo vegetabilis* et *colocynthis*. — Consultez DIARRHÉE et MÉTÉORISATION, car ces deux symptômes se rencontrent quelquefois associés à la colique.

CONSTIPATION.

La constipation survient ordinairement à la suite d'une autre maladie ; mais parfois aussi elle subsiste seule, et alors elle reconnaît le plus souvent pour cause un refroidissement ou un vice d'alimentation.

L'état plus ou moins inflammatoire qui l'accompagne en général, exige que l'on commence le traitement par une dose d'*aconitum*. Le moyen le plus efficace ensuite est *nux vomica* ; il est indiqué surtout quand les déjections sont rares, dures, couvertes de mucosités, et que l'animal contracte fréquemment le ventre. S'il n'y a pas de soif, c'est le cas de recourir à *china* et à *bryonia*. Cette dernière convient aussi lorsque la constipation a été déterminée par un refroidissement, circonstance dans laquelle il lui arrive souvent d'alterner avec la diarrhée. *Opium* et *argilla* doivent être mis en usage quand l'inaction du tube intestinal fait qu'il ne sort rien du corps, et que l'animal reste couché, quoique ne témoignant pas de douleurs. Dans les constipations très-opiniâtres, où le rectum est vide, et aussi lorsqu'il ne sort qu'une petite quantité de matières, qui ne sont pas très-dures, *plumbum* ne manque jamais d'être efficace.

CONTUSIONS.

Il n'est pas rare, chez les bœufs d'attelage, que la pression du joug détermine des lésions sur le haut du cou, près du garrot.

Si la peau est entamée, s'il y a plaie, on fomente celle-ci avec de l'eau d'*arnica*, et l'on accorde quelques jours de repos. Quand il n'y a pas plaie, mais seulement tumeur, on emploie l'*arnica* à l'extérieur et aussi à l'intérieur. Lorsque, malgré ce moyen, la tumeur ne se résout pas, ou quand, ayant été négligée, elle a déjà passé à la suppuration, on prescrit *mercurius vivus*, qui la fait promptement ouvrir, puis *silicea*. S'il se produit des croûtes à l'endroit blessé, on administre *thuja* et *sulphur*. *Arsenicum* est spécifique dans le cas d'ulcères à bords durs et renversés. *Bryonia* m'a toujours réussi chez les bœufs jeunes, qui venaient d'être mis au travail.

Arnica, à l'intérieur et à l'extérieur, est le remède capital de toutes les lésions produites par contusion.

Conium est celui qu'il faut mettre en usage quand la
contusion, ou un coup, un heurt, a fait naître des indurations.

CREVASSES.

Les indurations et les crevasses à la peau proviennent, tantôt d'une maladie interne, tantôt, chez les
bœufs d'attelage, d'une longue marche dans des terres
marécageuses, parfois de l'application inconsidérée
des caustiques sur des excroissances spongieuses.

Arnica et *arsenicum*, à l'extérieur, font généralement
disparaître le mal, sans qu'on ait besoin de recourir
à des moyens internes, surtout lorsqu'il n'est pas
ancien. *Spiritus sulphuratus* est spécifique contre les
crevasses suintantes ; *sepia*, dans les cas où la peau,
sèche et indurée, se détache par grandes plaques, au-
dessous desquelles se forment sans cesse de nouvelles
crevasses. *Mercurius vivus* s'est montré efficace aussi
dans un cas opiniâtre, où il se détachait des lambeaux
entiers de parties molles. *Chamomilla, conium, mercurius solubilis* et *acidum phosphoricum* sont d'un grand secours contre les indurations simples de la peau. *Acidum
phosphoricum* convient surtout lorsque les points indurés se contractent sous la forme de plis et de rides.

Les crevasses au genou sont, comme toutes les
lésions extérieures, traitées par l'eau d'*arnica :* on
administre aussi *arnica* à l'intérieur, quand elles sont
considérables. Lorsque la rotule a été plus ou moins
intéressée, *symphytum* est le moyen à mettre en
usage. Les abcès au genou, suites d'une lésion négligée de cette région du membre, se traitent comme
les abcès des autres parties du corps.

CROUTES DE LAIT.

On nomme ainsi, chez les veaux, un exanthème particulier, qui consiste en de petites pustules blanches développées à la tête, principalement autour de la bouche, au nez, aux yeux et aux oreilles. Ces pustules, plus rares au cou et à d'autres parties du corps, laissent suinter un liquide visqueux, qui, en se desséchant, produit une croûte farineuse, d'un blanc bleuâtre. Cette éruption diffère de la gale en ce qu'elle cause peu ou point de démangeaisons, et que les croûtes ont beaucoup plus d'épaisseur. Elle est très-contagieuse. Quoiqu'elle n'entraîne pas de danger par elle-même, elle fait quelquefois maigrir l'animal, le renouvellement continuel des croûtes amenant un épuisement général et la diarrhée.

Dulcamara en est le principal remède ; parfois on est obligé de l'alterner avec *veratrum*. Il faut administrer *sulphur*, à titre de traitement consécutif.

CYSTITE.

L'inflammation de la vessie est rare chez les bêtes bovines, plus du moins que dans l'espèce du cheval, et elle doit naissance tantôt à un refroidissement, tantôt à des coups sur la région lombaire. L'animal se tient presque toujours le dos voûté : lorsqu'on appuie sur les lombes, il témoigne de la douleur, et cherche en gémissant à échapper à la pression. La démarche est roide, et la bête, en restant debout, s'appuie tantôt sur un côté du corps, tantôt sur l'autre. Il éprouve des envies fréquentes d'uriner, mais sans résultat, car il ne rend que quelques gouttes d'urine d'un rouge foncé. Ses déjections sont rares et dures, elles ne sortent qu'avec de vives douleurs. Il n'y a point d'appétit, ni de rumination, mais la soif est vive ; tout l'extérieur de l'animal annonce une grande anxiété, et les yeux sont très-saillants.

Dans la plupart des cas, on obtient la guérison par *cantharides*, qu'on fait précéder d'une couple de doses d'*aconitum*, à de courts intervalles. *Aconitum* suffit même quelquefois à lui seul, tandis qu'ailleurs des doses répétées de *cantharides* échouent : il faut alors recourir à *hyoscyamus*. Si la maladie a été déterminée par un coup sur la région lombaire, elle cède à *arnica*.

DENTS BRANLANTES.

Cette affection, très-commune chez les bêtes bovines, les gêne beaucoup pour manger.

Carbo vegetabilis jouit d'une grande efficacité contre elle. S'il y a en même temps salivation, ce qui arrive presque toujours, et sensibilité des gencives, on administre *mercurius vivus*. On dit que *mercurius solubilis* a produit de bons résultats dans le premier de ces deux cas, et *staphysagria* dans le second.

DIABÈTE.

Dans cette maladie des voies urinaires, l'animal rend une quantité incroyable d'urine sucrée, d'abord claire comme de l'eau, puis ayant un reflet verdâtre : il éprouve une grande soif, mais les urines qu'il rend sont hors de proportion avec l'eau qu'il boit ; peu à peu, il s'affaiblit, et l'émission de l'urine ne se fait pas sans difficulté. Enfin la fièvre hectique survient, et l'animal est perdu sans ressource, si l'art n'intervient pas à temps. Les causes ordinaires sont un refroidissement, ou des aliments humides, couverts de givre ou gelés.

Les moyens à mettre en usage son *lycopodium* et *mercurius vivus*.

DIARRHÉE.

La diarrhée est plus commune chez les bêtes âgées et les veaux à la mamelle, que chez les individus de moyen âge, où elle a généralement peu d'importance, surtout quand elle paraît au printemps, à l'époque où l'on envoie les troupeaux aux champs. Les causes ordinaires sont de mauvais aliments (fourrage vert chez les bêtes qui n'y sont point accoutumées, pommes de terre gelées, etc.), ou des influences atmosphériques (refroidissement brusque, humidité de l'air), ou la mauvaise qualité des eaux qui servent de boisson. La maladie se présente sous deux formes, aiguë ou chronique. La diarrhée aiguë, qui, la plupart du temps, succède à un refroidissement, est accompagnée de fortes coliques, d'une grande agitation et d'une soif vive. Les excréments, très-liquides, colorés en vert et fétides, sont mêlés de fourrage non digéré ; l'animal maigrit peu à peu, quand le mal se prolonge, et assez souvent même il y succombe. Quant à la diarrhée chronique, d'ordinaire sans douleurs, elle succède fréquemment à la forme chronique, et parfois elle dépend du mauvais état des voies digestives.

La guérison s'effectue par des moyens divers. Dans la diarrhée qui éclate brusquement, celle qu'on appelle

aiguë, on fera toujours bien de commencer par une
couple de doses rapprochées d'*aconitum;* après quoi,
dans la plupart des cas, *arsenicum* et *ipecacuanha* sont
fort efficaces. La diarrhée causée par un refroidissement cède souvent à *aconitum* seul, de même que
celle qui provient d'un écart de régime, à *arsenicum.*
Si, dans ce dernier cas, il y a aussi défaut d'appétit,
et qu'*arsenicum* ne procure pas guérison, on administre
pulsatilla, ou, quand il y a répugnance absolue pour les
aliments, *antimonium crudum*, surtout lorsque la diarrhée alterne périodiquement avec la constipation. Y
a-t-il des déjections fréquentes, sans douleurs, on a
recours à *rheum. Asarum* convient si elles sont liquides, et parfois mêlées de mucus sanguinolent.

A la diarrhée chronique, outre *china*, *sulphur*,
chamomilla, et *veratrum*, qui ont été utiles plus d'une
fois, on oppose *acidum phosphoricum*, *bryonia*, *calcarea
acetica*, *dulcamara*, *magnesia carbonica*, *petroleum* et
phosphorus. La diarrhée est ordinairement accompagnée d'un état morbide général, eu égard auquel on
choisit, entre ces divers moyens, celui qui convient le
mieux.

Sulphur et *arsenicum* sont les principaux remèdes de
la diarrhée chez les veaux.

DYSENTERIE.

La dysenterie, inflammation du gros intestin, est
tantôt légère, tantôt au contraire fort intense, et, dans
ce dernier cas, lorsqu'on ne l'attaque pas à temps,
elle exerce souvent de grands ravages parmi les plus
beaux troupeaux. Son apparition est parfois précédée
de coliques ou de diarrhée; mais il lui arrive aussi de

se manifester brusquement par des tranchées, qui arrachent des gémissements aux animaux, et abattent leurs forces avec une promptitude extraordinaire. Fréquemment, il y a ténesme : l'animal rend d'abord des excréments liquides, puis de simples mucosités mêlées de sang, et le rectum apparaît au dehors, d'un rouge foncé, chaud et tuméfié. En général, la maladie ne règne qu'au printemps et en automne; elle se manifeste surtout par l'influence des changements brusques de température. On la remarque de préférence chez les bœufs amenés de loin, qui ont fait des marches forcées, pendant lesquelles ils n'ont trouvé qu'une nourriture insuffisante, mauvaise, ou inaccoutumée.

Légère, la dysenterie ressemble à une diarrhée intense, et réclame les moyens qui ont été indiqués à l'article de cette dernière. Plus violente, elle ressemble beaucoup au typhus, avec lequel on la confond fréquemment : la seule différence consiste en ce qu'elle n'est point contagieuse, en ce qu'elle dépend de causes météorologiques et autres, en partie inconnues.

Après quelques doses d'*aconitum*, on administre *arsenicum*, surtout lorsque les déjections sont liquides ou de couleur verdâtre. Cependant, *mercurius vivus* est le principal remède de cette maladie, notamment lorsqu'elle se montre sous forme épidémique, ce qui n'est pas rare au printemps et au commencement de l'été, quand des journées très-chaudes alternent avec des nuits froides. Ce moyen est indiqué d'une manière toute spéciale quand les gencives sont pâles et spongieuses, les dents branlantes, la bave visqueuse et fétide, qu'il y a des efforts fréquents pour fienter, avec émission de vents fétides, et déjection de matières peu abondantes, mêlées de mucosités, qui prennent bientôt une teinte de gris verdâtre ou de brun cannelle, ou qui, accompagnées de mucosités et de sang, sortent sous forme liquide, à la suite de grands efforts ; le ventre est tuméfié et douloureux au toucher, ainsi que la région lombaire ; le rectum fait saillie hors de l'anus, il se boursoufle, et il est sensible au plus haut degré.

Chez les veaux, la diarrhée, accompagnée d'amaigrissement et de perte d'appétit, prend très-souvent le caractère dysentérique ; l'animal rend à chaque instant des matières liquides, verdâtres ou jaunâtres. *Pulsatilla* est spécifique en pareil cas. On s'est bien trouvé aussi de *chamomilla*, et quand les déjections étaient blanches, de *mercurius vivus*.

EAUX AUX JAMBES.

Les eaux aux jambes, si communes chez les chevaux, se voient aussi quelquefois, mais bien plus rarement, chez les bêtes à cornes, principalement chez les bœufs de trait. A l'articulation du boulet, ou au-dessus, apparaît une tumeur chaude et douloureuse, qui rend les mouvements roides, ou cause la claudication ; au bout de quelques jours, il en découle un liquide aqueux, qui imbibe les poils et les réunit en faisceaux. La claudication va toujours en croissant, il se forme des gerçures, et le pus est tellement âcre, qu'il détruit des lambeaux entiers de peau et de parties molles. On voit même parfois se développer sur la tumeur des fics, qui saignent au moindre attouchement, et exhalent sans cesse un ichor fétide.

Thuja est spécifique contre cette maladie ; une ou deux doses suffisent souvent pour la guérir. Les fics sont arrosés deux fois par jour avec la teinture pure de *thuja*.

EFFORT D'ÉPAULE.

Cette lésion, qu'on n'observe en général que chez les bœufs de trait, peut être produite, soit par de trop grands efforts, des faux pas, des glissades, soit par des violences extérieures qui agissent sur l'articulation de l'épaule, soit enfin, et plus fréquemment peut-être, par une cause rhumatismale. Le membre malade ne se meut pas aussi librement que les autres; l'animal ne le remue qu'avec peine, en le traînant, en fauchant; il ne le lève pas assez lorsqu'il s'agit de franchir une élévation, par exemple le seuil d'une porte; et, dans l'état de repos, il le porte ordinairement en avant, de sorte que le poids du corps pèse davantage sur celui du côté opposé. La plupart du temps, l'articulation de l'épaule est douloureuse au toucher, et fréquemment aussi elle est chaude.

Le spécifique, principalement dans l'effort d'épaule par cause rhumatismale, est *ferrum muriaticum*, à la troisième dynamisation, qui ne manque jamais son effet même quand la maladie est ancienne. J'ai vu les dynamisations plus élevées produire de moins bons résultats. On dit que *veratrum* s'est montré efficace aussi en pareille circonstance. Lorsque la maladie a été produite par un effort de tirage, un faux pas, une glissade, on lui oppose *rhus toxicodendron*, et quand elle reconnaît pour cause une violence extérieure, *arnica*. Si ce dernier échoue, et qu'on puisse penser que les parties osseuses ont reçu quelque atteinte, il faut recourir à *symphytum*, extérieurement et intérieurement. On emploie *aconitum* lorsqu'il y a inflammation, et *aconitum* suivi de *bryonia* lorsque l'accident est survenu à la suite d'un refroidissement. Le plus grand repos possible est nécessaire pendant toute la durée du traitement.

EFFORT DE HANCHE.

L'effort de hanche consiste principalement dans l'impossibilité de mouvoir le train de derrière et les membres postérieurs. Les symptômes suivants le caractérisent : l'animal mange d'une manière régulière, mais il boite du train de derrière, et traîne en fauchant ses membres postérieurs, qu'au repos il écarte autant que possible l'un de l'autre. Si la maladie est portée à un plus haut degré, il ne peut ni rester debout, ni marcher, et se laisse tomber. Il lui est impossible de se relever. Quelquefois on remarque une tuméfaction chaude et douloureuse à la région lombaire. Tantôt la maladie est rhumatismale, et la conséquence d'un refroidissement brusque, tantôt elle dépend de causes extérieures, telles que coups sur les lombes, efforts de tirage, glissades, etc.

Dans ce dernier cas, on emploie *arnica* (à l'extérieur et à l'intérieur), et *rhus toxicodendron* ou *symphytum*, s'il y a lésion des os ou du périoste. Existe-t-il une tuméfaction inflammatoire, c'est le cas d'administrer *aconitum*, alterné avec *bryonia*. *Cocculus* est aussi un excellent moyen. *Nux vomica* est spécifique contre l'effort de hanche chez les veaux.

EFFORT DE REINS.

Les causes sont les mêmes que dans les deux cas

précédents ; seulement, les violences extérieures, les efforts, les glissades ont ici plus d'influence encore. Les symptômes diffèrent également peu de ceux qui caractérisent l'effort de hanche. Quand la maladie a beaucoup d'intensité, l'animal ne peut lever le train de derrière, ce qui fait qu'il reste toujours couché, quoique bien portant d'ailleurs et jouissant d'un bon appétit. Quelquefois il survient à la région lombaire une tuméfaction qui cause de vives douleurs quand on y touche.

Les principaux moyens à mettre en usage sont *rhus toxicodendron, cocculus, bryonia* et *ledum;* si la tumeur existe, on emploie *aconitum*, alterné avec *bryonia*. Lorsque l'effort dépend d'un coup ou d'un heurt, on lui oppose *arnica* et *symphytum*, et, s'il s'agit d'un veau, *nux vomica* et *pulsatilla*.

ENCÉPHALITE.

L'inflammation du cerveau, bien plus rare chez les bêtes bovines que les chevaux, éclate le plus souvent d'une manière rapide, par l'influence d'un soleil ardent, d'un changement brusque de température, ou d'un coup sur la tête. Tantôt elle apparaît tout à coup, et tantôt elle s'annonce par certains prodromes, tels que vertige, incertitude de la démarche, ivresse, abattement. La tête est pendante, les yeux sont brillants et saillants, la tête, les oreilles et les cornes sont chaudes, le poil est hérissé, l'appétit nul. L'animal devient furieux, il frappe de la tête contre les murailles, arrache ses liens, et éprouve des convulsions dans diverses parties du corps. En liberté, il court de tous côtés, puis, au bout de deux ou trois jours, semble éprouver quelque relâche, et meurt subitement. Parfois l'encéphalite se termine par l'hydropisie cérébrale, ce qui fait qu'on doit la surveiller dès le principe, et même, après qu'elle est guérie, ne pas perdre le malade de vue pendant quelque temps.

Aconitum est le premier et le principal moyen, tant que la maladie n'a point encore pris son entier développement. On l'administre à doses fréquentes, séparées par de courts intervalles. Lorsqu'il y a chaleur à la bouche, aux yeux, aux cornes, que l'animal appuie sa tête contre la muraille ou la mangeoire, ou que, triste et presque sans connaissance, il la tient pendante ; le médicament qui convient le mieux ensuite est *belladonna*, également à doses répétées, surtout lorsque le regard est furieux, avec gonflement des vaisseaux de la tête et battement de ceux du cou. *Sulphur* doit être administré à titre de traitement consécutif. *Hyoscyamus* est indiqué surtout quand *belladonna* ne suffit pas, ce qui arrive rarement. S'il survient tout à coup du calme, de la stupeur, de la somnolence, ou si la maladie a été causée par l'insolation, on prescrit *opium* sans délai. *Veratrum* est spécifique dans le cas où l'animal se jette et se dresse contre la muraille.

ENFLURE DE LA CUISSE.

Arnica, à l'intérieur et à l'extérieur, est un moyen éprouvé contre cet accident, losqu'il a été produit par une contusion. *Conium* convient également. Si l'enflure est chaude et tendue, c'est le cas d'employer *bryonia* : si elle est pâteuse, on a recours à *china* et *arsenicum*, suivis de *sulphur*, au bout de quelque temps.

ENFLURE DES GENOUX.

L'enflure des genoux n'est pas rare chez les bêtes bovines, à cause de la manière dont elles s'y prennent pour se dresser sur leurs pattes. Le genou, quand il a éprouvé une contusion, devient chaud, douloureux, enflammé, tuméfié, ce qui gêne beaucoup l'animal, tant pour marcher que pour se coucher et se lever.

L'eau d'*arnica*, fréquemment employée dès le début, ne manque jamais de dissiper le mal en très-peu de temps. Si celui-ci est ancien, on lui oppose *china*, quand la tumeur est douloureuse, *pulsatilla*, lorsqu'elle ne l'est pas. *Silicea*, *lycopodium* et *sulphur* ont été employés aussi avec succès dans les cas opiniâtres. V. ÉPONGE.

ENFLURE DE LA TÊTE.

Il n'est pas rare que la tête enfle chez les bœufs, soit par suite d'un refroidissement, soit par l'effet d'une prédisposition maladive interne.

Aurum et *belladonna* sont les principaux moyens à mettre en usage. On emploie *baryta carbonica*, quand la tuméfaction est dure et lardacée; *arnica* (à l'inté- et à l'extérieur), quand elle a été occasionnée par la pression du joug.

ENFLURE DU PIED.

Arnica est spécifique dans l'enflure du pied, résultat d'une lésion extérieure, et *symphytum* dans celle qui s'accompagne d'une lésion des os. L'un et l'autre doivent être employés tant à l'extérieur qu'à l'intérieur.

Si le mal a été causé par un refroidissement, on met en usage *dulcamara*. Quand la tuméfaction est chaude et tendue, on emploie *bryonia*. L'enflure qui se dissipe par le mouvement et revient pendant le repos, exige *rhus toxicodendron* et *arsenicum*. Il faut recourir à *thuja* si elle avoisine l'articulation du boulet; à *squilla*, si elle est accompagnée de chaleur aux onglons; à *arsenicum*, si la sole est douloureuse. *L'œdème des pieds* réclame *china* et *arsenicum*, d'après mes expériences; d'autres conseillent *indigo*, *thuja* et *sulphur*, et, quand les quatre membres sont œdématiés à la fois, *opium* et *sulphur*.

ENTÉRITE.

L'entérite, qu'accompagne souvent la gastrite, est une maladie presque toujours dangereuse, et fréquemment mortelle, qui d'ordinaire éclate d'une manière soudaine, sans prodromes. L'animal montre tout à coup un grand abattement et une vive anxiété, avec perte totale de l'appétit; il a une soif ardente; sa respiration est profonde; il gémit, tremble, gratte des pieds de devant, frappe de ceux de derrière, regarde souvent son ventre, courbe son dos, se couche à chaque instant, se relève aussitôt, grince des dents, et éprouve presque toujours de la constipation, ou ne rend que des crottins ronds, durs et rares. Les yeux sont rouges et brillants, les oreilles froides, ainsi que les cornes et les pieds; le ventre est ordinairement un peu gonflé, et douloureux au moindre attouchement. Le pouls est fréquent, souvent à peine sensible, quoique le cœur batte avec force. Le corps se couvre d'une sueur froide. Enfin, le calme paraissant se rétablir, l'animal se met à trépigner et à remuer la queue, signes annonçant que l'inflammation est passée à la gangrène; la mort ne se fait pas attendre longtemps. La maladie dure deux à cinq jours. Le refroidissement, l'excès de nourriture, surtout de fourrage sec, des aliments de mauvaise qualité, des coups sur le ventre, etc., en sont les causes les plus ordinaires.

On administre *aconitum*, à doses répétées toutes les quinze ou vingt minutes, jusqu'à ce que les symptômes les plus saillants de l'inflammation aient disparu. Si le but n'est point atteint au bout de quelques heures, ou si, malgré une amélioration notable, il reste encore des douleurs, on donne *arsenicum*. Ce médicament, alterné avec *aconitum*, a parfois, dit-on. produit de bons effets. Il convient surtout quand la maladie a été produite par des boissons froides, ou par la mauvaise qualité des fourrages et le trouble de la digestion. Lorsque *aconitum* et *arsenicum* échouent, il faut recourir à *carbo vegetabilis* et à *rhus toxicodendron*.

ENTORSE.

Résultat d'un faux pas, l'entorse entraîne une claudication plus ou moins sensible, et quand elle est forte, une tuméfaction chaude au voisinage de l'articulation du pied.

L'accident, lorsqu'il est de fraîche date, cède promptement à *arnica*, employé tant à l'extérieur qu'à l'intérieur. Dans le cas contraire, ou s'il y a dès le principe beaucoup de douleur, de gonflement et de claudication, on emploie *rhus toxicodendron* et surtout *ruta*, qui possède alors des vertus spécifiques.

ÉPILEPSIE.

L'épilepsie, très-rare chez les bêtes bovines, a de prime abord quelque ressemblance avec le vertige, dont néanmoins elle diffère essentiellement. Dans le vertige, dont les bœufs de trait sont assez souvent atteints, par suite de grands efforts à la chaleur du soleil, d'un joug trop serré, d'une constriction du larynx, etc., l'animal chancelle tout à coup, se laisse tomber, et reste étendu quelque temps sans connaissance. La même chose arrive dans l'épilepsie; mais l'animal qui s'est laissé tomber, soit tout à coup, soit après quelques mouvements convulsifs, ne reste pas tranquille à terre; il y est pris de convulsions, tourne les yeux, frappe des pieds, et serre les mâchoires l'une contre l'autre; de sa bouche s'échappe une bave écumeuse, souvent mêlée de fourrage qui remonte de la panse. Quelquefois, au premier instant, il beugle et se plaint beaucoup; dans d'autres cas, il reste en repos. L'accès dure en général plus que ceux du vertige, parfois trois quarts d'heure à une heure, et revient après un laps de temps plus ou moins long. Lorsqu'il est passé, l'animal se relève tout à coup, regarde autour de lui, se met à manger, et paraît en pleine santé. Les accès d'épilepsie ne sont pas sans danger pour lui, car il peut se blesser en tombant, et on l'a même vu périr sur le coup. Du reste, la maladie est héréditaire.

Quelques doses d'*aconitum* sont le premier moyen à mettre en usage; après quoi on administre *stramonium*, et si l'accès reparaît, *belladonna*. On peut aussi avoir recours à *hyoscyamus* surtout si les accès sont accompagnés de violents mouvements des cuisses), à *cocculus* et *calcarea carbonica*. On fera bien d'essayer quelques doses de *camphora* par semaine, pour prévenir le retour des accès. Si la maladie dépend de vers, comme on l'a vu quelquefois, *cina* en est le spécifique.

ÉPONGE.

On désigne sous ce nom une tumeur ronde, spongieuse, qui se développe au genou des jambes de devant, le plus souvent à la suite d'une lésion mécanique. En général, cette tumeur est d'abord chaude et douloureuse; mais, avec le temps, elle devient froide et indolente.

Lorsqu'elle est récente, on la guérit quelquefois par *arnica*, à l'extérieur et à l'intérieur; si elle ne cède pas, ou si avant ce traitement elle était déjà complétement développée, on la combat par *chamomilla;* s'il y a déjà induration, c'est *conium* et *ledum* qu'on doit employer. L'éponge invétérée exige *sulphur*, *antimonium crudum*, *petroleum* et *sepia ;* celle qui cause des démangeaisons et de la douleur, *iodium*, *rhus toxicodendron* et *pulsatilla* alternés avec *conium*. Lorsqu'elle commence à suinter, *silicea* est spécifique. *Arnica, silicea* et *chamomilla* ont procuré la guérison dans un cas où l'éponge avait été maladroitement ouverte. Pendant le traitement, comme aussi pour prévenir la maladie, il faut donner à l'animal une litière douce et suffisante.

EXANTHÈMES.

Un exanthème est une maladie plus ou moins opiniâtre, qui se manifeste sous des formes très-variées (taches, tubercules, vésicules, écailles, croûtes), et tantôt constitue une affection purement locale, tantôt se rattache à un état morbide intérieur.

Le plus sûr moyen de guérir et de prévenir toutes les maladies exanthématiques est de recourir aux remèdes appelés isopathiques, qui prennent le nom d'*autopsoricum* lorsqu'on les prépare avec le principe morbifique fourni par l'animal lui-même. Mais d'autres moyens encore, qui ont reçu l'épithète d'antipsoriques, et parmi lesquels figure le soufre, sont d'une assez grande efficacité à cet égard.

Dans toutes les maladies chroniques on doit s'attacher à la psore qui les détermine. On fera donc bien de commencer et de terminer le traitement par quelques doses de *sulphur*, s'il n'y a point de contre-indications spéciales. Au bout d'environ quinze jours, on administre l'*autopsoricum;* puis, au bout du même laps de temps, le médicament qui s'accorde le mieux avec l'état actuel du malade; après quoi on revient à l'*autopsoricum*, et ainsi de suite. On laisse agir le dernier *autopsoricum* plus longtemps que les autres, et l'on termine le traitement par *sepia* et quelques doses de *sulphur*, ou par *sulphur* seul, suivant les circonstances.

Comme cette marche ne réussit pas toujours, on est obligé de recourir à d'autres moyens. *Staphysagria* et *dulcamara* sont ceux qu'on emploie le plus souvent, après une couple de doses de *sulphur; staphysagria* convient surtout dans les éruptions dartreuses accompagnées de prurit, notamment pendant la nuit; *dulcamara*, dans les éruptions vésiculeuses remplies d'un liquide jaunâtre, celles principalement qui succèdent à un refoidissement brusque, comme aussi dans les dartres sèches et furfuracées. *Mezereum* est spécifique dans les tubercules pruriteux, avec rougeur à la peau; *arsenicum*, dans les éruptions accompagnées de diarrhée périodique ou de défaut d'appétit et de trouble de la digestion; *thuja*, dans celles qui surviennent au bas des membres.

FIÈVRE INFLAMMATOIRE.

Lorsqu'une inflammation interne ou externe a une certaine étendue, elle est généralement accompagnée d'une fièvre plus ou moins intense. Dans ce cas, le pouls est fréquent et dur, la bouche sèche et chaude, les déjections dures, sèches et rares, l'urine rare, les oreilles chaudes, ainsi que les cornes et les pieds. L'animal a peu d'appétit, ou ne mange que du vert, et éprouve une grande soif. Ordinairement il est plus malade le soir que le matin.

Le principal moyen, pour combattre cette fièvre, est *aconitum*, qu'on doit répéter à des intervalles d'autant plus rapprochés que la maladie a plus d'intensité, par exemple toutes les huit à quinze minutes dans les cas fort aigus, et qu'il faut continuer jusqu'à ce que le calme soit rétabli d'une manière notable. Dans les maladies inflammatoires externes, spécialement celles qui proviennent d'une lésion traumatique, *aconitum* convient non-seulement pour prévenir la fièvre, mais encore pour la guérir quand elle a déjà éclaté, et qu'elle n'a point encore fait de progrès. Cependant, malgré la grande efficacité d'*aconitum*, il ne suffit pas, dans beaucoup de cas, pour procurer une guérison complète, de sorte que, suivant l'individualité de l'inflammation, on doit aider son action par celle de divers autres moyens; *belladonna,* dans l'encéphalite; *spongia marina,* dans l'angine; *bryonia,* dans la pneumonie et la péripneumonie; *arsenicum* et *rhus toxicodendron,* dans l'entérite; *cantharides,* dans la cystite et la néphrite, etc.

FIÈVRE DE PARTURITION.

A la suite d'une parturition difficile, ou par l'effet d'un mauvais régime, d'un refroidissement, etc., il arrive quelquefois, surtout chez les vaches grasses, qu'un ou plusieurs jours après la mise bas, on voit éclater cette maladie extrêmement dangereuse, qu'accompagne d'ordinaire une inflammation du péritoine, des intestins, de la matrice, et qui, lorsqu'on n'y apporte pas de prompts secours, se termine par la mort au bout de trois à cinq jours. L'animal est triste, il commence à trembler, ne mange plus, ne rumine pas, éprouve une grande soif, ne reste point en repos sur ses pattes de derrrière, chancelle, et veut à chaque instant se coucher, quoique le mal de ventre et le gonflement des parties génitales l'obligent tout de suite à se relever. Bientôt survient la paralysie du train de derrière, et il ne lui est plus possible de se lever. Alors il mugit et se plaint sans cesse, les mamelles s'affaissent, la sécrétion du lait s'arrête, les oreilles, les cornes et les pattes se refroidissent, l'œil est fixe, le regard farouche. Il y a souvent tuméfaction du ventre, chaleur et enflure des mamelles. En général, l'arrière-faix est resté dans la matrice, d'où s'échappe un ichor infect. Tous ces symptômes se succèdent avec une grande rapidité.

La première chose à faire est d'administrer, dans

l'espace de quelques heures, trois à quatre doses d'*a-
conitum*, qui d'ordinaire procurent un calme sensible.
Ensuite on peut recourir à *pulsatilla* et à *nux vomica*.
Belladonna est aussi un excellent moyen, surtout dans
le cas d'enflure très-douloureuse du ventre et de rétention du placenta. *Chamomilla* rétablit la sécrétion du
lait. La paralysie du train de derrière, si elle ne cède pas
à *nux vomica*, qui en est la plupart du temps le spécifique, disparaît sous l'influence de *rhus toxicodendron*.

FIÈVRE NERVEUSE.

Voici comment on décrit cette maladie, qui règne
quelquefois épizootiquement, et qui cause de grands
ravages par contagion. Les animaux perdent l'appétit,
ils deviennent tristes et perdent leurs forces ; la langue, la bouche et le nez sont secs ; les membres sont
pris de convulsions, il y a parfois de violents spasmes,
les animaux chancellent, tombent comme frappés
d'épilepsie, quittent rarement leur litière, et refusent
ordinairement de boire. Au début, les déjections sont
sèches ; mais, au bout de quelque temps, elles s'amol-
lissent, et les aliments finissent par passer indigérés,
la langue devenant sale, et la bouche laissant échapper une abondante salive de mauvaise odeur. Les
mouvements fébriles ont lieu d'ordinaire le soir.

Bryonia, deux fois par jour, est le moyen qui convient le mieux à tout l'ensemble de la maladie. On
donne *acidum muriaticum* quand il y a grande faiblesse,
gémissements et sécheresse de la bouche : *arnica*, lorsque l'animal reste étendu sans mouvement et sans
connaissance ; *stramonium* et *hyoscyamus*, si l'on observe
des convulsions partielles ; *belladonna*, dans les mêmes

circonstances, lorsqu'en même temps l'agitation est grande, ou le regard farouche ; *arsenicum*, si les déjections sont diarrhéiques, aqueuses ; *veratrum*, dans le cas de diarrhée, comme aussi dans celui de constipation, avec froid des extrémités ; *china*, *argilla*, et *sulphur*, lorsque les aliments sortent indigérés ; *helleborus*, quand il y a salivation. Quel que soit celui de ces moyens qu'exige tel ou tel des symptômes existants, il faut toujours administrer *bryonia*, tant que dure la fièvre. Une dose de *veratrum* est indiquée lorsque la maladie, après avoir été vaincue, laisse un état de faiblesse à sa suite.

FISTULES.

Le spécifique contre toutes les espèces de fistules est *pulsatilla*, dont ordinairement trois ou quatre doses (une tous les trois à quatre jours) suffisent pour procurer une guérison complète.

FONGUS.

Thuja sert à combattre les excroissances fongueuses que le frottement de la chaîne fait parfois naître à la base des cornes. Si elles proviennent de la pression du joug, on leur oppose *arsenicum*, et quand elles se développent au garrot, on les attaque par *chamomilla*, qui est surtout spécifique lorsqu'il y a en même temps des glandes indurées. Si, comme il arrive quelquefois, la tumeur s'ouvre, on la traite comme un abcès ordinaire. A l'extérieur, on emploie surtout *arnica* et *arsenicum*. *Phosphorus* convient contre les fongus d'un rouge de feu, et *sepia* contre les excroissances près des onglons.

FRACTURE DES CORNES.

Il n'est pas rare que les bêtes bovines se cassent une corne ; de là résulte une forte hémorrhagie.

On arrête l'hémorrhagie par des fomentations d'eau d'*arnica*. Quelquefois on réussit à faire reprendre la corne, en la remettant sur-le-champ en place, attachant l'animal seul à un pieu, de manière qu'il ne puisse se frotter contre rien, et lui administrant à l'intérieur d'abord *arnica*, puis plus tard *symphytum*, alterné avec *squilla*. Mais la plupart du temps on n'y parvient pas, surtout quand la corne était refroidie. Alors on enveloppe le moignon avec des linges imbibés d'eau d'*arnica*, qu'on renouvelle fréquemment, et l'on fait prendre à l'intérieur tous les deux jours une dose d'*arnica*, ou une de *symphytum* si l'os a été aussi fracturé. On assure qu'une double dose de *squilla* a été fort utile également en pareil cas. La guérison s'effectue avec une grande facilité.

FRACTURE DES OS DES ILES.

Les bêtes bovines se fracturent fréquemment aussi les os des iles, accident qui entraîne bien rarement des suites fâcheuses.

On oppose à cet accident *symphytum*, tant à l'extérieur qu'à l'intérieur. S'il y a beaucoup de chaleur, d'inflammation et de gonflement, on administre avec avantage quelques doses d'*aconitum* et d'*arnica*.

FRAGILITÉ DES OS.

Cette maladie, que l'on rencontre surtout chez les

bêtes bovines qui fréquentent des prairies marécageuses, a pour résultat des fractures, notamment aux
jambes, lorsque l'animal saute, ou seulement qu'il se
lève brusquement. On l'a parfois vue constituer une
véritable épizootie. Nul autre symptôme de maladie
ne l'accompagne dans certains cas; mais souvent il y
a faiblesse générale, et sensibilité douloureuse aux
jambes. L'animal aime à rester couché, il ne se lève
qu'avec peine et en gémissant : un moment même
arrive où il ne le peut plus, où il retombe dès qu'il
essaye de le faire, se cassant fréquemment alors soit
une côte, soit une jambe. Les vaches continuent
d'abord de donner du lait, mais la sécrétion ne tarde
pas à diminuer; il y a amaigrissement général, le
poil se pique, et la mort a lieu par consomption. Les
os sont très-mous et très-cassants; on peut les couper
au couteau. La moelle est sèche, ou réduite en une
substance huileuse.

J'ai eu occasion de voir cette singulière maladie,
que je suis toujours parvenu à guérir par *mercurius
vivus*. Deux ou trois doses suffisent souvent, quand
elle est récente : dans le cas contraire, il faut insister pendant plusieurs semaines sur ce médicament,
malgré l'amélioration que procurent les premières
doses.

GALE.

Dans la gale sèche, les animaux ont une grande
tendance à se gratter, à se frotter les uns contre les
autres, ce qui use ensuite leur poil. Ils répètent cet
acte jusqu'à s'excorier la peau et se faire saigner. Les
parties exposées au frottement ne tardent pas à se

dépouiller de leurs poils : la peau y est rugueuse, sale, poudreuse, ou bien l'on y remarque de petites ulcérations superficielles, entourées d'écailles furfuracées. Au-dessus de ces écailles se trouvent de petites pustules qui, après s'être ouvertes, représentent des ulcères rongeurs. Le liquide sécrété est limpide, et il s'épaissit bientôt, de manière à former des croûtes qui s'empilent les unes sur les autres. Cette espèce de gale attaque de préférence les bêtes maigres, mal nourries et âgées. Elle siége de préférence à la tête, à la nuque, aux épaules, aux hanches et à la queue.

La gale humide s'annonce par des ulcères d'une plus grande étendue, qui, pénétrant profondément dans la peau, sécrètent un ichor rougeâtre, et se couvrent de croûtes plus épaisses que celles de la variété précédente. On la voit au cou et à la base de la queue, mais parfois aussi elle s'étend par tout le corps. Les poils tombent, la peau se fendille, et l'animal, si on l'abandonne, tombe dans le marasme, ou devient hydropique.

Quelques doses de *sulphur* (une par jour) sont le premier moyen à mettre en usage. Ensuite on administre *staphysagria*, surtout quand il y a des éruptions comme dartreuses, avec prurit pendant la nuit. *Dulcamara* convient dans l'éruption vésiculeuse, avec sérosité jaunâtre, qui survient volontiers à la suite d'un refroidissement brusque, et qu'accompagne un écoulement par le nez, ainsi que dans les exanthèmes herpétiformes secs et furfuracés. *Mezereum* est indiqué dans les tubercules pruriteux, avec rougeur à la peau ; *arsenicum*, dans le cas de diminution de l'appétit, avec diarrhée périodique.

GASTRITE.

Cette maladie, qui accompagne ordinairement l'entérite, éclate presque toujours d'une manière subite : elle n'attaque guère que le troisième et le quatrième estomac : en général dangereuse, elle entraîne assez souvent la mort. L'animal est abattu, inquiet, il gratte des pieds de devant, se frappe le ventre de ceux de derrière, se couche, se relève tout de suite, grince des dents, regarde souvent son flanc et son ventre, gémit, mugit, et éprouve de la constipation ; l'œil est rouge, le regard triste ; les oreilles sont froides, ainsi que les pieds et les cornes ; le ventre est un peu tuméfié et extrêmement sensible au moindre attouchement. Les spasmes et les coliques vont parfois au point de rendre l'animal furieux. Lorsque l'état ne s'amende pas au bout de quelques jours, la mort est inévitable. Les causes sont les mêmes que celles de l'entérite (1).

On débute par quelques doses d'*aconitum*, à de courts intervalles, après quoi, le véritable spécifique est *arsenicum*, dont deux doses suffisent presque toujours. *Carbo vegetabilis* rend aussi parfois de grands services.

GLOSSANTHRAX.

Quand les bêtes bovines se trouvent soumises à un genre de vie qui engendre le typhus, ou qui en favorise le développement, il arrive quelquefois que le principe pestilentiel se jette de préférence sur la langue, auquel cas survient le glossanthrax, maladie

(1) Voy. *Entérite.*

contagieuse au suprême degré, et la plupart du temps mortelle. Le charbon de la langue s'annonce ordinairement par une bave abondante qui coule de la bouche, une grande anxiété et la tuméfaction de la langue. En examinant la bouche, on découvre, sur ce dernier organe, de petites vésicules pleines d'un liquide trouble, ou de petits tubercules entourés d'un cercle bleuâtre. Les vésicules crèvent et emplissent la bouche d'un liquide fétide : sur les tubercules, au contraire, s'élèvent des pustules qui, d'abord d'un jaune blanchâtre, deviennent plus tard brunâtres ou noirâtres, et atteignent souvent le volume d'une noix. Ces pustules contiennent un ichor qui ronge les parties voisines ; et sur la vésicule elle-même, après qu'elle s'est affaissée, il se forme une croûte brune, au-dessous de laquelle s'amasse l'ichor, qui produit des ulcères rongeurs, de sorte que la langue entière devient bientôt la proie de la gangrène, et tombe par morceaux. La gangrène ne tarde même pas à envahir aussi le pharynx et l'estomac, et la mort arrive au milieu d'incroyables douleurs, de tremblements, et de tuméfaction du ventre.

La guérison n'est possible qu'autant qu'on s'y prend de bonne heure, et qu'on procède convenablement. Quand les pustules se sont déjà ouvertes d'elles-mêmes et que l'animal en a avalé le contenu, celui-ci est perdu sans ressource. La première chose à faire est donc de les gratter avec un couteau courbe, une cuiller de fer, ou un bouchon de paille, après quoi on nettoie bien la place au moyen d'un linge trempé dans l'huile. Pendant cette opération, il faut tenir la tête de l'animal basse, afin qu'il ne puisse pas avaler d'ichor, et prendre garde d'être touché soi-même par ce liquide, qui détermine, chez l'homme et les animaux, des ulcérations malignes et gangréneuses. On n'entreprendra donc l'opération qu'après s'être couvert les mains de gants, ou les avoir bien huilées. Une fois les pustules enlevées, on touche la langue tous les jours avec un linge imbibé d'eau à laquelle on a ajouté quelques gouttes d'*arsenicum*. Ce moyen suffit dans la plupart des cas. S'il restait encore des symptômes de maladie, par exemple la fétidité de l'haleine, etc., on se conduirait comme il sera dit plus loin. *Voy*. STOMACACE.

GLOSSITE.

L'inflammation de la langue est une affection assez commune, qui provient presque toujours d'une lésion traumatique, empêche l'animal de manger, et rend l'organe plus ou moins pendant hors de la bouche.

Elle réclame surtout l'emploi d'*aconitum* et de *mercurius vivus*. On dit aussi *acidum nitri* fort efficace, surtout dans l'inflammation sèche. *Carbo vegetabilis* est spécifique contre l'induration qui succède à l'inflammation : on recommande également alors *conium*, *lycopodium* et *silicea*.

OBSERVATIONS par *Schmager*, tirées du *Zooiasis* de LUX. — J'ai eu occasion d'observer trois fois cette maladie, qui n'est pas commune, et succède la plupart du temps à une lésion traumatique. Une fois, chez un taureau, elle était si intense, que la langue, énormément gonflée, ne trouvait plus à se loger dans la bouche, hors de laquelle elle pendait constamment. Il y avait une forte fièvre inflammatoire, avec mal de gorge. Je prescrivis sur-le-champ *aconitum*, soixante gouttes de la teinture dans une pinte d'eau, à faire prendre en huit fois. Le second jour, il y avait une amélioration notable, la langue était rentrée dans la bouche. Le troisième jour, l'animal put boire de l'eau blanche. Le quatrième, il était guéri.

GOÎTRE.

On appelle ainsi une tuméfaction, tantôt aiguë, tantôt chronique, qui survient d'ordinaire au côté gauche du larynx, obligeant l'animal à porter la tête en avant, et le faisant râler d'une manière effrayante. Il n'y a douleur que dans les cas aigus ; cependant la toux qui accompagne cette maladie est douloureuse, et la voix rauque.

Le principal moyen est *drosera*, après quelques doses d'*aconitum* : dans les cas chroniques, on le fait alterner avec *hepar sulphuris*. On s'est très-bien trouvé aussi de deux doses de *belladonna*, administrées à de courts intervalles.

GONFLEMENT DES OS.

Les gonflements des os, exostoses ou tumeurs molles, doivent naissance tantôt à des causes externes, tantôt à des causes internes. On les rencontre moins souvent chez les bêtes bovines que chez les chevaux.

S'ils proviennent d'une lésion mécanique, *arnica*; ou mieux *symphytum* (à l'extérieur et à l'intérieur), suffit pour les guérir. S'ils dépendent de causes internes, on les traite par *mercurius vivus*, *acidum phosphoricum*, *angustura*, *silicea* et *sulphur*, et, dans les cas opiniâtres, par *carbo animalis* et *ammonium carbonicum*.

HÉMATURIE.

Le pissement de sang, qui n'est pas tout-à-fait sans danger, et qu'on rencontre quelquefois avec la sanguinolence du lait, est plus commun chez les bêtes bovines que chez les autres animaux domestiques, et attaque de préférence les mâles. L'animal devient triste, refuse de manger, rumine peu ou point, et éprouve une grande soif. Les battements du cœur sont accélérés, les oreilles sont froides, ainsi que les cornes et les pieds, la région lombaire est très-sensible à la pression. Des frissons s'établissent, la bouche et la langue sont sèches et chaudes, le pouls est faible et à peine perceptible. On entend souvent un léger gémissement lorsque l'animal fiente. L'urine est d'abord peu rouge ; mais sa couleur devient d'autant plus foncée que la maladie dure davantage. Il ne paraît pas non plus y avoir de douleurs dans le principe ; mais plus tard il s'en développe souvent de forts violentes, et l'urine ne sort que goutte à goutte, en arrachant des plaintes. Quelquefois il n'y a qu'un petit nombre de ces symptômes, et la guérison se fait peu attendre ; mais souvent aussi la maladie passe au mode chronique, les reins s'enflamment, ainsi que la vessie, et la mort finit par arriver.

Des substances nuisibles avalées par l'animal paraissent être la cause de cette maladie ; aussi atteint-elle fort souvent plusieurs bêtes à la fois dans un même troupeau. On l'observe la plupart du temps au printemps, lorsque celles-ci ont mangé des jeunes pousses de chêne ou de sapin, des renoncules, etc., ou des cantharides mêlées avec le fourrage. Elle peut être produite aussi par des prés marécageux, par un refroidissement, et quelquefois par un calcul vésical.

Le principal moyen à lui opposer est *ipécacuanha*, dont, surtout quand on l'administre à temps, une seule dose suffit souvent pour la faire disparaître. Lorsqu'il existe déjà des signes d'inflammation, on doit commencer par *aconitum*, qui, dans beaucoup de cas, procure la guérison à lui seul. Bien des fois aussi on a constaté l'efficacité des *cantharides*, une ou deux doses par jour. Si le pissement de sang se rattache à une violence extérieure, par exemple à un coup sur les reins, *arnica* en est le remède. Lorsqu'il dépend d'un calcul vésical, on emploie *uva ursi*.

HÉPATITE.

L'hépatite est plus commune chez les bêtes bovines que chez les chevaux. On ne l'observe guère qu'en hiver et chez les animaux nourris à l'étable. Elle a beaucoup d'analogie, quant à ses symptômes, avec l'inflammation de poitrine, ce qui fait qu'on la méconnaît souvent. L'animal qui en est atteint aime à rester couché, mais toujours sur le côté gauche, avec la tête tournée à droite. Quand on appuie sur la région hépatique, où la chaleur est plus forte qu'ailleurs, il témoigne de la douleur : il mange et boit peu ou point, et ne marche ou se tient debout qu'avec peine, en trébuchant. Si la maladie est aiguë, il y a une fièvre intense, avec accroissement de la chaleur du corps et accélération du pouls : les cornes et les oreilles sont alternativement chaudes et froides; le lait disparaît, ou il est jaunâtre et amer; les parties de la peau privées de poils, les yeux, la bouche, les gencives, la langue (qui est couverte d'un mucus épais), le nez et les trayons sont jaunes ; l'urine est d'un jaune foncé : quelquefois il y a une toux sèche et douloureuse. Dans l'hépatite chronique, la fièvre est peu considérable ou nulle, mais la teinte jaune plus prononcée et plus générale ; le lait, également jaune et amer, se prend aisément en une masse caséeuse, d'où se sépare un sérum jaune ; le côté droit du corps paraît un peu tendu et gonflé, l'intestin ne se vide pas, ou les déjections rares qui ont lieu ressemblent à de l'argile endurcie. A l'état aigu, la maladie dure au plus huit à quinze jours, tandis que, sous la forme chronique, elle se prolonge souvent des mois entiers. Toutes les fonctions s'accomplissent avec une faiblesse marquée.

Les principaux moyens sont *aconitum* d'abord, puis *nux vomica*, alternée avec *mercurius vivus. Murias magnesiæ* mérite aussi d'être recommandé d'une manière spéciale. Si le symptôme de l'ictère domine, on doit employer *chamomilla* et *mercurius vivus*, et quand c'est celui des déjections dures, *nux vomica* et *bryonia. Lycopodium* est utile dans l'hépatite chronique, de même que quand il y a des coliques, qui cessent tant que l'animal reste couché sur le côté gauche.

HERNIES.

Parmi les hernies, celles qu'on rencontre le plus fréquemment chez les vaches sont les éventrations, presque toujours résultat de violences extérieures.

Le succès du traitement dépend alors du volume de la tumeur, du temps depuis lequel elle existe, et de la promptitude avec laquelle elle s'est accrue. Celles qui subsistent déjà depuis longtemps sont faciles à guérir, surtout chez les jeunes animaux, et d'autant plus vite qu'elles sont plus volumineuses, car les petites s'étranglent aisément, accident qui entraîne en général la mort par gangrène. Une hernie qui grossit avec rapidité, et qui cause de vives douleurs à l'animal, est difficile à guérir. Mieux vaut alors sacrifier la bête que de courir le risque de la perdre. En parlant des maladies des chevaux, j'ai indiqué la marche à suivre pour le traitement (1).

Les hernies ombilicales ont quelquefois lieu chez les veaux.

On les bassine deux fois pas jour avec l'acide sulfurique étendu d'eau, ce qui les fait peu à peu se resserrer et disparaître.

HYDROTHORAX.

Cette maladie, que les théoriciens de l'ancienne école ont désignée sous des noms différents plus ou moins bien choisis, consiste essentiellement en une accumulation anormale d'eau dans la cavité thoracique. Elle se montre tantôt sporadique, tantôt enzootique, mais jamais épizootique, car elle ne se propage ni par le contact ni par l'air, c'est-à-dire ni par contagion ni par infection. On la rencontre fréquemment dans les contrées basses, humides, marécageuses, où le bétail trouve des prés succulents, principalement le long des fleuves, par conséquent dans les pacages les meilleurs pour les vaches; mais elle se voit aussi ailleurs, notamment pendant les prin-

____

(1) **Voy. p. 176.**

temps et les automnes froids et humides. Elle est rare
dans les régions élevées et sèches, et on ne l'observe
presque jamais dans les fermes où les vaches ne reçoivent toute l'année que des boissons froides.

En général, sa marche est lente et cachée, de sorte
qu'on ne la découvre que quand il n'y a plus grandes
ressources contre elle par le traitement ordinaire. Elle
se manifeste par des symptômes qui varient suivant
son degré de développement. Lux, à qui l'on en doit
une très-bonne histoire, la partage en quatre périodes,
de la manière suivante :

Première période. — Respiration gênée, courte, sorte
de tussiculation qui augmente par le mouvement. Dans
l'état de repos, une bête bovine bien portante respire
sans faire de grands mouvements des côtes ni des
flancs, et le nombre des respirations chez une grosse
vache saine au repos est de seize à dix-huit par minute. Anxiété particulière en se couchant, et gêne
étant couché. Si l'animal se couche mieux sur un côté
que sur l'autre, c'est une preuve que l'hydropisie
existe d'un seul côté; elle les occupe tous les deux quand
l'animal ne peut rester ni sur l'un ni sur l'autre. Les
vaches bien portantes s'étendent volontiers sur le
côté, après avoir abaissé la partie antérieure du corps;
celles qui sont atteintes d'hydrothorax se couchent
peu souvent; seulement, lorsqu'elles sont très-fati-
guées, elles posent à terre le train de derrière, et se
mettent rarement sur le côté, presque toujours sur la
face inférieure de la poitrine et du ventre; souvent
elles ne font que ployer les genoux, et sur-le-champ
elles se redressent.

Chez les bêtes bovines, on ne sent les mouvements
du cœur que dans l'état de faiblesse; ils ne sont pas

sensibles chez l'animal bien portant ni chez celui qui est atteint d'inflammation. Ici ils sont insensibles, mais cessent de l'être au moindre mouvement, et font à la main l'effet d'une petite boule qui roulerait sous les doigts. Le pouls est irrégulier; il a moins de vitesse que chez les vaches saines, où l'on compte soixante-dix à quatre-vingts pulsations par minute.

Le tour des yeux, le nez, la bouche, les gencives, la langue, etc., sont pâles et bouffis; les yeux sont rentrés dans l'orbite, ternes, humides; l'intérieur du nez est couvert d'un liquide visqueux, et une salive épaisse baigne la bouche; le blanc de l'œil n'est pas enflammé; les dents incisives branlent.

Les bêtes bovines bien portantes ruminent aussitôt après avoir mangé, et presque toujours elles le font étant couchées; celles qui sont atteintes d'hydrothorax ruminent debout, ou se relèvent lorsqu'elles sont couchées en commençant cet acte, auquel d'ailleurs elles se livrent plus rarement.

La tête n'est point pendante; la sécrétion du lait diminue chez les vaches laitières; le malade devient triste et lent dans sa démarche.

Ces troubles se font remarquer pendant quelques semaines.

Seconde période. — Toux brève, âpre; la respiration devient plus rapide et plus courte, avec battement des flancs. Quand le poumon est frappé d'induration, à l'asthme se joint la toux. Si les battements du cœur sont encore sensibles au côté droit, et qu'en même temps on sente le battement d'un gros corps dur au côté gauche, le poumon gauche est induré. Le pouls est mou et onduleux, ni fréquent, ni plein. Plus de lait; beaucoup de mucus dans la bouche.

Troisième période. — La toux devient plus forte, la respiration très-gênée et stertoreuse, l'haleine fétide. L'animal n'a point d'appétit; il maigrit de jour en jour; son air est fort triste.

Quatrième période. — Plus d'appétit du tout ni de rumination; le pouls devient de plus en plus petit et dur; il y a écoulement par le nez d'un ichor rougeâtre ou brun et fétide; l'animal ressemble à un squelette. Mort par suffocation.

Les poumons, quand ils sont malades (ce qui arrive dans la plupart des cas), ont un volume énorme, quelquefois double de leur grosseur normale; on en a trouvé qui pesaient quarante à soixante livres, au lieu de quatre ou cinq; ils sont convertis en une masse solide; leur surface est fréquemment adhérente à la plèvre costale, de couleur rougeâtre ou brune, couverte d'une écume jaune et sale, d'un doigt d'épaisseur, et souvent d'une fausse membrane grisâtre, épaisse, celluleuse, dont les interstices recèlent un ichor fétide. En les coupant, on les trouve durs comme une masse charnue parsemée de cartilages et de foyers purulents; leur tranche est rougeâtre et blanche, comme celle d'un saucisson. La portion demeurée saine est parfois si peu considérable, qu'on conçoit à peine comment la vie a pu se prolonger si longtemps. Il y a aussi de la sérosité dans le péricarde. Les autres viscères sont généralement sains.

Au début de la maladie, on ne trouve qu'une sérosité jaunâtre dans la poitrine, et les poumons sont sains, ce qui n'empêche pas l'animal de périr quelquefois suffoqué, tant le liquide s'accroît avec rapidité. Aussi, lorsque la sérosité est abondante, voit-on les poumons sains en totalité ou en partie; tandis que quand ces organes sont indurés, il y a peu de liquide. Celui-ci se coagule et se prend en gelée quand on l'expose à l'air.

Toutes les fois qu'après un printemps ou un automne humide et froid, une bête à cornes tousse, qu'elle se couche moins souvent, et que son lait diminue, il y a lieu de craindre l'hydrothorax. Dans la toux catarrhale ordinaire, la sécrétion du lait ne diminue pas, l'animal mange et rumine comme de coutume, il peut se coucher, et l'on ne remarque aucun trouble marqué dans ses fonctions.

Quant au traitement, il est, suivant Lux, aussi simple que certain. Le remède est *kali carbonicum*, dont une vache adulte exige une demi-livre à une livre. On en fait prendre une once chaque jour, moitié le matin et moitié le soir, dissoute dans une demi-pinte d'eau. Des doses moins fortes seraient insuffisantes. Une demi-once est assez pour les veaux d'un an. L'amélioration ne tarde pas à se prononcer. La gêne de la respiration diminue, la toux aussi, l'appétit et la rumination se rétablissent, l'animal commence à pouvoir se coucher, le lait reparaît, et en quinze jours la santé est rétablie. Il n'y a pas besoin de traitement consécutif.

Comme préservatif, on fait prendre à chaque vache, deux fois par semaine, une poignée de cendres de bois dans sa boisson, et cela aussitôt qu'elle quitte l'étable, à la fin de l'hiver, surtout dans les contrées basses, quand le printemps est froid et humide. Il faut avoir soin de ne donner aucun aliment chaud à l'animal.

Un fait digne de remarque, c'est qu'il a été reconnu que les grands buveurs de bière blanche, qui contient plus ou moins de potasse, pour la rendre plus mousseuse, sont fréquemment atteints d'hydropisie de poitrine, ce qui prouve que *kali carbonicum* agit réellement d'une manière homœopathique dans cette maladie.

INDIGESTION.

Les indigestions sont très-souvent causées par des erreurs de régime, soit que l'animal ne reçoive pas en suffisante quantité les aliments qui conviennent le mieux à ses besoins, soit qu'on n'observe pas un ordre régulier dans la distribution de ses repas. Si on le laisse jeûner trop longtemps à l'étable, il se jette avec avidité sur le fourrage qu'on lui présente, et s'en surcharge l'estomac. Une autre cause non moins fréquente tient à la brusque transition du vert au sec ou du sec au vert, au printemps et à l'automne. Il n'est pas moins pernicieux d'envoyer les bestiaux paître au moment où les champs sont couverts de rosée. En général, il ne convient pas, surtout lorsque le temps est mauvais au printemps, de faire sortir trop tôt les vaches de l'étable, et de les envoyer paître à jeun. La mauvaise qualité des fourrages se range aussi parmi les causes de l'indigestion, ainsi que celle des eaux destinées à la boisson. Enfin on ne laisse pas toujours aux animaux le repos nécessaire pour manger à leur aise, ce qui les habitue à la gloutonnerie. Les refroidissements jouent également ici un rôle fort important.

Les symptômes les plus ordinaires de l'indigestion sont : diminution de l'appétit, ou répugnance absolue pour le fourrage, cessation de la rumination, déjections dures et plus éloignées que de coutume, diarrhée, etc.

Le traitement varie en raison des causes et des symptômes prédominants. L'indigestion produite par un refroidissement cède toujours très-promptement à *nux vomica* et *dulcamara*, lorsque l'appétit n'est pas diminué, mais que les déjections sont dures et mêlées d'aliments non digérés. *Antimonium crudum* est un moyen éprouvé lorsqu'il y a défaut absolu d'appétit. *Pulsatilla* convient lorsque l'animal ne rumine pas, que les déjections sont molles et fétides, qu'il y a des gémissements, ou une toux brève et sèche. *Asarum* doit être mis en usage si, l'animal n'ayant pas d'appétit et ne ruminant point, les déjections sont pâteuses et mêlées de mucosités rougeâtres, ou seulement d'aliments indigérés. *Chamomilla* est le moyen indiqué dans la diarrhée, avec gonflement du ventre, et *rheum* dans la diarrhée aqueuse, avec ou sans tranchées. Des doses répétées d'*ipecacuanha*, auxquelles on fait succéder *nux vomica*, sont également efficaces. *Arsenicum* est aussi un excellent moyen : quelques doses suffisent en général pour arrêter la diarrhée, et l'appétit ne tarde pas à reparaître. Ce médicament est également spécifique lorsque la rumination a cessé : il faut alors le faire précéder d'*aconitum*, ou l'alterner avec lui.

La surcharge de l'estomac a lieu fréquemment chez les veaux qu'on a sevrés de trop bonne heure, surtout lorsqu'on leur donne une nourriture inconvenante, telle que de l'eau blanche. Le meilleur aliment pour eux est du son de seigle ou de froment bouilli dans l'eau, en ayant soin de ne leur en donner que ce qu'ils peuvent consommer à la fois, enfin que le liquide ne s'aigrisse point par le repos. Les moyens principaux à mettre en usage contre la surcharge d'estomac, sont :

arsenicum, si elle a été causée par une nourriture trop abondante ou altérée; *antimonium crudum*, lorsque l'animal témoigne de la répugnance pour les aliments, et *pulsatilla*, quand il y a diarrhée. *Coffea cruda* a produit aussi de bons effets, et l'on dit même s'être bien trouvé de faire prendre tous les quarts d'heure une cuillerée à soupe d'infusion de café brûlé.

INFLAMMATION DE L'ESPACE INTERDIGITÉ.

Des corps étrangers qui ont pénétré dans l'espace interdigité et qui y séjournent, ou une lésion accidentelle des téguments de cette région, donnent lieu à une inflammation qui s'annonce d'abord par de la rougeur, mais finit bientôt par dégénérer en un ulcère de mauvais caractère et rongeant. L'animal éprouve de vives douleurs, il est fort abattu, ne rumine plus, maigrit, et ne s'appuie qu'avec circonspection sur le pied malade.

Au début, on ne manque jamais d'obtenir une guérison complète en pratiquant de fréquentes lotions avec l'eau d'*arnica*, après avoir enlevé le corps étranger. Cependant, si l'inflammation s'est déjà développée à un haut degré, s'il y a beaucoup de chaleur et de douleur, il faut administrer *aconitum* et *arnica* à l'intérieur, en même temps qu'on emploie *arnica* à l'extérieur. Enfin si, par négligence, les choses en sont venues au point que l'ulcération cause réellement des ravages, on ne perdra pas de temps à faire usage de ces moyens qui ne seraient alors d'aucun secours; *arsenicum*, *acidum phosphoricum* et *squilla* sont ceux qu'il faut employer. *Cons.* ABCÈS et SUPPURATION.

JAUNISSE.

Cette maladie est caractérisée par une teinte jaune de la conjonctive, des lèvres et des membranes muqueuses de la bouche et du nez. L'urine est d'un vert jaunâtre, les déjections sont pâles et fétides, la langue est couverte d'un mucus visqueux, et la peau plus chaude que de coutume ; elle jaunit aussi peu à peu, surtout chez les vaches blanches. L'animal est faible, il mange peu, il rumine d'une manière irrégulière, et il a beaucoup de peine à respirer. La jaunisse dépend toujours d'une maladie du foie, ce qui fait qu'on la voit fréquemment survenir à la suite d'une hépatite qui n'a point été complétement guérie.

Les principaux moyens à lui opposer sont *mercurius vivus*, *nux vomica* et *chamomilla*. On emploie *arsenicum* si la rumination est supprimée, et *lycopodium* quand il y a toux. *Mercurius solubilis* est, dit-on, spécifique quand les selles sont blanchâtres, comme il arrive quelquefois dans la jaunisse aiguë. *Sulphur* m'a plus d'une fois suffi à lui seul pour faire disparaître la maladie.

KYSTES.

Calcarea carbonica a toujours réussi contre les tumeurs indolentes et dépourvues de poils qui se manifestent, avec un volume plus ou moins considérable, sur diverses parties du corps ; quand elle échouait, quelques doses de *graphites* ne manquaient jamais de procurer la guérison. Quant aux tumeurs produites par des contusions, on les attaque par *arnica*, à l'intérieur

et à l'extérieur, et, si elles résistent, *mercurius vivus*
en détermine l'ouverture.

LAIT (ALTÉRATIONS DU).

Les altérations du lait ou de la sécrétion lactée ne
sont point rares chez les vaches laitières. L'homœopathie les fait cesser, en général, avec autant de
promptitude que de facilité. Les principales sont :

1° *Lait bleu.* — Au moment où il vient d'être trait,
le lait a sa couleur naturelle ; mais quand il est resté
en repos, et que la crème s'en est séparée, on aperçoit des étoiles ou des taches bleues à sa surface, ou
même il devient entièrement bleu. Le beurre qu'on
en obtient a une teinte bleuâtre, et des vésicules
bleues ou d'un gris cendré nagent sur le lait de
beurre. On ne remarque aucun symptôme de maladie
chez la vache.

Le spécifique est *pulsatilla*, et si le symptôme dépend, comme il arrive quelquefois, d'une affection du
bas-ventre, notamment d'une indigestion, on a recours à *nux vomica*.

2° *Lait rouge.* — Quelquefois un des trayons ou plusieurs donnent du sang, en même temps que du lait.
Ce phénomène dépend de plusieurs causes : de la
brusquerie et de la rudesse des manœuvres qui con-
tondent et enflamment l'organe ; ou de l'usage de
certaines subtances irritantes, par exemple des jeunes
pousses de pin.

Aconitum convient toutes les fois qu'il y a état inflammatoire, dû à une cause interne ou externe, et
s'il ne suffit pas, *phosphorus* rétablit la plupart du
temps les choses dans leur état normal. *Belladonna*

aussi a fréquemment réussi. S'il y a eu lésion extérieure, *arnica*, à l'intérieur et à l'extérieur, est toujours suffisant. Lorsque aucune de ces causes n'existe, et qu'il n'y a pas d'inflammation, on administre *ipecacuanha*, qui a eu fort souvent de grands succès, surtout dans les cas chroniques. Il est digne de remarque que, dans beaucoup d'endroits, on emploie avec avantage une décoction de jeunes pousses de sapin.

3° *Lait visqueux.* — *Sulphur*, *chamomilla* et *nux vomica* sont indiqués. *Natrum muriaticum* est souvent utile aussi.

4° *Lait acide.* — On administre *sulphur*, *phosphorus* et *antimonium tartaricum*.

5° *Lait amer.* — Les remèdes sont *sulphur* et *phosphorus*.

6° *Lait aqueux.* — Il donne peu de crème. Cet état est souvent dû à une mauvaise nourriture, surtout à la fane de pomme de terre.

Il cède à *sulphur*, *pulsatilla* et *nux vomica*.

7° *Diminution du lait.* — Diverses causes peuvent faire qu'après le vêlage, la sécrétion lactée ne s'établisse pas ou qu'elle se fasse mal, même qu'une fois établie elle s'arrête peu à peu ou brusquement.

Aconitum et *chamomilla* sont les principaux moyens à employer, notamment lorsqu'il y a inflammation. *Belladonna* convient dans l'inflammation et la tuméfaction des mamelles ; *bryonia* ou *dulcamara*, quand l'accident dépend d'un refroidissement. Si le symptôme reparaît au bout de quelques jours, on administre *phosphorus*. Quand le trayon ne donne que quelques jets de lait, on fait alterner *chamomilla* et *belladonna*.

8° *Écoulement spontané du lait.* — On le guérit par *belladonna* (s'il y a gonflement du trayon), *chamomilla* s'il est induré), *arnica* (s'il a reçu quelque blessure, à la suite de laquelle il se soit enflammé), et *calcarea carbonica* (s'il existe un vice intérieur).

LANGUE (LÉSIONS DE LA).

Il arrive quelquefois qu'une vache ne peut pas manger, ou qu'elle ne mange qu'avec beaucoup de lenteur, en portant sa langue à droite et à gauche, quoiqu'on ne découvre en elle aucune trace de maladie. Si alors on examine bien la bouche, on découvre quelquefois que la langue a été blessée par un corps étranger mêlé au fourrage ; qu'un morceau de bois, par exemple, s'y est introduit, de sorte qu'elle a été prise d'inflammation, et qu'elle est devenue douloureuse.

La première chose à faire est d'extraire le corps étranger, après quoi on lave plusieurs fois par jour la plaie avec de l'eau d'*arnica*, et l'on ne donne à l'animal que du fourrage tendre, jusqu'à parfaite guérison. Si la langue vient à s'indurer, on administre *carbo animalis*, et s'il s'y joint de la salivation, *mercurius vivus* est spécifique. Quelquefois l'animal se mord la langue, même au point de la couper presque entièrement ; ici encore c'est *arnica* qu'il faut employer, tant à l'extérieur qu'à l'intérieur.

LIMACE.

La limace, maladie analogue au piétin des bêtes ovines, et qui accompagne souvent le stomacacé, est contagieuse, et se montre sous forme épizootique. Au début, l'animal perd l'appétit, il devient triste, sa respiration est accélérée, la rumination est lente, ou plus rare que de coutume : la bouche est chaude et sèche, les déjections sont dures, l'urine a une couleur foncée; le lait ne vaut rien, et en général il disparaît. Dès les premiers jours qui suivent l'invasion de cette maladie, accompagnée de fièvre inflammatoire, on remarque une sensibilité très-marquée des onglons, à l'un des membres ou à tous; l'animal reste volontiers couché, et lorsqu'on le force de marcher, il ne le fait qu'avec de grandes précautions, en levant et abaissant les pieds malades avec un mouvemen. convulsif, et en boitant plus ou moins. On remarque bientôt entre les onglons et au boulet de la chaleur et du gonflement, et dès ce moment l'appui sur le pied est impossible. Peu de temps après, les parties tuméfiées se couvrent de pustules d'où découle un liquide blanc jaunâtre. Enfin, dans certains cas, il se produit un petit ulcère sur un point quelconque de la couronne. Quand la maladie est bénigne, auquel cas on n'aperçoit ordinairement que de la rougeur, du gonflement et du suintement dans l'espace interdigité, la guérison est prompte et facile, mais la fièvre qui accompagne la maladie est parfois plus intense, l'affection du pied devient plus grave, et si les circonstances sont défavorables, si surtout on y apporte de la négligence, le mal peut durer longtemps et devenir dangereux. Alors la fièvre prend aisément le caractère d'une fièvre putride, avec grand abattement de l'animal; l'ulcère du pied sécrète un ichor âcre et fétide; à sa place s'en développe lentement un nouveau; parfois même les ligaments et les os du pied sont attaqués, ou l'inflammation passe à l'induration, d'où résulte une claudication incurable.

J'ai trouvé *acidum phosphoricum* un excellent moyen dans la plupart des cas. D'autres ont constaté l'efficacité

de *sulphur* et de *carbo vegetabilis*, précédé de quelques
doses de *nux vomica*. Lux recommande, comme spécifique, le *bupodopurinum*. *Mercurius solubilis* a souvent
rendu de grands services dans la limace compliquée
de stomacace. Au début de la maladie, quand il n'y a
encore que difficulté de marcher et sensibilité de la
sole, *arnica* (à l'intérieur et à l'extérieur) et *arsenicum*
peuvent suffire pour procurer la guérison ; cependant,
même en pareil cas, *acidum phosphoricum* a plus d'une
fois réussi, de sorte que je suis tenté de le regarder
comme réellement spécifique.

LUXATIONS.

Arnica à l'extérieur et *rhus toxicodendron* à l'intérieur
sont les principaux moyens à mettre en usage contre
les luxations en général.

Il arrive quelquefois que, par l'effet d'un faux pas,
d'une glissade, ou lorsqu'ils cherchent à tirer violemment leur pied d'une boue épaisse, les bœufs de tirage
contractent une luxation du boulet, qui les fait boiter
beaucoup, en rendant la partie tuméfiée chaude et
douloureuse. On pratique la coaptation, après quoi on
fomente la partie avec *arnica*, qu'on donne aussi à l'intérieur ; cependant on doit préférer intérieurement
rhus toxicodendron, et surtout *ruta,* qui est spécifique
en pareil cas.

MALADIE DES BOIS.

C'est, à proprement parler, une inflammation abdominale, avec fièvre, que les animaux contractent lorsque, après avoir été longtemps soumis, pendant l'hiver,

à l'usage du fourrage sec, ils vont au premier printemps paître dans les bois. L'herbe, qui a passé la mauvaise saison, étant alors insipide, ils se jettent avec avidité sur les jeunes pousses des arbres, dont quelques-uns, par exemple le chêne et le frêne, contenant des principes âcres et styptiques, irritent fortement l'estomac et le canal alimentaire. Les racines gelées, l'herbe couverte de givre, les prés marécageux produisent aussi le même effet. Dans les commencements, l'animal est abattu et triste; il trépigne souvent des pieds de derrière, qu'il tient très-rapprochés l'un de l'autre; l'haleine est chaude, ainsi que la surface du corps; la bouche et le nez sont secs; il n'y a ni appétit, ni déjections, ni urine; la rumination est rare et lente, la soif presque continuelle. Les matières, qui sortent en petite quantité pendant les progrès de la maladie, sont entourées de sang, sèches et noires; l'urine est également foncée en couleur et souvent teinte de sang. Plus tard l'animal dépérit d'une manière rapide; ses lombes deviennent tremblantes et sans force; il chancelle, comme s'il était paralysé du train de derrière; la diarrhée s'établit; les déjections sont fétides, noirâtres, mêlées de sang. Enfin l'animal ne peut plus se lever, se refroidit par tout le corps et périt de la gangrène.

Ipecacuanha et *veratrum*, alternés ensemble tous les quarts d'heure, sont les moyens à l'aide desquels on dit avoir guéri deux fois cette maladie, qui en général marche avec une grande rapidité. Je n'ai pas encore eu occasion de la traiter; mais si elle se présentait, au lieu de ces deux médicaments, j'emploierais sans hésiter *aconitum* et *arsenicum*.

MAMELLES (MALADIES DES).

Les mamelles de la vache sont sujettes à diverses
maladies, dont quelques-unes fort douloureuses, qui,
lorsqu'on les néglige, entraînent souvent l'oblitération
des vaisseaux lactifères. Le principales sont :

1° *Tuméfaction inflammatoire.* — Peu de temps avant
et après le vêlage, surtout chez les primipares, souvent
aussi à d'autres époques, on observe à la mamelle un
gonflement inflammatoire douloureux ; l'organe est
dur, tendu, chaud et rouge ; la tuméfaction l'envahit
tout entier, ou n'en occupe qu'une partie. L'animal a
une fièvre assez forte, une soif vive, la bouche sèche,
et peu d'appétit ; la sécrétion du lait est plus ou moins
diminuée. Cette maladie, qui peut devenir mortelle,
reconnaît des causes diverses. Les plus ordinaires sont
une contusion, des piqûres d'insectes, un refroidissement, la rétention trop prolongée du lait, etc. On la
dit aussi provoquée par le défaut d'exercice.

Si elle a été causée par une lésion extérieure, il
suffit pour la guérir d'humecter fréquemment l'organe
avec l'eau d'*arnica*, dont on fait aussi prendre une dose
par jour à l'intérieur. *Arsenicum* ne doit être employé
que quand on a négligé le mal, et qu'il est survenu
des inflammations gangréneuses ou des ulcérations
de mauvais caractère, à bords durs et renversés. A la
suite d'un refroidissement, la guérison s'obtient promptement par *aconitum* d'abord, puis *bryonia;* si celle-ci
ne suffit pas, *dulcamara*. *Chamomilla* s'est fréquemment
montrée utile aussi. *Belladonna* a paru spécifique contre l'inflammation érysipélateuse. Cependant d'autres
recommandent *arnica, camphora, phosphorus* et *silicea*.

Dans l'inflammation qui survient peu avant ou après le vêlage, *belladonna* et *chamomilla* sont spécifiques; *chamomilla* surtout lorsqu'on sent des nodosités dans l'organe, sans que les téguments extérieurs y participent. Si l'inflammation passe à la gangrène, ou produit des ulcères malins, on administre *arsenicum*; si la gangrène étant survenue, la peau se détache aisément, c'est le cas d'employer *secale cornutum*. *Silicea* produit aussi de très-bons effets dans les ulcérations opiniâtres; *asa fœtida* et *mercurius vivus*, contre la suppuration de mauvaise qualité. On peut aussi recommander en pareil cas *carbo vegetabilis*, *calcarea carbonica* et *pulsatilla*, cette dernière surtout lorsqu'il commence à se former des trajets fistuleux.

Le gonflement anormal des mamelles, notamment lorsqu'il a été causé par un refroidissement ou par l'humidité, cède aussi à des lotions répétées plusieurs fois par jour avec l'eau-de-vie camphrée.

2° *Induration*.— Elle procède des mêmes causes que l'inflammation, et peut également provenir de causes internes. Elle est ou non accompagnée de douleurs et de suppression du lait; souvent celui-ci prend une mauvaise couleur, ou subit quelque autre altération, devient granuleux et puriforme.

Si les indurations sont douloureuses et consistent en tubercules arrondis, on les résout en dix ou douze jours, soit par *bryonia* (une dose matin et soir), soit par *chamomilla*, surtout quand la tumeur fait entendre de la crépitation lorsqu'on la remue. Si la cause a été une lésion extérieure, c'est à quelques doses d'*arnica*, puis à *conium*, qu'il faut recourir. Les indurations, tant douloureuses qu'indolentes, avec gonflements glandulaires dans l'intérieur de la mamelle, cèdent à *chamomilla*, ou, quand elles sont fort dures et opiniâtres, à *aconitum* et *mercurius vivus*. Les nodosités qui succèdent à une inflammation sont combattues par *camphora, chamomilla* et *conium*, de chacun deux doses, à deux jours de distance. Si elles ne se résolvent pas, *hepar sulphuris* (une dose matin et soir) les fait ouvrir ordinairement au bout de trente-six heures.

3° *Verrues.*— Les verrues, qu'un mal interne fait souvent développer en grand nombre sur le ventre des vaches, se répandent parfois aussi sur les mamelles, et, quand elles sont de la nature des fics, outre leur aspect repoussant, elles empêchent de traire l'animal.

Le spécifique contre celles qui sont plates, sèches, non pédiculées, est *dulcamara; thuja* est le remède de celles qui sont déchiquetées, suintantes, suppurantes; *causticum* a été plus d'une fois utile contre les verrues saignantes, suppurantes et douloureuses. Quelquefois la verrue fait place à un ulcère à bords renversés, auquel cas on doit recourir à *arsenicum*.

4° *Plaies.*— Il se produit souvent aux trayons des gerçures circulaires, qui causent de grandes douleurs à l'animal, et qui, souvent déterminées par la brutalité des vachères, doivent, dans beaucoup de cas, naissance à un état morbide intérieur.

Celles de cette dernière espèce exigent l'emploi de *sulphur* à l'intérieur, continué pendant longtemps. Dans toutes les autres circonstances, les fomentations avec l'eau d'*arnica* suffisent.

Il y a des vaches qui ne restent point tranquilles pendant qu'on les trait : si l'on ne découvre aucune trace de maladie aux mamelles, *camphora* est un moyen certain de mettre un terme à ce vice.

MARASME.

Le marasme, qu'on rencontre parfois chez les veaux, et qui n'est pas sans analogie avec le carreau, dépend la plupart du temps d'une cause interne; mais on le voit souvent aussi succéder à diverses maladies chroniques, et il s'accompagne toujours d'une grande faiblesse.

Les principaux moyens pour le combattre sont *arsenicum* et *china*, alternés ensemble, une dose tous les quatre ou cinq jours. On se trouve bien aussi de *nux vomica* s'il y a constipation, de *pulsatilla* dans le cas de diarrhée, de *china* dans celui de vers et de boulimie. Quelques doses de *sulphur* conviennent toujours pour achever le traitement, surtout lorsque la maladie existe déjà depuis longtemps. Si le marasme se rattache à un état morbide général, il faut chercher le remède le plus approprié à cet état, avec la cessation duquel coïncide aussi celle du marasme. On observe parfois ce dernier chez les animaux adultes; la bête mange bien, parfois même beaucoup, et la rumination est normale chez elle; cependant elle maigrit sans cesse; il y a diarrhée, et les déjections exhalent une très-mauvaise odeur; la peau est collée sur les côtes, et les poils perdent peu à peu leur brillant. *Pulsatilla* et *arsenicum* ont réussi dans quelques cas.

MÉTÉORISATION.

Cette affection, qui, sans appartenir exclusivement aux bêtes bovines, leur est cependant toute particulière, consiste en un développement énorme de gaz qui distendent l'estomac et les intestins, gonflent le ventre à un point prodigieux, et souvent causent la mort en peu d'heures, quand on n'y porte pas promptement remède. D'ordinaire, elle se manifeste tout à coup, sans prodromes, mais toujours peu après que l'animal a mangé, et la plupart du temps au retour du pré; mais elle peut aussi survenir à l'étable. L'animal cesse de manger et de ruminer : le ventre se gonfle énormément, surtout au côté gauche, et, quand on frappe dessus, il résonne comme un tambour. Bientôt se manifeste une grande anxiété : la respiration est courte et difficile, les naseaux sont largement ouverts, il y a imminence de suffocation. Plus tard, l'épine du dos paraît enfoncée, les quatre pieds sont rapprochés, la queue est courbée en haut, les yeux sont fixes et saillants, les veines du cou et de la poitrine sont gorgées de sang, la bouche est chaude et pleine de bave, l'anus, fermé, fait saillie au dehors, une sueur froide baigne le corps, l'animal se plaint, tremble, chancelle, se tient avec peine sur ses jambes, enfin s'affaisse et meurt, soit de suffocation, soit d'une rupture de l'estomac.

La cause la plus ordinaire est la voracité avec laquelle l'animal mange, surtout certains fourrages, tels que le trèfle nouveau, les racines cuites, les résidus de bierre, les renoncules, la ciguë, etc., et tous les fourrages qui se sont échauffés pour avoir été mis en tas tandis qu'ils étaient humides.

Colchicum autumnale ne manque jamais son effet, et d'ordinaire même procure instantanément la guérison. Cependant il faut quelquefois le répéter deux, trois et même quatre fois. Parfois les accidents cessent sans que l'animal rende de vents. Dans la météorisation chronique, qui se renouvelle à chaque instant, *colchicum*, alterné avec *arsenicum*, est spécifique. On dit s'être bien trouvé aussi de *cina*. Si la rumination n'est pas rétablie lors de la guérison du mal, on fait prendre *aconitum*, et, au bout de quelques heures, *arsenicum*. Lorsque la météorisation a été causée, non par du fourrage vert, mais par un trouble de la digestion, c'est à *nux vomica* qu'il faut recourir : la même substance convient quand elle tient à ce que l'animal a mangé du colchique dans les prés.

Enfin lorsque le danger est devenu si pressant qu'on s'est vu dans la nécessité de recourir à la ponction pour éviter la mort, il n'en faut pas moins administrer *colchicum*, après avoir bien nettoyé la bouche ; au bout de quelque temps, on fait prendre une couple de doses d'*arnica*.

MÉTRITE.

Une parturition difficile, des efforts, un refroidissement peuvent donner lieu à cette maladie, qui souvent entraîne la mort. Elle se reconnaît à la tuméfaction et à la chaleur des parties génitales, d'où sort un écoulement sanguinolent ; l'animal se campe à chaque instant pour uriner, mais il n'y peut parvenir ; les oreilles sont froides ainsi que les pieds ; il n'y a pas d'appétit.

Aconitum (quelques doses) et ensuite *arnica* (une dose toutes les deux heures) sont les principaux moyens. Si, après la cessation de la fièvre, il y a encore des efforts et du gonflement au vagin, on emploie *sabina* (également à doses fréquentes).

NÉPHRITE.

L'inflammation des reins a beaucoup de symptômes communs avec la cystite. On ne la voit pas si fréquemment chez les bêtes bovines que chez le cheval. Les causes qui la provoquent sont l'échauffement, le refroidissement, des coups sur les lombes, des calculs rénaux, et parfois aussi l'ingestion de plantes vénéneuses, ou l'emploi de moyens allopathiques fort énergiques. L'animal rapproche ses quatre membres, courbe le dos en contre-bas, gémit quand on appuie sur ses reins, et cherche à échapper à la pression. La partie malade est plus chaude que le reste du corps, ou même brûlante. Les déjections sont rares, et la sortie en est douloureuse ; le rectum est extrêmement chaud. Il y a de grandes envies d'uriner, mais il ne sort que quelques gouttes d'urine, d'abord limpide, puis épaisse et d'un rouge foncé ; la démarche est roide, l'appétit nul, ainsi que la rumination, et la soif considérable.

En général, on guérit cette maladie par le moyen d'*aconitum*, à la suite duquel on administre une ou deux doses de *cantharides*. Dans les cas opiniâtres, lorsque la néphrite ne cède point à plusieurs doses de ce dernier moyen, dont il ne faut cependant pas faire prendre plus d'une fois par jour, on a recours à *hyoscyamus*. *Nitrum* a été fort utile aussi. Quand il y a une constipation opiniâtre, on donne *nux vomica*. *Arnica* est indiqué toutes les fois que la maladie reconnaît pour cause une lésion extérieure.

ŒDÈME.

L'œdème, amas de sérosité dans le tissu cellulaire

sous-cutané, accompagne fréquemment l'hydrothorax et l'ascite ; mais on le rencontre aussi, comme maladie indépendante, dans des régions diverses du corps. Ce qui le distingue d'autres tumeurs, c'est qu'il est froid au toucher, et conserve l'impression du doigt.

China et *arsenicum*, alternés ensemble, sont les principaux moyens à lui opposer, surtout lorsqu'il a paru après l'hydropisie de poitrine ou de bas-ventre. *Bryonia* convient quand il provient d'un refroidissement, et qu'il y a en même temps constipation et gêne de la respiration ; *pulsatilla*, dans le cas de diarrhée.

OESTRES.

L'œstre, non-seulement poursuit de ses piqûres, pendant l'été, les bêtes bovines bien portantes (jamais celles qui sont malades), mais encore dépose dans leur peau ses œufs, qui font naître des tumeurs volumineuses au sein desquelles les larves se développent ; elles y vivent du liquide purulent que les parties molles sécrètent, et en sortent au printemps suivant pour se métamorphoser. Plus le nombre des tumeurs est considérable, plus la douleur et la suppuration abattent les forces de l'animal.

On doit chercher à le débarrasser le plus tôt possible de ces larves, en lotionnant fréquemment les tumeurs avec de l'eau-de-vie camphrée, ou les comprimant avec force, ce qui fait sortir l'insecte ou l'écrase. Lorsqu'elles ont acquis le volume d'une noisette, il faut y pratiquer une incision, qu'on recouvre ensuite d'un emplâtre de poix. A l'intérieur, on fait prendre quelques doses de *sulphur*. On assure que les bêtes qui

ont pris longtemps du soufre ne sont point attaquées
par les œstres.

ONGLONS (USURE DES).

Cet accident arrive surtout chez les animaux qui
marchent beaucoup sur le pavé, ou qui paissent sur
des collines escarpées.

Après avoir bien nettoyé l'ongle, afin qu'il ne
s'y amasse pas de corps étrangers, on administre *arnica*, tant à l'extérieur qu'à l'intérieur. Plus tard, on
fait prendre *mercurius vivus*. On reconnaît l'accident à
ce que l'animal boite un peu. Il faut se hâter d'y porter remède, sans quoi le mal pourrait, en s'aggravant,
terminer la chute de l'ongle.

OPHTHALMIE.

Les causes les plus ordinaires de l'ophthalmie sont
des violences extérieures, la pénétration d'un corps
étranger dans l'œil, un refroidissement dû au changement brusque de température, et une disposition maladive intérieure.

Les ophthalmies par cause externe sont très-fré-
quentes. L'œil, d'abord brillant et sec, ne tarde pas à
devenir terne et larmoyant; l'animal le tient fermé à
la lumière; les paupières sont chaudes, tuméfiées,
douloureuses au toucher; au bout de quelque temps,
du mucus les colle ensemble.

La guérison s'obtient sans peine quand on s'y
prend à temps; dans le cas contraire, l'ophthalmie
peut entraîner des suites fâcheuses. On commence le
traitement par quelques doses d'*aconitum,* qu'on administre d'abord d'heure en heure, puis à des inter-

valles plus éloignés. Ensuite, on s'empresse de recourir à *arnica*. S'il est trop tard, il faut donner *conium*, qui est indiqué aussi lorsque *aconitum* et *arnica* ont enlevé les symptômes imflammatoires, mais qu'il y a exsudation entre les lamelles de la cornée. *Cannabis*, *belladonna* et *euphrasia* sont également fort utiles dans ce cas. Trente gouttes de forte teinture d'*euphrasia*, dans deux onces d'eau distillée, sont un excellent collyre.

Si l'ophthalmie a été provoquée par un corps étranger introduit dans l'œil, elle réclame un autre mode de traitement. On commence par extraire le corps étranger avec un morceau de linge mouillé, ou avec un crin de cheval plié en anse. *Conium* dissipe ensuite les accidents, et s'il y a eu quelque lésion, on prescrit *arnica*, tant à l'extérieur qu'à l'intérieur.

Les ophthalmies causées par un refroidissement cèdent sans peine à *aconitum*, *bryonia*, *dulcamara* et *euphrasia*.

Celles par cause interne sont héréditaires, ou dépendent du dépôt sur l'œil d'un principe morbifique difficile à déterminer. L'œil, dans ce cas, est trouble, et les paupières sont contractées. On voit quelquefois, comme dans l'ophthalmie périodique des chevaux, survenir une amélioration apparente; l'œil s'éclaircit presque complétement; mais, au bout de quelque temps, il redevient trouble, souvent même tout à fait blanc. Les choses restent longtemps dans cet état, l'inflammation durant huit à douze jours, puis cessant, et revenant au bout d'un mois ou six semaines. Pendant la première année, le mal n'attaque ordinairement qu'un seul œil; mais, plus tard, il se jette aussi sur l'autre. Quand il a duré des années, on a peu d'espoir

de le guérir. Les principaux moyens à mettre en usage
sont *sulphur*, *euphrasia*, *pulsatilla*, *cannabis*, *conium* et
causticum. *Belladonna* pourrait aussi être essayée. On dit
que *calcarea carbonica* a été utile dans le cas de trouble
de la vue, avec teinte bleuâtre de la cornée, sans affection des paupières.

OREILLES (MALADIES DES).

Les inflammations des oreilles sont ordinairement
le résultat de corps étrangers, brins de paille, larves
d'insectes, etc., qui pénètrent dans ces organes. L'a-
nimal penche la tête du côté malade, la secoue souvent, frotte son oreille contre la muraille, ou y porte
le pied de derrière. En examinant, on trouve presque
toujours la conque tuméfiée et pleine d'un liquide muqueux ou purulent.

S'il existe un corps étranger, on l'enlève, et, avec
une petite seringue, on injecte de l'eau d'*arnica*. S'agit-
il d'insectes, on verse un peu d'huile dans l'oreille. Si
l'inflammation négligée est passée à la suppuration,
on emploie les moyens indiqués à l'article SUPPU-
RATION. Lorsqu'il se développe un véritable abcès, *arsenicum* est le remède à mettre en usage. Cependant
pulsatilla est le spécifique des abcès profonds. Quand
la tumeur a été occasionnée par des insectes, on lave
bien l'oreille, et on y injecte de l'eau d'*arnica*. *Petroleum* passe pour être encore meilleur en pareil cas.
On fait prendre intérieurement quelques doses de
sulphur.

PARALYSIE.

Les principaux moyens à employer sont *aconitum*,

arsenicum, arnica, belladonna, bryonia, cocculus, calcarea, carbonica, causticum, dulcamara, rhus toxicodendron, ruta et *sulphur*.

PARTURITION.

Les vaches, quand elles sont bien soignées, vêlent en général aisément, et sans avoir besoin qu'on vienne à leur secours. Après quelques jours d'écoulement d'un liquide muqueux, quelquefois un peu rouge, par le vagin, qui se dilate graduellement, l'animal commence à éprouver de l'agitation, de l'inquiétude; il pousse des gémissements, et bientôt s'établissent les douleurs, qui font sortir, soit une grande quantité de liquide, soit une poche pleine de sérosité. Quand cette poche est crevée, les douleurs, qui augmentent d'intensité, amènent le veau au dehors, la mère étant presque toujours couchée. S'il se présentait des difficultés au passage, il faudrait tirer un peu sur les pattes, mais seulement pendant la durée des douleurs. Le cordon se rompt de lui-même, à quelque distance de l'ombilic. Cependant l'arrière-faix ne vient pas constamment tout de suite : il lui arrive parfois de rester en totalité ou en partie dans la matrice, ce qui peut entraîner des conséquences fâcheuses ; les moyens de remédier à cet accident ont été déjà indiqués. *Voyez* AVORTEMENT.

L'expérience a constaté l'efficacité de plusieurs autres contre les anomalies qui peuvent quelquefois avoir lieu pendant l'acte lui-même de la parturition; *chamomilla, pulsatilla* et *cannabis*, lorsque la vache ne se couche pas, qu'elle s'agite, et que les douleurs proprement dites ne se dessinent pas; *secale cornutum,* dans les convulsions et les efforts immodérés; *pulsatilla*, dans les douleurs trop faibles pour avancer le travail; *opium*, dans le cas d'atonie complète. *Aconitum* et *chamomilla* sont utiles lorsque le lait tarde à paraître; *arnica*, lorsque le travail a fait souffrir beaucoup l'animal; et *nux vomica*, quand la région lombaire se montre ensuite affaiblie.

PÉRITONITE.

La péritonite a beaucoup de rapports, eu égard aux symptômes, avec l'entérite et la colique inflammatoire, ce qui fait que l'on confond souvent ces trois maladies l'une avec l'autre. Elle est caractérisée non-seulement par la présence de la fièvre inflammatoire, mais encore par la grande sensibilité que l'animal témoigne lorsqu'on touche les parois de son ventre; il se retire dès qu'on l'approche, ou cherche à fuir la main en fléchissant la partie douloureuse; il ne se couche presque pas, ou, quand il s'y décide, se roule promptement sur le dos. Cependant il a beaucoup moins d'agitation que dans la colique inflammatoire, parce qu'il se tient presque toujours debout, et que d'ailleurs la péritonite semble causer moins d'anxiété. Il regarde souvent son ventre : l'endroit où siége l'inflammation est parfois perceptible à l'extérieur. Fréquemment il y a enflure du ventre entier et tension de la région des flancs. Les extrémités ne tardent pas à se refroidir; l'animal les tient rapprochées autant que possible du centre de gravité, et voûte son dos en contre-bas. Quand le mal augmente, les oreilles deviennent froides, tandis que le ventre est chaud et sensible; le pouls est vite, bref et serré ; l'animal, très-faible, chancelle, et cependant cherche à rester debout, jusqu'à ce qu'enfin il tombe couvert d'une sueur froide générale. La marche de la péritonite est généralement rapide : sa durée ne dépasse pas quatre à huit jours, laps de temps pendant lequel elle devient souvent mortelle. Rarement elle se termine par résolution ; le plus fréquemment c'est par une ascite aiguë, ou par des adhérences du péritoine, quelquefois aussi par la gangrène. Celle-ci est annoncée par la cessation soudaine des douleurs, un pouls petit, faible et intermittent, une prompte sidération. Les causes qui peuvent produire l'inflammation du péritoine sont les lésions, contusions et blessures des parois du ventre, les opérations chirurgicales, par exemple la castration, la propagation de phlegmasies du voisinage, mais surtout un refroidissement brusque, et des aliments de nature échauffante, principalement chez les vaches qui viennent de vêler.

Une dose d'*aconitum*, tous les quarts d'heure, est le principal remède ; au bout d'environ six ou huit heures, on en administre quelques-unes d'*arsenicum*. Parfois aussi il y a indication de recourir à *bryonia* (quand la maladie a été causée par un refroidissement), ou à *nux vomica* (lorsque la constipation est opiniâtre). *Rus toxicodendron* convient si les lombes et les extrémités sont faibles, comme paralysées, et *cantharides* s'il y a difficulté d'uriner.

PHTHIRIASE.

Comme les autres animaux domestiques, les bêtes bovines ont parfois une telle quantité de poux, que non-seulement elles en deviennent dégoûtantes, mais encore qu'elles en souffrent et dépérissent. C'est surtout ce qui arrive chez les veaux et les jeunes bêtes. Les poux se logent de préférence derrière les cornes et les oreilles, à la nuque, au garrot et sur les côtés du fanon.

On les détruit en peu de jours avec une décoction de staphisaigre, ou avec une pommade préparée avec trois parties d'axonge et une de graines de persil écrasées.

PHTHISIE.

La phthisie pulmonaire, maladie grave et presque toujours chronique, prend naissance lorsque les poumons passent à la suppuration par suite de mauvais traitement de la pneumonie. Ce qui la distingue de l'hydrothorax, avec lequel elle a beaucoup de points de contact, c'est qu'elle n'est ni épizootique, ni contagieuse. On la reconnaît principalement à ce que l'animal perd sans cesse ses poils, ceux surtout des sourcils. Peu à peu, il perd l'appétit, maigrit, et se trouve pris d'une toux creuse, surtout après avoir fait quelques efforts. La digestion est troublée d'une manière notable, la rumination se fait avec irrégularité, et il y a météorisation. A l'ouverture du corps, on découvre des tubercules, et l'un des poumons est plus ou moins détruit par la suppuration.

Nitrum, administré au commencement de la maladie, qui, à la vérité, est alors difficile à reconnaître, produit toujours les meilleurs effets, alterné avec *sulphur*. Si la phthisie a déjà pris plus de développement, on se trouve bien de *stannum* et *phosphorus*. On a proposé aussi *mercurius vivus*, alterné avec *hepar sulphuris*. *Colchicum* convient contre la météorisatison qui accompagne souvent la phthisie.

PIED (MALADIE DU).

Lorsqu'un corps étranger s'est introduit dans le pied, il faut l'extraire, après quoi on traite la plaie par l'eau d'*arnica*, et l'on administre aussi une couple de doses d'*arnica* à l'intérieur. *Aconitum* et *squilla* conviennent s'il s'est déjà établi de l'inflammation; *acidum phosphoricum* et *arsenicum*, s'il y a de vives douleurs.

A l'inflammation du pied on oppose *aconitum*, puis *rhus toxicodendron* (quelques doses). Quand il y a tuméfaction chaude et tendue, il faut employer *bryonia*. Si la peau, rouge et luisante, se laisse apercevoir à travers les poils, c'est à *pulsatilla* qu'on doit recourir. *Belladonna* est spécifique contre l'inflammation de l'articulation du boulet.

PIQURES D'INSECTES.

Les piqûres d'abeilles, de guêpes, et de frelons donnent lieu à des tumeurs considérables, avec inflammation et douleur.

On oppose toujours avec succès les fomentations avec l'eau d'*arnica*. Si une vache avait été attaquée par un essaim tout entier, il faudrait de plus administrer *arnica* à l'intérieur. L'eau-de-vie camphrée produirait sans doute aussi de bons effets.

PLAIES.

Les plaies de peu d'étendue guérissent en très-peu

de temps par l'emploi d'*arnica* à l'extérieur. Dans celles qui sont plus profondes, il faut en outre administrer *arnica* à l'intérieur. *Symphytum* est spécifique toutes les fois qu'il y a eu lésion des os ou du périoste. On traite par *conium* les plaies qui résultent d'une compression ou d'une contusion, et par *rhus toxicodendron*, alterné avec *arnica*, celles qui sont accompagnées de luxation. Lorsqu'une plaie a entraîné une grande perte de sang, *china* convient pour combattre la faiblesse causée par cette hémorrhagie. La fièvre traumatique, qui se joint d'ordinaire aux plaies d'une certaine étendue, cède à *arnica* et *aconitum*, alternés ensemble. Les plaies considérables ne guérissent jamais sans suppuration; celle-ci s'établit d'ordinaire cinq ou six jours après la lésion, et tant qu'elle est de bonne qualité, l'art ne doit pas intervenir; mais si le pus est terne et de mauvaise odeur, on administre *asa fœtida* et *mercurius vivus;* s'il est épais et de mauvaise couleur, *silicea;* s'il se développe des chairs baveuses, *chamomilla, sepia* et *arsenicum*.

PLEURÉSIE.

La pleurésie, inflammation du réseau vasculaire situé entre la plèvre et la couche interne des muscles intercostaux, s'étend assez souvent au diaphragme, ou même aux organes voisins du bas-ventre, et s'associe fréquemment à la cardite, à la diaphragmatite et à l'hépatite.

L'animal se couche peu ou point, comme dans l'hépatite. Les principaux symptômes sont : froid, suivi d'un accroissement de chaleur aux cornes, aux oreilles et au nez; allongement du cou, abaissement de la tête;

coudes écartés du corps, respiration gênée, avec mouvement plus prononcé du ventre et dilatation des naseaux ; tussiculation faible ; crainte de tout attouchement sur un point quelconque de la poitrine ; déjections sèches, noirâtres, brillantes, et profondément sillonnées, ou tout à fait nulles ; urine rouge. Quelquefois la fièvre est si légère, qu'à peine s'aperçoit-on de la maladie. Il n'y a point d'appétit, et la sécrétion du lait est très-diminuée. La pleurésie diffère de la pneumonie, en ce que, dans celle-ci, la respiration s'exécute encore au moyen des côtes, et non par les mouvements du ventre : la toux est un peu plus libre, et la pression du doigt sur les espaces intercostaux provoque une douleur très-vive. Elle diffère de la diaphragmatite par l'absence du hoquet, qui ne manque jamais dans cette dernière. Elle se distingue de l'hépatite, en ce que, dans cette dernière, la conjonctive est jaunâtre, la respiration moins forte, et la toux moins douloureuse.

Le principal moyen à mettre en usage est *aconitum*, dont, suivant l'intensité de la fièvre, on fait prendre une dose toutes les deux, trois ou quatre heures, jusqu'à ce qu'elle ait entièrement cessé. Ensuite on administre quelques doses de *bryonia*, à huit ou douze heures au moins d'intervalle, ce qui enlève le reste de la maladie. *Chamomilla* contribue à rétablir la sécrétion du lait chez les vaches laitières.

PNEUMONIE.

Lorsqu'un animal très-échauffé subit un refroidissement brusque, et surtout qu'il boit de l'eau froide, ou qu'il reste exposé aux injures du temps, devenu

tout à coup froid et humide, on voit souvent survenir
chez lui une inflammation des poumons, maladie presque toujours aiguë au plus haut degré, qui non-seulement devient une cause fréquente de mort lorsqu'on
la soumet à un mauvais traitement, mais encore dégénère souvent en phthisie, hydrothorax et autres
affections fort difficiles à guérir. Lorsque cette maladie se déclare, l'animal tient sa tête pendante, le
ventre et les côtes se meuvent fortement, la respiration
est très-accélérée, l'haleine fort chaude, l'appétit nul,
la soif considérable, et ce qui est un des principaux
symptômes, il y a toux fréquente et sèche. Les déjections alvines et l'urine se réduisent presque à rien.
L'animal n'ose pas se coucher, et quand il se meut,
c'est toujours en fléchissant le tronc. D'ordinaire les
jambes de devant sont écartées l'une de l'autre, et les
naseaux largement ouverts.

Quelques doses d'*aconitum*, à de courts intervalles
(toutes les heures ou toutes les deux heures), font en
général cesser la fièvre violente, après quoi quelques
doses de *bryonia* (une matin et soir) procurent guérison complète le second ou le troisième jour. Il va sans
dire que la bête doit être ensuite surveillée pendant
quelque temps, et qu'il importe de la garantir du froid
humide. Je suis parvenu à guérir par *china* et *nitrum*
quelques pneumonies négligées, à la suite desquelles
s'étaient probablement déjà formés des tubercules dans
les poumons. Si l'appétit ne se rétablit pas sur-le-champ on administre *nux vomica* et *arsenicum*.

POURRITURE.

Cette maladie, causée par la présence des douves

(*Fasciola hepatica*) dans le foie ou les canaux biliaires, se manifeste surtout par de l'abattement et de la tristesse. L'animal porte la tête basse, l'appétit diminue, les yeux larmoient, ils sont rouges, puis plus tard jaunâtres et pleins de suppuration, les battements du cœur faiblissent, la respiration devient difficile, le nez, la bouche, les gencives et la langue prennent une mauvaise couleur et une odeur fétide, les excréments sont blancs, aqueux et fétides. Peu à peu la bête maigrit, les dents branlent, il survient de la fièvre, les extrémités se refroidissent, le ventre se ramasse, il s'y manifeste de la fluctuation, et l'animal meurt dans un état complet d'épuisement. La maladie se montre spécialement à la suite d'années humides, dans les contrées basses, et cause de grands ravages, d'autant plus qu'on la méconnaît à son origine, et qu'on ne pense guère à la combattre que quand il n'y a plus aucun espoir de salut. Les symptômes les plus propres à faire soupçonner la présence des douves sont l'aspect maladif de la bête, sa paresse, sa lenteur, la teinte jaunâtre des parties privées de poil, la dureté de la peau, le poil terne et piqué, l'irrégularité de l'appétit, de la digestion et des déjections. Les douves existent quelquefois en quantité innombrable dans le foie, qui est tuméfié, et principalement dans les conduits biliaires.

Parmi les moyens dont on a conseillé l'emploi, *graphites* et *lycopodium* occupent le premier rang. On vante aussi *helleborus niger* quand la gêne de la respiration annonce un commencement d'hydrothorax, et *mercurius vivus* lorsque les excréments sont blancs et fétides. J'ai quelquefois employé la première dynamisation de *sulphur* avec le plus grand succès.

POUSSE.

On observe rarement chez les bêtes bovines cette maladie, qui consiste principalement en une grande gêne de la respiration, devenue bruyante, surtout à la suite des efforts de tirage ou d'une marche précipitée; il y a en outre toux fréquente et brève. La pousse est presque toujours la conséquence d'une pneumonie.

Je l'ai plusieurs fois guérie par *bryonia* (quelques doses), suivie de *squilla* et de *calcarea carbonica*. *Arsenicum* mérite aussi une recommandation particulière. Si la maladie a succédé à une pneumonie, sinon négligée, du moins non radicalement guérie, on administre avec avantage quelques doses de *nitrum*. Si l'animal ne se couche pas volontiers, qu'il rumine debout, que son lait diminue, etc., il s'agit d'un hydrothorax, dont le traitement a été exposé ailleurs.

PRURIT.

Le prurit n'est en général qu'un symptôme de diverses maladies des bêtes bovines; cependant on le rencontre assez souvent seul, et alors il annonce presque toujours un exanthème latent ou répercuté.

Les principaux moyens à lui opposer sont *sulphur* et *staphisagria* (à doses répétées). Lorsqu'il se manifeste à la suite d'un refroidissement, on le combat par *aconitum* et *bryonia*.

QUEUE (MALADIES DE LA).

Il arrive quelquefois, mais assez rarement, que les

poils tombent au bout de la queue, après quoi la partie exhale un suintement, puis se couvre de petits ulcères, qui finissent par attaquer les vertèbres et déterminer la chute de lambeaux entiers de la queue. Parfois il n'y a pas d'ulcères, et les vertèbres sont seulement ramollies, mais la queue n'en finit pas moins par tomber, en totalité ou en partie. La maladie entraîne souvent la mort lorsque l'inflammation s'empare du tronchon de la queue et passe à la gangrène.

N'ayant jamais eu occasion de l'observer, je ne puis qu'indiquer les moyens probables auxquels on devrait recourir, et qui sont *acidum muriaticum, acidum nitri, mercurius vivus, asa fœtida, silicea, lachesis, sepia, conium* et *sulphur*, mais surtout *arsenicum*.

RAGE.

La rage n'est pas plus particulière aux bêtes bovines qu'au cheval; elle résulte toujours de la morsure d'un chien enragé. Très-rarement les suites de cette morsure se prononcent à l'instant même; en général, il s'écoule auparavant plusieurs jours, et même quelques semaines. L'animal montre d'abord de l'agitation, il n'a plus d'appétit, il ne rumine plus; la soif paraît être peu considérable, quoiqu'il trempe de temps en temps son mufle dans le seau à boire; l'abdomen est un peu gonflé dans les commencements, et l'animal fait de fréquents et grands, mais inutiles, efforts pour fienter et uriner; dans les intervalles, il se secoue souvent, surtout de la tête et du cou; il beugle presque sans cesse; sa voix, d'abord à peine changée, prend, au second ou troisième jour, un timbre particulier, rauque et sourd. Le regard est fixe, l'œil parfois plus rouge. La salive coule continuellement de la bouche, qui parfois aussi se couvre d'écume. Le second ou le troisième jour, on remarque, chez quelques vaches, qu'au lieu de la rumination, les aliments remontent involontairement à la bouche. Certains animaux entrent en fureur, surtout quand ils voient un chien ou l'entendent aboyer; ils enfoncent leurs cornes dans la muraille, attaquent tous les êtres vivants, grattent du pied, et cherchent à briser les liens qui les retiennent. D'autres sont plus tranquilles, et demeurent comme plongés dans la stupeur. On a quelquefois remarqué l'envie de mordre. L'appétit vénérien est presque toujours fort excité, et toujours il y a amaigrissement rapide. Le lait diminue de plus en plus chez les vaches laitières. A partir du troisième ou quatrième jour, on voit souvent survenir, d'abord au cou, puis à la poitrine et ensuite au train de derrière, des mouvements convulsifs périodiques. Vers cette époque, il y a faiblesse des parties postérieures, qui bientôt sont frappées de paralysie, et la mort arrive au cinquième ou sixième jour.

On doit avoir grand soin d'attacher l'animal par les quatre membres, le col et les cornes. On lui administre une dose de *belladonna*, on lave bien la morsure, et la fomente avec de l'eau à laquelle ont été ajoutées quelques gouttes d'extrait de belladone. Les doses de belladone sont répétées d'abord tous les jours, puis à de plus longs intervalles. Lorsqu'un chien enragé s'est glissé dans un troupeau, il est prudent de faire prendre journellement une dose de *belladonna* à toutes les bêtes pendant huit à douze jours.

REFROIDISSEMENT.

Une foule de maladies très-diverses doivent naissance à un refroidissement, soit que l'animal, après s'être échauffé, demeure exposé à l'impression d'un air froid, soit qu'on le laisse trop tôt boire de l'eau froide. Lorsque l'organisme entier a plus ou moins souffert, les accidents sont généralement accompagnés d'une fièvre plus ou moins intense.

Quelques doses d'*aconitum*, premier moyen à mettre alors en usage, ne manquent jamais de produire d'excellents effets. Si le refroidissement n'a porté que sur une seule partie du corps, on ne remarque presque jamais de fièvre, et l'on administre *bryonia*. On s'est très-bien trouvé aussi, en beaucoup de circonstances, de *dulcamara*, *nux vomica*, et *rhus toxicodendron*. *Arsenicum* convient lorsque la digestion est troublée, ou que les accidents ont été produits par une boisson froide.

RÉTENTION D'URINE.

Quoique peu commune, la rétention d'urine s'observe cependant quelquefois chez les bêtes bovines. Tantôt l'urine ne sort qu'en partie, et après des efforts douloureux ; tantôt l'animal n'en peut rendre une seule goutte, quoiqu'il se campe souvent, et il offre tous les symptômes de la cystite. Il faut bien distinguer la maladie de la suppression d'urine, dans laquelle les reins ont cessé leurs fonctions (*Voy*. NÉPHRITE).

Cantharides m'ont presque toujours réussi contre la rétention d'urine. *Hyoscyamus* est spécifique dans les cas opiniâtres.

RHUMATISME.

Le rhumatisme, ordinairement suite d'un refroidissement, est presque toujours accompagné de fièvre. Il s'annonce surtout par une démarche roide et douloureuse, parfois avec craquement des articulations. L'animal reste volontiers couché ; il se lève avec peine et lenteur ; la douleur lui cause souvent des tremblements ; la peau adhère aux parties sous-jacentes, on ne peut la plisser, et l'appétit est plus ou moins diminué. Si la maladie est portée à un haut degré, l'animal ne quitte plus sa litière ; il est paralysé des quatre membres, et ne peut se soutenir que sur ses genoux. Chez les vaches laitières, la sécrétion lactée diminue ou s'arrête.

Le moyen le plus efficace est *aconitum*, suivi d'*arsenicum*. *Bryonia* convient lorsqu'il y a paralysie des pieds. *Arsenicum* est spécifique quand l'animal marche avec les plus grandes précautions, qu'il tremble après avoir bu froid, que la maladie a été causée par des boissons froides ou par un excès de nourriture. *Rhus toxicodendron* est indiqué quand l'état morbide résulte d'une trop grande fatigue. *Chamomilla* rétablit la sécrétion lactée, après la guérison des autres accidents.

RUMINATION.

La rumination est plus ou moins troublée dans la plupart des maladies graves, et ne revient à son état normal qu'après la guérison. Cependant il lui arrive parfois de ne pas se rétablir, ou même d'être la seule fonction dans laquelle on aperçoive du dérangement.

Arsenicum est spécifique en pareil cas. Si une couple de doses demeurent sans effet, on répète le médicament, en l'alternant avec *aconitum*. *Pulsatilla* est indiqué comme jouissant de propriétés spécifiques, quand le trouble de la rumination affecte une forme chronique, ou ne se manifeste que de temps en temps.

SYPHILIS.

Ce qu'on appelle la *syphilis*, chez les bêtes bovines, auxquelles, les vaches surtout, elle appartient d'une manière spéciale, est une maladie énigmatique, à l'égard des causes de laquelle il règne encore beaucoup d'incertitude. Tout ce qu'on sait de positif, c'est qu'elle paraît ne point être contagieuse, qu'elle se transmet par voie d'hérédité, et qu'elle est accompagnée d'une grande excitation de l'appétit vénérien. L'animal n'a d'abord rien perdu de sa bonne apparence ni de son embonpoint, et il mange comme à l'ordinaire; cependant on remarque chez lui une propension continuelle à l'acte vénérien, qui ne cesse point après la consommation de l'acte, parce que celui-ci est rarement suivi de conception, de sorte que les vaches entrent en chaleur tous les mois, ou même à des époques plus rapprochées. Si elles conçoivent, tout symptôme de maladie disparaît, mais l'avortement a lieu très-souvent. Lorsque la maladie est plus avancée, on remarque fréquemment une toux sèche, mais sans nul autre accident. Enfin, au bout d'une ou plusieurs années, l'animal maigrit, tout en conservant son appétit, le poil devient terne et piqué, la toux sèche, violente et sourde, l'œil terne, pâle ou jaunâtre; des tubercules se développent au col et à

la poitrine; la pression sur le sternum est fort douloureuse. Le pouls devient alors de plus en plus
petit, accéléré et insensible, et l'animal finit par mourir de consomption, souvent avec un écoulement purulent par les naseaux. A l'ouverture du corps, on
trouve la plèvre, le péritoine, le mésentère et les
épiploons parsemés d'une innombrable quantité de
tubercules, dont la grosseur varie depuis celle d'un
grain de millet jusqu'à celle d'un pois. Ces tubercules, épars ou réunis en grappes, contiennent un
liquide blanc, parfois jaunâtre. On en a quelquefois
rencontré aussi dans la matrice, qui était en même
temps indurée.

On recommande les moyens suivants, que je n'ai
point encore eu l'occasion de mettre en usage. *Baryta
carbonica* convient au début, surtout chez les jeunes
animaux. Trois doses suffisent ordinairement pour
déterminer l'ouverture des tubercules extérieurs;
quelques doses ont procuré ensuite l'évacuation complète de ces tumeurs, qu'on a vues acquérir jusqu'au
volume de la tête d'un enfant. *Hepar sulphuris* est
nécessaire chez les animaux âgés, et il faut ensuite
administrer quelques doses de *baryta carbonica.* *Aurum muriaticum* a paru convenable quand l'appétit
vénérien revenait trop souvent, mais du reste sans
influence sur l'ensemble de la maladie. *Platina* et
lycopodium n'ont rien produit. *Ammonium muriaticum,
silicea, lycopodium* et *spiritus sulphuratus* ont été utiles
contre les symptômes du côté de la poitrine: le premier, dans le cas de toux sèche et creuse; le second,
quand l'animal témoigne de la douleur dès qu'on lui
touche la poitrine, et qu'il a une toux moins creuse;
le troisième, quand la respiration est gênée; le qua-

trième enfin, dans les quintes fréquentes de toux sèche et brève. On a aussi employé avec succès *carbo vegetabilis* et *mercurius vivus* contre ces accidents.

SPASME DE VESSIE.

Cette maladie, qu'on désigne aussi sous le nom de *colique de vessie*, est une cause assez fréquente de rétention d'urine. Elle consiste en une constriction spasmodique du sphincter de la vessie, qui empêche cette poche de se débarrasser de son contenu. Les causes ordinaires sont la suppression de la transpiration cutanée, le refroidissement des pieds, le séjour trop prolongé de l'urine dans la vessie, et surtout l'usage d'aliments trop aqueux. L'animal est fort agité; il se tourmente presque autant que dans les accès de colique, gratte des pieds, se jette à terre, se relève tout de suite, et se campe souvent, mais en vain, pour uriner. Ce qui distingue surtout le spasme vésical de la colique, c'est qu'il y a rétention d'urine, et qu'en explorant le rectum, on trouve la vessie pleine et distendue.

Les remèdes à employer sont *aconitum*, *cantharides*, et quand celles-ci ne suffisent pas, *hyoscyamus*, qui convient principalement lorsque l'animal a été forcé de retenir pendant longtemps son urine.

SPLÉNITE.

La splénite, qu'on n'observe guère qu'en été chez les bêtes bovines, diffère tout à fait du charbon ou typhus, mais amène la mort avec non moins de promptitude. De même que chez les chevaux, elle a pour symptôme principal la couleur brunâtre ou brune de la langue. L'appétit est nul ; le pouls d'abord dur, plein et tendu, puis mou, petit et à peine sensible ; le regard fixe, la tête étendue en avant ; l'animal regarde souvent son côté droit, qui est douloureux au toucher.

Au début, on prescrit *aconitum* (à doses répétées), ce qui suffit souvent pour arrêter la maladie. Si l'on n'obtient pas ce résultat, et que la teinte brune de la langue augmente, on a recours à *arsenicum*. Si l'on observe des symptômes nerveux, l'animal faisant des inspirations profondes, pendant lesquelles il remue son corps entier, on administre *bryonia*, alternativement avec *aconitum*. *Nux vomica*, aussi alternée avec *aconitum*, convient lorsque la région splénique est très-douloureuse au toucher, et que l'animal la regarde souvent. *Laurocerasus* a été utile dans un cas fort opiniâtre, où le pouls était petit, l'œil fixe, la tête dirigée en haut, et l'animal insensible, sauf quelques mouvements convulsifs qu'il éprouvait quand on touchait la partie malade.

STOMACACE.

Cette maladie accompagne ordinairement la limace, et la plupart du temps elle attaque le troupeau tout entier. Au début, il y a rougeur et chaleur de la bouche, diminution de l'appétit et du lait, qui est aqueux. Au bout de quelques jours, on voit paraître d'innombrables petits points rouges, qui grandissent peu à peu, et se convertissent en vésicules blanches, dont la grosseur varie depuis celle d'une graine de pavot jusqu'à celle d'un pois. Ces vésicules crèvent, et laissent une croûte. L'animal, à qui la douleur ne permet pas de manger, boit et bave beaucoup. Si la maladie doit se terminer favorablement, la langue se nettoie peu à peu. Dans le cas contraire, il se forme des vésicules livides, confluentes, laissant après elles des ulcères rongeants, qui font tomber la membrane muqueuse de la bouche en lambeaux. Presque toujours il y a inflammation de la gorge et fétidité de l'haleine; l'animal est pris de toux, il maigrit et meurt. Dans d'autres cas, la maladie dégénère en limace; quelque temps après le nettoiement de la langue. qui semblait annoncer que tout était fini, la fièvre reparaît, et l'on voit éclater les symptômes de la limace. Les deux formes de la maladie sont contagieuses.

Les principaux remèdes sont *bustomacacinum* et *mercurius solubilis*. *Acidum phosphoricum*, alterné avec *mercurius solubilis* (de chacun une dose par jour), convient quand il y a ulcération de la bouche, avec salive visqueuse, filante et fétide; *staphisagria*, lorsque les gencives sont douloureuses au toucher; *helleborus niger*, quand les gencives sont fongueuses et l'animal fort abattu.

TIC.

Cette affection chronique, sans fièvre, n'attaque guère que les vaches, qui, bien qu'elles mangent plus qu'à l'ordinaire, maigrissent beaucoup, et ne donnent qu'un lait aqueux. Elles rongent du bois, du cuir, des chiffons, de la terre, etc., et avalent ces divers objets avec d'autant plus d'avidité que leur appétit pour les aliments ordinaires diminue davantage. Peu à peu le poil se pique, l'œil devient terne, la démarche lente, et l'animal meurt de consomption. La maladie dépend évidemment d'un trouble de la digestion. Elle est accompagnée d'un degré assez prononcé de ramollissement des os. On dit aussi avoir remarqué de temps en temps, sous la langue, de petites vésicules qui contenaient un liquide jaunâtre.

Le spécifique contre cette maladie est *pulsatilla;* vient ensuite *nux vomica. Natrum muriaticum* réussit lorsque l'animal, dédaignant sa nourriture ordinaire, montre un appétit dépravé. L'accroissement de l'appétit, qui dépend souvent d'une affection vermineuse, cède à *cina* et *silicea*, ou à *china* lorsqu'il y a grande faiblesse et abattement.

TOURNIS.

Les animaux atteints de cette maladie, heureusement rare chez les bêtes bovines, ne sont jamais bien gais, et ils ont toujours une assez chétive apparence. Quelquefois l'accès prend à l'étable : l'animal tourne plus ou moins la tête et le cou de côté, puis chancelle et tombe. Lorsqu'on le fait sortir, il tourne tout de suite en rond, la tête regardant toujours le centre du cercle, puis chancelle, se laisse tomber, se relève quelques instants après, et se remet à tourner, ou jouit de quelques heures de repos. Si la maladie en est encore à son début, l'animal tourne d'abord lentement, puis de plus en plus vite, jusqu'à ce qu'il finisse par tomber. Les accès se rapprochent de plus en plus, et enfin ils reparaissent toutes les fois qu'on fait sortir l'animal. La cause est la même que chez les moutons, la présence d'une hydatide dans le cerveau. Il paraît certain que la maladie est héréditaire; l'encéphalite et les lésions traumatiques paraissent contribuer aussi à son développement.

Belladonna ne manque jamais son effet au début : on en fait prendre deux ou trois doses par jour, jusqu'à ce que les symptômes aient disparu, après quoi on éloigne les doses, et l'on termine le traitement par *sulphur*.

TOUX.

Quand la toux dure plus longtemps que celle à laquelle donne lieu la poussière introduite dans la gorge, elle est le résultat d'un refroidissement, et facile à guérir par le séjour à l'étable et les moyens énumérés plus bas. Celle qui est tout d'abord sourde et creuse, que le moindre effort excite, et qui se prononce surtout avec force après que l'animal a bu, annonce en général une affection plus ou moins grave du poumon. Si la toux attaque plusieurs bêtes à la fois, il faut y faire une grande attention, parce que fort souvent alors il s'agit d'un hydrothorax commençant.

Les moyens à mettre en usage, lorsqu'on ne remarque pas d'autres symptômes de maladie, sont : *dulcamara*, dans la toux par refroidissement; *bryonia* (à doses répétées), dans la toux invétérée, *belladonna* et *drosera*, dans la toux chronique; *hyoscyamus*, quand les quintes sont très-rapprochées; *squilla*, dans la toux qui survient après la fatigue, et qui coupe la respiration ; *chamomilla*, dans la toux sèche, avec diarrhée; *pulsatilla*, dans les accès fréquents de toux sèche, avec défaut d'appétit; *spiritus sulphurus*, dans la toux âpre fort opiniâtre. Lorsque la toux est le symptôme d'une autre maladie, elle cède au traitement réclamé par cette dernière.

TRISME DES MACHOIRES.

Cette dangereuse maladie est rare chez les bêtes à cornes, et peut-être ne survient-elle jamais qu'à la suite de castration mal faite.

Le traitement est le même que chez les chevaux.

TUBERCULES.

Les tubercules doivent naissance à une cause mécanique.

Ils cèdent en général facilement à *arnica*, qu'on administre tant à l'intérieur qu'à l'extérieur. S'il survient des abcès, on les traite comme il a été dit à cet article. Les tubercules produits par un refroidissement sont combattus par *bryonia* et *dulcamara*, et ceux que font naître les piqûres d'insectes, par *arnica* et *belladonna*. Ceux qui tiennent à un mal interne sont souvent difficiles à guérir. Outre les moyens indiqués dans divers autres articles, on peut encore essayer : *ledum*, surtout dans les cas opiniâtres ; *silicea*, *arsenicum*, *baryta carbonica*, *staphisagria* et *sulphur*, lorsqu'il y a prurit ; *chamomilla* et *bryonia*, contre les tubercules à la mamelle, *rhus toxicodendron* et *mercurius*.

TUMEURS.

Les tumeurs varient beaucoup quant à leur constitution et à la région du corps où elles surviennent de préférence. Celles qui reconnaissent une cause externe, sont, la plupart du temps, chaudes, du moins dans le principe.

On les traite par *arnica* (à l'intérieur et à l'extérieur), auquel on fait succéder *arsenicum*, ou, quand il y a douleur, *conium*. Celles qui dépendent de causes internes réclament *bryonia*, principalement dans le cas de refroidissement, ou *china* et *arsenicum* alternés ensemble, ou *sulphur*, ou *mercurius vivus*.

Aurum et *belladonna* sont les principaux moyens contre les tumeurs à la tête; *baryta carbonica*, contre celles à la mâchoire inférieure. Quant aux tumeurs à la poitrine, *aconitum* et *bryonia* conviennent si elles tiennent à un refroidissement; *arnica*, si elles sont la suite d'une compression. Lorsqu'elles se couvrent de croûtes, on administre *thuja*, et au bout de quelques jours *sulphur*.

TYPHUS.

Les auteurs ont émis une foule d'hypothèses, dont quelques-unes fort étranges, sur les causes de cette redoutable maladie. Il en est qui l'attribuent à une chaleur humide prolongée, ou à des alternatives rapides de froid et de chaud. Quoiqu'on ne puisse disconvenir qu'elle se déclare souvent à la suite des chaleurs, surtout lorsque celles-ci succèdent à de longues pluies, il n'en est pas moins vrai qu'on l'observe aussi en hiver. D'autres la font provenir du manque d'eau, de l'altération des fourrages, de piqûres d'insectes, de la malpropreté des étables, de l'excès du travail, de l'usage de certaines plantes, etc. La seule chose qui soit avérée, c'est qu'elle doit naissance à un miasme particulier, engendré par un concours de circonstances encore inconnues, et qu'elle se transmet d'individu à individu.

L'animal atteint du typhus cesse tout à coup de manger et de ruminer; il est comme frappé de stupeur : il tient sa tête pendante, ou la pose sur la mangeoire, ou la porte brusquement en haut et de côté, quelquefois en faisant entendre des plaintes. Parfois il devient méchant, et attaque les personnes qui le soignent. Les yeux sont fixes et larmoyants, quoique peu ou point rouges; les cornes, les oreilles et le nez sont tantôt chauds, tantôt froids, dans l'espace de quelques minutes. Souvent le froid prédomine dès l'origine, et persiste jusqu'à la mort, qui ne se fait point attendre. Certaines bêtes émettent un mucus sanguinolent par le nez; d'autres grincent des dents; chez la plupart, une bave visqueuse découle de la bouche; il y en a qui ont la respiration courte et gênée, avec battement des flancs et toux brève; les déjections et l'urine sont parfois supprimées : si l'animal fiente, il ne rend que des excréments secs, durs et en petites boules. Plus tard, il rend du mucus ou du sang, ce qui annonce l'approche de la mort ou de la guérison. On a vu une diarrhée aqueuse bientôt suivie de guérison, ou des selles sanguinolentes et d'une horrible fétidité, après lesquelles tous les symptômes fâcheux disparaissaient. La peau tantôt est collée sur les parties sous-jacentes, tantôt séparée d'elles par de l'air, de manière qu'en passant la main le long du dos, on sent une sorte de crépitation. Le poil est généralement terne, rude et piqué. Quelquefois, mais toujours après que le danger est passé, il se forme des tumeurs charbonneuses sur le dos, au ventre, au fourreau, aux mamelles. Les vaches

donnent peu ou point de lait, symptôme qui est un
des plus constants. En général, la sécrétion lactée
cesse à la première apparition de la maladie. Lorsqu'on appuie la main sur l'épine du dos, l'animal
cherche à fuir la pression, il gémit ou meugle, il
tremble ou de tout son corps ou du train de derrière;
plus le tremblement est considérable, plus le danger
approche. La bête semble ne pouvoir plus se tenir
sur les jambes; elle les écarte, trébuche en marchant,
et ne tarde pas à tomber; une fois à terre, elle emploie toutes ses forces pour se relever, et elle y parvient quelquefois, mais retombe bientôt, et reste
morte sur la place, ou périt peu de temps après dans
les convulsions. Quelquefois, l'animal tient ses jambes
de derrière serrées l'une contre l'autre, et les rapproche de celles de devant; d'autres frappent du pied,
montrent beaucoup d'agitation, se couchent et se relèvent promptement; chez ceux-là aussi la mort arrive en peu d'heures. Après l'extinction de la vie, du
sang s'échappe par l'anus, souvent aussi par la bouche
et le nez, et la putréfaction ne tarde pas à s'emparer
du cadavre.

Les symptômes qui viennent d'être énumérés ont
lieu lorsque la maladie, comme c'est le cas le plus
ordinaire, parcourt ses périodes en quatre à vingt-
quatre heures, car il est rare qu'elle dure deux à
quatre jours. Mais fort souvent, surtout lors de son
invasion dans une localité, elle tue pour ainsi dire
subitement; aux champs, au travail, l'animal se met
tout à coup à trembler, et au bout de quelques minutes il est mort. On trouve parfois mortes le matin
des bêtes qui se portaient fort bien la veille au soir.

A l'ouverture du corps on trouve la rate beaucoup

plus volumineuse que dans l'état normal. Elle est de couleur foncée, avec des taches brunes ou noires, et réduite en bouillie; lorsqu'on la pique, il en sort un ichor brun, mêlé de sang noir. Les intestins, parsemés de taches gangréneuses, sont gorgés de noir, et souvent distendus par des gaz, ainsi que l'estomac. Les poumons sont généralement sains; parfois, cependant, on les voit flasques, mous et gangrénés. Le sang demeure liquide : il a la couleur et la consistance du goudron.

Quant au traitement, *arsenicum* est un moyen certain de curation et de préservation. Dès qu'on aperçoit les premiers symptômes de la maladie, perte d'appétit, cessation de la rumination, tremblement des jambes de derrière, trébuchement pendant la marche, poil terne et piqué, yeux noyés d'eau, alternatives de chaleur et de froid aux cornes et aux oreilles, disparition du lait, etc., on fait prendre une dose d'*arsenicum*, qu'on répète toutes les cinq à quinze minutes, jusqu'à ce que l'amélioration se prononce; dans les cas moins graves, on peut laisser une heure ou une heure et demie d'intervalle entre les doses. L'effet curatif devient sensible au bout de très-peu de temps, et d'autant plus vite que l'accès était plus violent, de sorte que, dans les cas fort aigus, l'amélioration s'aperçoit souvent déjà au bout d'un quart d'heure ou d'une demi-heure, ce qu'on reconnaît aux caractères suivants : l'animal sort de sa stupeur, il regarde autour de lui, et fait quelque attention à celui qui le soigne; le tremblement diminue ou cesse tout à fait, les cornes et les oreilles sont moins froides, ou moins brûlantes, il y a un peu d'appétit, le poil se couche, l'œil perd sa fixité, et l'animal fiente; les déjections varient beaucoup, tantôt naturelles, tantôt sanguinolentes ou muqueuses; enfin il s'établit une sueur chaude générale, ou des tumeurs, des abcès, des éruptions; le lait revient chez les vaches. Quand on remarque ces signes d'amendement, on attend plus ou moins longtemps avant de répéter la dose, se réglant toujours d'ailleurs sur le degré d'intensité avec lequel la maladie a éclaté; si celle-ci est violente, et que la première dose ne produise pas d'effet sensible au bout d'un quart d'heure ou tout au plus d'une demi-heure, il faut répéter *arsenicum*, et continuer ensuite aux mêmes intervalles; si, au contraire, la maladie a peu d'intensité, il vaut mieux laisser la première dose agir pendant une heure, et s'il survient de l'amélioration, on n'en administre une seconde que quand celle-ci cesse de faire des progrès. Souvent une seule dose suffit pour triompher du mal, tandis que, dans d'autres cas, il en faut deux à quatre, même vingt à trente, avant d'obtenir une guérison complète. Il va sans dire que, pendant tout le traitement, on ne perdra pas le malade de vue un seul instant.

A-t-on obtenu amélioration ou guérison, tout n'est pas fini : deux cas peuvent encore avoir lieu.

1° La maladie récidive. Cette rechute a lieu ordinairement au bout de quatre à seize heures. Il importe donc de surveiller l'animal pendant vingt-quatre heures, et de lui faire prendre encore quelques doses à des intervalles d'environ quatre heures. Du reste, si la récidive avait lieu, on se comporterait comme la première fois; mais le danger serait encore bien plus grand.

2° Il survient d'autres accidents, qui toutefois ne sont jamais dangereux. — En diverses régions du corps se développent des tumeurs froides, molles ou dures, et indolentes. — Quelquefois il reste des indurations ou du gonflement au fourreau et aux mamelles, avec suppression ou diminution du lait. — Quoique la mamelle ne présente rien d'anormal, le lait est moins abondant ou altéré dans ses qualités. — La peau se couvre de petites croûtes, succédant à des pustules qui contenaient un liquide; l'exanthème occupe la totalité ou seulement une partie du corps; il est ou non accompagné de prurit. — Le poil reste piqué, et ne recouvre pas son brillant. — Les déjections continuent d'être dures et rares. — Il y a un emphysème sous la peau; on sent de la crépitation en passant la main dessus. — La peau est extrêmement dure, et ne cède pas à l'action de ses muscles propres. — L'appétit et la rumination ne se rétablissent point.

Tous ces accidents consécutifs cèdent en peu de temps à l'usage prolongé d'*arsenicum*, dont on fait prendre une dose toutes les six heures, jusqu'à ce qu'il n'en reste plus aucune trace, ce qui, ordinairement, est l'affaire de trois ou quatre jours. L'absence de l'appétit et la paresse du canal intestinal cèdent promptement à quelques doses de *nux vomica*. L'appétit revient presque toujours quatre ou six heures après la première, et si la constipation persiste, on répète le médicament toutes les six heures. On oppose *spiritus sulphuratus* à l'exanthème, et *arsenicum* à tous les autres accidents.

Pour préserver les animaux de la maladie, on leur fait prendre, d'abord toutes les quarante-huit heures, puis toutes les vingt-quatre, et enfin toutes les douze, une goutte d'*arsenicum*, le matin, une heure avant de manger, et le soir deux heures après.

VERRUES.

Les verrues surviennent à la mamelle, au ventre, au dos, au cou, à la queue ; tantôt lisses, rondes, molles et larges, tantôt pédiculées, déchiquetées, spongieuses, dures et sèches ou humides, douloureuses ou insensibles.

On oppose aux verrues sèches, lisses et non pédiculées *dulcamara*, et dans quelques cas *sulphur ;* à celles qui s'ulcèrent, *arsenicum ;* à celles qui saignent aisément et causent de la douleur, *causticum.* Les fics, c'est-à-dire les excroissances humides, croûteuses, déchiquetées, d'un aspect dégoûtant, et d'un volume souvent énorme, réclament *thuja* à l'extérieur et à l'intérieur, et exigent l'emploi longtemps continué de ce moyen. Les petites verrues aux lèvres cèdent à *calcarea carbonica.*

VERS.

Les vers intestinaux, communs surtout chez les jeunes sujets, sont toujours le résultat d'un état maladif interne, car ces parasites ne se développent jamais dans l'organisme sain, ou du moins ne s'y produisent qu'en petite quantité, et ne lui portent jamais préjudice. Mais lorsque, l'organisme étant malade, ils se multiplient en quantité parfois innombrable, ils deviennent la source d'une foule d'accidents, tels que coliques violentes, fétidité de l'haleine, défaut d'appétit ou voracité extrême, propension à manger les choses les plus insolites, suppression de la rumination, diminution du lait, etc. Cependant, à l'égard d'un grand nombre de ces symptômes, on peut encore se demander s'ils tiennent réellement à la présence des vers, ou s'ils ne dépendent pas plutôt d'un état morbide général. Du reste, les vers les plus communs sont les ascarides, les oxyures et les tænias.

Le principal moyen est *cina*, à doses multipliées, et ensuite *sulphur;* s'il y a répugnance pour les aliments, on donne *antimonium crudum.*

VERTIGE.

Le vertige se voit plus particulièrement chez les bœufs de trait. Il est fréquemment le résultat de grandes fatigues par un temps chaud; l'animal chancelle tout à coup et tombe par terre, où il reste quelque temps étendu sans mouvement. Ce dernier caractère distingue le vertige de l'épilepsie.

Aconitum soulage d'une manière presque instantanée. Si le vertige a une grande intensité, on administre *stramonium* et *cocculus. Arnica* convient lorsque l'animal appuie à droite, ou semble ivre, et tient la tête très-basse. *China* et *cocculus* sont indiqués quand le moindre effort le fatigue beaucoup.

TROISIÈME PARTIE

MALADIES DES BÊTES OVINES (1)

Anatomie et physiologie. — La brebis (*fig.* 25) et la chèvre (*fig.* 26) se rapprochent tellement des bêtes bovines, eu égard aux organes digestifs (*fig.* 27) et aux dents (*fig.* 28), que l'on comprend tous ces animaux sous la dénomination collective de *ruminants*.

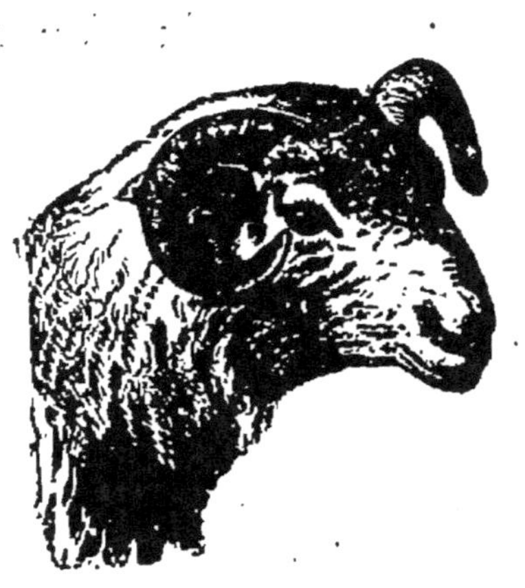

FIG. 25. — Tête de mouton.

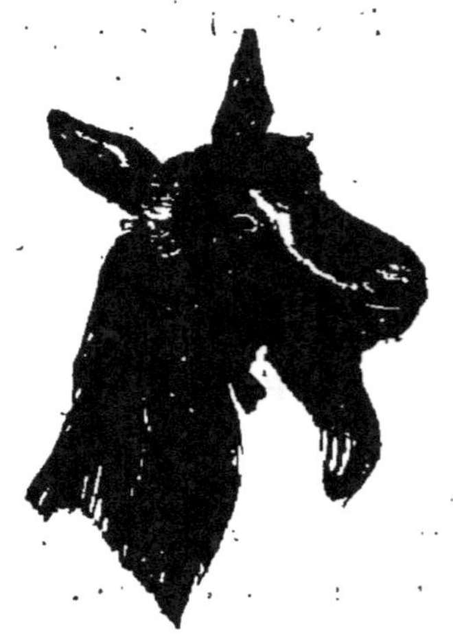

FIG. 26. — Tête de chèvre.

Cependant la brebis diffère essentiellement du bœuf sous beaucoup de rapports. Une grande partie de sa

(1) Consultez sur les maladies des brebis : — Daubenton, *Instructions pour les bergers et les propriétaires de troupeaux.* 5ᵉ édition augmentée, par J. B. Huzard ; Paris, 1820, in-8. — Delafond (O.), *Traité sur la maladie de sang des bêtes à laine.* Paris, 1843, in-8. — A. E. Brehm, *La vie des animaux illustrée. Les mammifères.* Paris, 1870, tome II, p. 622.

force vitale étant employée à la production d'une épaisse toison, le reste du corps doit s'en ressentir de toute nécessité. Aussi l'animal est-il plus délicat, plus craintif, et d'autant plus sensible aux influences extérieures, telles que chaleur, froid, humidité, chan-

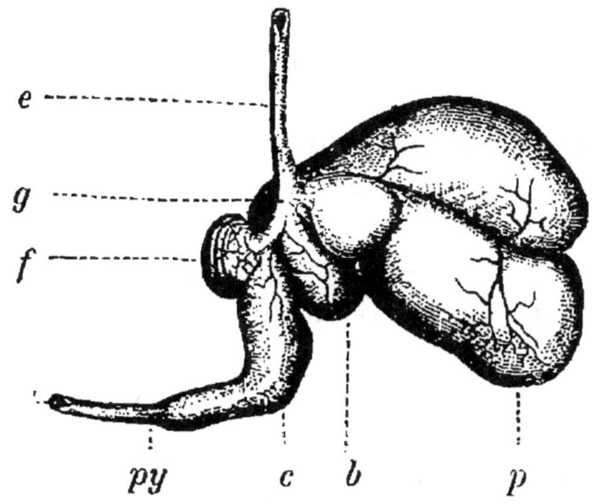

Fig. 27. — Estomac du mouton (*).

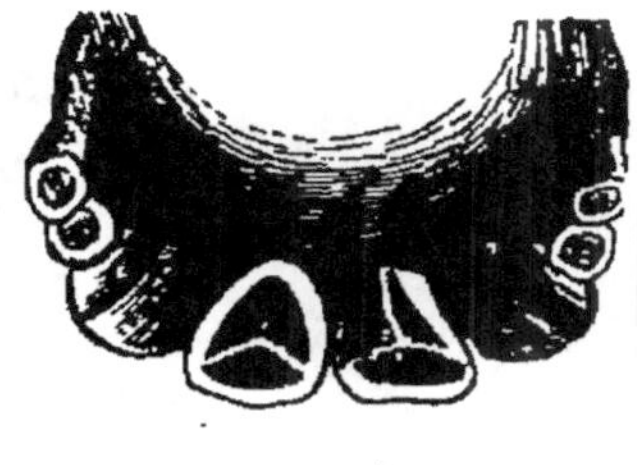

Fig. 28. — Incisives d'un mouton de deux ans.

gement de nourriture, que la transplantation des races nobles dans les climats septentrionaux a fait naître chez elles la prédisposition à des maladies qui ne les auraient probablement pas atteintes dans leur pays natal. Ajoutons que l'avidité de l'homme lui fait souvent exiger deux toisons par an de la brebis, ce qui doit encore contribuer à débiliter l'espèce.

Hygiène. — Le régime auquel on soumet les brebis répond peu, en général, à ce qu'on leur demande. L'habitude d'en élever le plus grand nombre possible ne permet pas de leur procurer une nourriture suffisante et bonne; car si, déjà en été, on les laisse presque

(*) e, œsophage; g, point où se trouve la gouttière œsophagienne; f. feuillet; c, caillette; py, pylore; b, bonnet; p, panse.

mourir de faim sur des champs desséchés et stériles, ou dans des lieux qui ne leur offrent que des plantes aigres et de mauvaise qualité, source si fréquente de la diarrhée et de la pourriture, leur sort est plus triste encore en hiver. Doit-on donc être surpris de ce que cet animal, d'une constitution faible et délicate, soit sujet à tant de maladies, et que ses produits, au lieu de s'améliorer, aillent en dégénérant !

Les principales précautions à prendre pour maintenir la santé des troupeaux peuvent être résumées sous les trois chefs suivants :

1° *Avoir une bonne nourriture.* — Les aliments et les boissons sont des objets de première nécessité pour la conservation de la vie animale. Le berger doit veiller sans cesse à ce que les brebis en aient la quantité suffisante à leurs besoins.

La nourriture des bêtes à laine, considérée d'une manière générale, est de deux sortes : celle que les animaux trouvent au pacage, et celle qu'on leur donne à l'étable.

Personne n'ignore qu'il y a de bons et de mauvais pacages; mais le berger n'est pas toujours libre de les choisir tels que l'exige la santé des animaux, et c'est là précisément le point par lequel il doit prouver qu'il connaît bien sa profession, qu'il sait diriger son troupeau de manière à le maintenir florissant au milieu même de certaines circonstances défavorables.

Les plantes qui croissent sur un sol bas et humide, celles qui couvrent les marécages, les tourbières, non-seulement contiennent moins de substances alimentaires, mais encore sont pourvues, les unes de sucs âcres et acides, les autres de principes nuisibles qui portent plus ou moins atteinte à la santé des bestiaux. Quand donc le berger est obligé d'utiliser de tels pacages, il doit au moins ne pas permettre aux animaux d'y prendre leur nourriture toute la journée, et les conduire d'abord sur les jachères ou les champs moissonnés, ou dans des lieux couverts d'herbes saines et non malfaisantes.

Si le berger a la liberté de mener son troupeau dans une forêt, surtout dans un taillis, les feuilles des arbustes lui offrent un excellent remède contre les effets des mauvaises prairies. Quand il ne le peut pas, du moins doit-il veiller à ce que les brebis, avant d'aller au pacage, reçoivent un fourrage sec, ne fût-ce que de la simple paille. Mais, avec ce régime, elles ont besoin de bonne eau en quantité suffisante.

Les meilleurs pacages eux-mêmes peuvent nuire de diverses manières en certaines circonstances.

Un temps pluvieux prolongé rend les plantes chargées de sucs aqueux qui nuisent à la santé; cette particularité, jointe au froid humide, peut amener le développement de la cachexie. Pour obvier à un si grave inconvénient, voici quelles sont les principales précautions à prendre : 1° Quand le temps couvert et pluvieux dure jusqu'à trois jours de suite, les animaux, s'il y a du fourrage sec, ne doivent être conduits dehors qu'après en avoir mangé; ils ne doivent non plus rester que trois heures au plus sur la prairie humide, et deux seulement s'il pleut beaucoup. On les rentre alors, et, au bout de quatre ou cinq heures, après leur avoir donné une seconde ration de sec, on peut les conduire de nouveau au grand air pendant deux ou trois heures. Les laisser plus de quatre à six heures par jour sur le pré, leur serait très-préjudiciable en pareille circonstance. 2° A l'étable, ils doivent trouver une bonne litière, afin de pouvoir s'y réchauffer et s'y sécher; s'ils annoncent l'envie de boire on doit les satisfaire. 3° Quand il n'y a pas de fourrage sec, et que le berger se voit dans la nécessité de chercher à rassasier son troupeau sur de mauvais pacages, il diminue les chances d'accidents en ne l'y faisant paître que le matin et l'après-midi, trois heures chaque fois, et l'y tenant toujours en mouvement. 4° Lorsque la litière manque, on doit serrer le plus possible les bêtes dans l'étable, afin qu'elles s'échauffent mutuellement. 5° Si la pluie cesse pendant que le troupeau est dehors, on peut l'y laisser plus longtemps qu'il ne vient d'être dit, ou même, quand le soleil vient à paraître, lui permettre d'y rester jusqu'au soir. 6° Toutes les fois que le mauvais temps oblige de rentrer à l'étable, il faut hâter le pas, afin d'accélérer la circulation, et d'accroître ainsi la chaleur animale. 7° Jamais le troupeau ne doit passer la nuit dehors quand le temps est mauvais.

Le berger a besoin d'une grande prudence lorsque les pacages sont couverts de rosée. Les animaux doivent aussi recevoir du fourrage sec, le matin, avant de sortir, et s'il n'y en a pas, on ne les fait sortir que quand la rosée est suffisamment dissipée. N'y a-t-il pas moyen d'éviter qu'ils sortent le matin, on ne laisse paître qu'en marchant doucement, jusqu'à ce que la rosée soit évaporée.

Le berger doit agir aussi avec une grande prudence lorsqu'il conduit son troupeau sur des champs de trèfle ou sur des terres chargées de moutarde. Il ne doit jamais l'y laisser paître longtemps : tout au plus lui permet-il d'y rester une demi-heure, en choisissant les endroits les plus maigres. Au bout de deux heures il peut y revenir. En agissant de cette manière, il évite la météorisation. Ici également il est bon de donner du fourrage sec aux animaux avant de les conduire au pacage.

Les prés élevés sont les meilleurs pour les brebis, surtout quand le temps est humide, ou en général pendant les années pluvieuses : il faut éviter, au contraire, les prés humides, marécageux, à moins que des chaleurs soutenues ne les mettent complétement à sec. Les meilleurs herbages sont les plantes aromatiques, douceâtres ou un peu âpres et amères, comme aussi celles des éclaircies dans les bois.

Les plantes salées nourrissent bien, mais produisent une mauvaise laine ; les végétaux aquatiques sont toujours nuisibles. Il faut encore avoir soin de ne pas faire paître le troupeau quand l'herbe est chargée de rosée ou de gelée blanche, ce qui engendre souvent des maladies dangereuses. Les plantes couvertes de miellat sont encore plus préjudiciables. Après avoir mangé du vert, les brebis doivent boire très-peu ; il leur faut plus d'eau lorsqu'elles sont au sec. L'eau chaude, l'eau blanche, etc., les rendent souvent poussives. Il ne faut pas non plus les laisser boire pendant qu'elles ruminent.

C'est une grande erreur que de croire qu'une nourriture très-abondante et succulente améliore un troupeau, procure davantage de laine et rend les brebis plus fécondes. Loin d'être utile, elle nuit beaucoup, engendre diverses maladies, et diminue la fécondité.

2° Ne pas commencer trop tard le régime de l'hiver. — Les brebis ne doivent plus paître dès qu'en automne l'herbe commence à jaunir. Le foin qu'on leur donne en hiver doit être de bonne qualité, ni moisi, ni vasé. La paille de pois, de lentille et de vesce convient beaucoup; toutes les autres servent plutôt à lester qu'à nourrir, et l'on prétend même que celle d'avoine fait tomber la laine quand le froid est intense. Les racines, à l'exception des carottes, ne conviennent pas, parce qu'elles sont trop aqueuses, et donnent aisément lieu à la météorisation. Sans sel, un troupeau ne profite jamais, malgré la qualité du fourrage.

Toutes les fois que le temps est beau, il faut, même en hiver, le promener pendant une heure ou deux.

3° *Avoir de bonnes étables, condition de rigueur pour maintenir la santé du troupeau.* — L'étable doit être sèche, suffisamment spacieuse (hauteur, pas moins de dix pieds ni plus de seize) et bien aérée. Le sol sera dur, sinon pavé, du moins battu comme celui des aires. Les ouvertures, en haut près du toit, et en bas près du sol, seront en nombre suffisant pour pouvoir, à volonté, donner un libre accès à l'air du dehors, tant en été qu'en hiver, pourvu que le vent ne soit pas fort et froid.

Si l'on veut améliorer le troupeau, il faut ne choisir pour l'élève que les agneaux les plus robustes et les mieux portants des deux sexes, ceux surtout qui ont la laine la plus fine et la plus épaisse.

Une brebis en santé porte la tête haute, son œil est ouvert et vif, les vaisseaux qu'on y aperçoit sont rouges, le museau est humide, les naseaux ne sont pas salis par du mucus, la langue et la bouche sont nettes et rouges, l'haleine n'est point fétide, tous les mouvements s'exécutent avec facilité, la laine tient à la peau, celle-ci elle-même est molle et souple, sans places chauves, sans excoriations ni ulcères.

Le meilleur mode d'amélioration consiste dans l'emploie des béliers de fine race. On choisit de préférence les béliers étrangers; mais ceux du pays conviennent aussi, pourvu qu'ils jouissent d'une bonne santé, qu'ils aient le front large, les yeux grands et clairs, un cou long et bien garni, un dos large, un corps long et arrondi, des jambes robustes et écartées, la queue longue et laineuse, la laine serrée, longue, fine et blanche partout, et l'âge de deux ans et demi à trois ans.

Thérapeutique. — J'ai souvent eu occasion de remarquer que la brebis est peut-être, de tous les animaux domestiques, celui qui ressent le moins l'action des hautes dynamisations : on devait s'y attendre chez un animal qui ne pense jamais qu'à manger. Ce serait donc commettre une grave erreur que de compter ici sur les globules.

Il importe aussi de ne pas oublier qu'en été surtout, les brebis sont beaucoup moins que les autres animaux sous les yeux du propriétaire, et qu'en général on ne l'informe de leurs maladies que quand il n'est plus temps d'y porter remède.

ANGINE.

Cette inflammation du pharynx reconnaît souvent pour cause un refroidissement, lorsque les brebis, après avoir été échauffées, respirent un air froid, ou lorsque, au sortir d'une étable chaude, elles passent au grand air froid, ou enfin quand elles couchent sur un sol froid et humide. Les animaux atteints de la maladie ont une grande chaleur, les yeux rouges et une soif vive; ils manquent d'appétit, sont tristes, et tiennent la tête basse, portée en avant, comme si la respiration leur manquait. Quand la maladie fait des progrès, la respiration devient très-gênée, stertoreuse, sifflante; le cou est tuméfié et très-sensible au moindre attouchement. Enfin l'animal ne peut plus avaler, il ne parvient plus à respirer qu'après les plus grands efforts, tombe avec tous les symptômes de la suffocation, et périt. Très-souvent la maladie éclate sans aucun prodrome. L'animal éternue souvent, tousse et lève la tête, comme pour respirer plus aisément par la bouche ; on observe parfois un écoulement nasal. Qu'il survienne alors le moindre rétrécissement des voies aériennes, et la suffocation est inévitable.

Dès qu'on aperçoit les premiers symptômes de la maladie, on administre sans délai cinq à huit doses d'*aconitum*, très-rapprochées les unes des autres, qui suffisent quelquefois pour prévenir le développement de cette redoutable inflammation. Si, au bout de trois à quatre heures, le mal est diminué à la vérité, mais que la respiration soit encore gênée, bruyante et sifflante, *spongia marina* procure un prompt soulagement, et même ne tarde pas, en général, à amener la guérison complète : parfois seulement on est encore obligé de recourir à d'autres moyens, parmi lesquels *hepar sulphuris* et *bryonia* surtout doivent être distingués. Lorsque, le danger de suffocation n'existant plus, la déglutition demeure encore difficile et douloureuse, que l'animal avale les liquides avec peine, qu'il a les yeux fixes et saillants, *belladonna* jouit de propriétés spécifiques. On peut aussi l'administrer immédiatement après *aconitum*, lorsqu'au début de la maladie c'est moins la respiration que la déglutition qui paraît gênée.

ANOREXIE.

La diminution de l'appétit, quand elle n'est pas la suite d'un état maladif général, dépend fréquemment de ce que les facultés digestives ont perdu de leur énergie.

Alors il suffit de quelques doses d'*arsenicum* pour la faire cesser aussi aisément que promptement. Souvent aussi elle tient à ce que l'estomac a été précédemment surchargé d'aliments; dans ce cas, *antimonium crudum* est le principal remède; puis viennent *pulsatilla* et *nux vomica*, cette dernière surtout lorsqu'il y a en même temps constipation.

APHTHES.

Les aphthes surviennent, chez les agneaux, soit par suite d'une altération du lait de la mère, soit par l'effet d'une maladie interne. On les reconnaît à ce que l'animal ne tette plus et maigrit : en examinant l'intérieur de sa bouche, on y découvre des vésicules, souvent en fort grand nombre, qui crèvent, laissant un fond ulcéré, d'où s'échappe un liquide. La bouche est pleine d'une bave de mauvaise odeur.

Les moyens qui réussissent le mieux sont *acidum muriaticum*, *acidum sulphuricum* et *borax*. On administre aussi une couple de doses de *sulphur* à la mère.

CACHEXIE AQUEUSE.

Cette maladie, qu'on a beaucoup de peine à reconnaître dans le principe, et qui marche avec lenteur dans son développement, se dénote principalement par les symptômes suivants : L'animal, tout en conservant une bonne apparence, perd peu à peu sa vivacité ordinaire; il devient lent, paresseux et triste, porte la tête et les oreilles basses, et reste en arrière du troupeau, pour peu que celui-ci marche un peu plus vite que de coutume; il se couche souvent, oppose peu de résistance lorsqu'on le saisit et cherche à le retenir, et montre peu d'appétit, quoique son embonpoint semble plutôt croître que diminuer. Les yeux deviennent peu à peu ternes et troubles, la conjonctive pâlit, ainsi que le museau, les gencives et la peau; la laine perd son élasticité, et se laisse aisément arracher; des yeux et du nez il s'écoule fréquemment du mucus, et de la bouche une salive sale, qui forme une couche assez épaisse sur la langue, flasque et pâle. La respiration devient alors plus difficile, l'animal plus faible, et, en même temps que le corps entier maigrit, le bas-ventre enfle, surtout du côté droit. L'appétit diminue de plus en plus, mais la soif est grande. Enfin surviennent la diarrhée et la fièvre putride; l'haleine acquiert de la fétidité; l'animal demeure couché, la plupart du temps sans mouvement : il garde la position qu'on lui donne, sa faiblesse ne lui permettant pas d'en changer, et la mort arrive au milieu des signes d'une extinction générale de la vie.

A l'ouverture du cadavre, on trouve le tissu cellulaire anasarqué, le sang est très-aqueux, et il y a souvent des épanchements de sérosité dans les cavités thoracique et abdominale. Les poumons et tous les autres viscères sont pâles et exsangues, le cœur flasque et flétri. C'est dans le foie qu'on remarque le plus d'altérations. Cet organe a acquis un volume et une pesanteur bien plus considérables que dans l'état de santé ; sa substance est très-facile à déchirer, sa couleur terreuse ou plombée, sa surface couverte de tubercules et de vésicules pleines d'eau. La vésicule du fiel est fort distendue et gorgée de bile. Cette poche, le foie et les canaux biliaires, souvent dilatés, renferment une multitude de *douves* (*Fasciola hepatica*), qui varient pour la taille et la couleur, et qui donnent encore des signes de vie immédiatement après la mort de l'animal. Autrefois, on croyait que ces vers avaient été avalés avec l'eau ou le fourrage ; aujourd'hui on sait que leur production, comme celle d'autres entozoaires, se rattache à une disposition maladive de l'organisme. Cette maladie, qui a beaucoup d'analogie avec la pourriture, et qui paraît même être héréditaire, reconnaît pour cause la plus ordinaire le pacage dans les prairies humides.

Les moyens qui se sont montrés les plus efficaces contre elle sont *graphites* et *lycopodium*. *Helleborus niger* convient lorsqu'il y a des symptômes d'hydrothorax, annoncés par la gêne de la respiration ; *mercurius solubilis*, *china*, *nux vomica* et *sulphur*, quand les excréments sont blanchâtres, et qu'il y a des signes de jaunisse et d'hydropisie, qui ne sont point rares.

CHARBON DE LA LANGUE.

Quand une brebis est atteinte de cette maladie, on voit paraître sur sa langue et en différents endroits de la cavité buccale, des élévations vésiculeuses de volume divers, qui passent rapidement à la gangrène, après quoi la langue se détache et tombe par lambeaux. L'animal est fort agité, sa respiration très-accélérée, il laisse pendre sa langue hors de la bouche. Celle-ci est sèche, et l'air expiré très-chaud : les yeux paraissent enflammés et sortent de leurs orbites. L'appétit a totalement disparu.

Dès qu'on s'aperçoit de la maladie, il faut gratter les pustules avec une cuiller de fer, un aide tenant la tête basse, afin que l'animal ne puisse rien avaler : puis on nettoie bien les plaies avec un chiffon imbibé d'huile, et on lave trois ou quatre fois par jour la bouche avec de l'eau à laquelle on a mêlé *arsenicum* (cinq à six gouttes par tasse de liquide). Si les vésicules se sont déjà ouvertes d'elles-mêmes, l'animal est perdu. On évitera avec soin de recevoir l'ichor sur les mains, et l'on fera bien, pour procéder à l'opération, de les frotter d'huile, ou au moins de les couvrir de gants.

CLAUDICATION.

Il n'est pas rare qu'une brebis se mette tout à coup à boiter.

Dès qu'on la remarque, il faut laver soigneusement le

pied, et l'examiner avec attention. Si l'on découvre un corps pointu qui se soit engagé dans l'onglon, on l'extrait, et l'on imbibe quatre ou six fois par jour la plaie d'eau d'*arnica*. Quelquefois la claudication dépend de la présence d'une pierre ou d'un autre corps dur dans l'intervalle des deux onglons : enlever ce corps, est alors la seule précaution qu'on ait à prendre. Consultez, pour les autres causes de claudication, FOURCHET, LUXATION, PIÉTIN, et ONGLONS.

CLAVELÉE.

La clavelée, qui n'attaque le même animal qu'une seule fois dans le cours de sa vie, et qui attaque de préférence les jeunes bêtes du troupeau, est une des maladies qui causent le plus de ravages parmi les brebis. Elle a cela de particulier qu'on peut distinguer, dans son cours, certaines périodes (infection, éruption, maturité et dessiccation) dont la régularité dépend toutefois souvent de circonstances accessoires, qui font revêtir à la maladie un caractère ou de bénignité ou de malignité.

1º Dans la clavelée bénigne, l'animal infecté se montre pendant une couple de jours triste et abattu; après quoi on voit paraître, sur divers points du corps, notamment à la face interne des pattes de devant et au pourtour de la bouche, de petites taches rouges dont le centre est occupé par un bouton que termine une pointe blanche. C'est la période d'éruption, qui commence par des frissons fébriles, le tremblement, l'accroissement de la chaleur du corps, surtout aux oreilles et au nez, la rougeur des yeux et celle de la membrane muqueuse de la bouche : l'animal est

triste, il se tient la tête basse et les pieds ramassés, et
boite principalement des pieds de derrière. Il n'y a
ni appétit ni rumination, mais la soif est grande. Plus
le nombre des boutons est considérable, plus ces divers symptômes ont d'intensité. Le corps entier est
brûlant, la respiration courte : il coule du nez un mucus clair comme de l'eau, et les endroits sur lesquels
se sont formés les boutons, commencent à se gonfler,
sourtout à la tête, tellement que parfois les animaux
ne peuvent ouvrir ni les yeux ni la bouche. La fièvre
persistant toujours, les boutons s'élèvent peu à peu, et
paraissent pleins d'un liquide qui, d'abord clair et
transparent, devient bientôt jaune, épais, purulent. Cet
état de choses dure à peu près jusqu'au douzième ou
treizième jour à partir de l'invasion. Les boutons ont
le volume d'une lentille ou d'un pois, et sont entourés
d'une auréole rouge. Au treizième jour commence la
période de dessiccation. La fièvre diminue, et les boutons se dessèchent peu à peu : le pus, surtout dans
ceux qui avaient paru les premiers, devient jaune,
puis d'une couleur foncée : les boutons s'affaissent et
font place à des croûtes, qui enfin se détachent, laissant une cicatrice sèche. La période de dessiccation,
pendant laquelle l'appétit revient peu à peu, dure en
général cinq à sept jours, mais parfois aussi plus longtemps.

2° Dans la clavelée maligne, qui devient toujours
une épidémie meurtrière, la marche n'est jamais aussi
régulière ni liée à des périodes si bien déterminées. La
plupart du temps, les animaux sont très-malades dès
la première fièvre d'éruption, la tête est considérablement enflée, les yeux sont chassieux et fermés, la respiration est très-difficile, et il coule du nez un liquide

visqueux, fétide, de mauvaise odeur; l'animal tient ordinairement ouverte la bouche, d'où s'échappe une bave écumeuse ; il grince souvent des dents, et il rend des excréments liquides, qui, comme la sueur, exhalent une odeur fort désagréable. Les pustules cachées sous la toison ressemblent à des tubercules durs, livides, plombés, brunâtres ou noirâtres, et entourés d'un rebord blanc ou bleuâtre ; elles ne s'élèvent pas, mais paraissent plates, affaissées, forment de grandes masses par leur confluence, et sécrètent un ichor âcre et rongeant, qui forme des ulcères tellement malins qu'assez souvent ils détruisent les yeux et des lambeaux entiers des lèvres et des oreilles. L'animal est fréquemment tout couvert de croûtes dégoûtantes, et ses émanations sont insupportables; d'ordinaire, la mort l'enlève du dixième au vingtième jour. La maladie paraît être plus dangereuse pour les brebis que pour les agneaux et les béliers. Quelquefois, la clavelée irrégulière n'atteint pas ce haut degré de malignité; mais un grand nombre des animaux qu'elle atteint restent longtemps maladifs, et ne guérissent que très-lentement, ou même ne recouvrent jamais la santé. Les bêtes faibles, amaigries, et celles qui ont des douves, sont les premières à recevoir les atteintes de la maladie, celles aussi qui y succombent le plus souvent.

La clavelée bénigne n'exige ordinairement d'autre précaution que de séparer les bêtes malades de celles qui ne le sont pas, et de visiter avec soin le troupeau tous les deux ou trois jours. Les brebis malades peuvent être conduites aux champs lorsque le temps est beau et chaud : dans le cas contraire, il faut les tenir dans une étable chaude et sèche, et ne leur donner que de bon fourrage. Quant à l'espèce maligne, *rhus toxicodendron* et *arsenicum*, alternés ensemble, sont les moyens qui ont le mieux réussi contre elle. Ils adoucissent la maladie au point de la rendre à peine meurtrière, et font que les bêtes non infectées, auxquelles on les donne comme préservatifs, ne contractent que la clavelée bénigne.

De tous les préservatifs qu'on a proposés, l'inoculation est le meilleur; elle a deux avantages : d'abord, la maladie ainsi provoquée est beaucoup plus douce, et cause très-rarement la mort; en second lieu, on peut en débarrasser tout un troupeau dans l'espace de quinze jours, tandis que la clavelée naturelle exige des soins et des attentions pendant au moins six mois. Il a été constaté que celle-ci fait périr plus de moitié des malades, tandis que, parmi les brebis clavelisées, c'est tout au plus s'il en succombe une sur cent.

COLIQUE.

Cette maladie peut tenir à des causes différentes : à un refroidissement, à la constipation, à un excès de nourriture, et peut-être aussi parfois à des vers. L'animal qui en est atteint montre tout à coup une grande agitation; il accuse des douleurs dans le ventre, en regardant souvent ses flancs, et se tenant courbé en deux; il se jette par terre, se relève brusquement, pousse des gémissements et des bêlements plaintifs; sa respiration est accélérée; la plupart du temps il ne peut ni uriner, ni fienter; ses oreilles, ses jambes et son museau sont froids. Quand on ne se hâte pas d'apporter des secours, la maladie est fort sujette à causer la mort; douze à vingt-quatre heures suffisent pour que la gangrène s'empare des intestins. On distingue, eu égard au traitement, plusieurs espèces de coliques.

1° La colique venteuse est commune chez les bêtes à laine qui ont mangé avec avidité des herbes appétissantes, surtout quand celles-ci sont mouillées par la rosée ou par la pluie. On la remarque aussi chez celles qui boivent beaucoup après avoir mangé du vert. Dans ce cas, le ventre enfle subitement; l'animal témoigne beaucoup d'agitation et d'anxiété; sa respiration est accélérée et tout son corps froid; il s'arrête brusquement, ramène ses pieds sous son corps, laisse pendre sa tête, et ne peut fienter, malgré les borborygmes continuels qu'on entend dans son ventre.

Le spécifique est ici *colchicum autumnale*, dont une couple de doses suffisent constamment. L'eau de chaux a été employée aussi avec succès dans beaucoup de cas. Il est des pays où l'on a recours à un procédé qui soulage avec une promptitude merveilleuse : ce procédé consiste à couvrir pendant une minute ou deux la bouche et le nez de l'animal avec un bonnet, un mouchoir, etc.; lorsque ensuite on lui rend la liberté, il secoue fortement la tête, éprouve des rapports, et se trouve guéri; l'enflure du ventre diminue d'une manière sensible. Au besoin, on peut répéter la manœuvre une seconde fois.

2° La colique de constipation survient après des écarts de régime, après un refroidissement éprouvé par l'animal quand il avait très-chaud. Outre les symptômes généraux de la colique, elle présente aussi des efforts pour fienter.

Quelques doses d'*aconitum*, suivies d'*arsenicum*, triomphent généralement des symptômes les plus graves; après quoi on parvient, avec promptitude et facilité, à rétablir les selles par le moyen de *nux vomica*, *opium* et *plumbum*.

3° La colique de refroidissement, ou spasmodique, diffère de la colique principalement en ce qu'elle n'est point, comme celle-ci, accompagnée de météorisation, et qu'elle n'est pas continue, mais revient par accès.

Des doses répétées d'*aconitum* suffisent en général, sinon on aurait recours ensuite à *arsenicum*.

4° Pour la colique inflammatoire ou de sang, *voyez* ENTÉRITE.

CONSTIPATION.

La constipation est tantôt un symptôme accessoire de quelque autre maladie et tantôt aussi un symptôme tout à fait indépendant, qui peut s'accompagner ou non de coliques. Celle qui, ne provenant ni de spasme ni d'inflammation, se manifeste par conséquent sans coliques, dépend fréquemment de fourrages trop secs, surtout lorsque en même temps l'animal n'a pas assez d'eau pour étancher sa soif.

Nux vomica est le moyen à employer en pareil cas. Quand la diarrhée alterne avec la constipation, on administre *pulsatilla*, et lorsqu'il y a en même temps répugnance pour les aliments, c'est à *antimonium crudum* qu'on doit recourir.

CORYZA.

Le coryza bénin des bêtes à laine est une maladie peu importante, qui se dissipe ordinairement d'elle-même. Il survient à la suite d'un léger refroidissement, ou sous l'influence d'autres causes aptes à provoquer la toux, par exemple lorsque le troupeau est surpris par une averse subite au milieu d'une journée chaude. Les animaux éternuent souvent, leurs yeux sont troubles et larmoyants : de leur nez s'écoule un mucus d'abord très-liquide, puis plus épais, qui obstrue souvent les naseaux de manière à gêner la respiration, à forcer les moutons de lever la tête et d'ouvrir la bouche. En pareil cas, il suffit de soustraire le troupeau au froid humide, de lui éviter des refroidissements, etc. Mais quand la maladie se prolonge, elle prend un caractère de malignité et dégénère en morve, affection contagieuse, accompagnée d'un écoulement puriforme par le nez, qui fait beaucoup maigrir les animaux, et leur cause souvent la mort.

Aconitum et *chamomilla* sont, en pareil cas, les moyens sur lesquels on doit le plus compter : après quoi une dose de *belladonna* rend souvent les meilleurs offices. *Spongia marina* et *belladonna* pourraient aussi être employées avec avantage. Les malades doivent être mis à part, à cause de la facilité avec laquelle la maladie se transmet. Cependant il n'y a rien là de comparable à la morve du cheval ; car ce n'est qu'un violent coryza, qui cède sans peine à un traitement convenable.

DIABÈTE.

Quoique cette maladie ne soit pas, généralement parlant, si commune chez les animaux que dans l'espèce humaine, on l'observe cependant parfois chez les bêtes à laine, les agneaux surtout, et, dans quelques circonstances, elle envahit même des troupeaux entiers. L'animal qui en est atteint laisse échapper, presque à chaque instant, de l'urine claire comme de l'eau, il marche les jambes de derrière écartées et il a la région lombaire très-sensible : il y a en même temps grande soif, peu d'appétit et suppression de la rumination. Peu à peu surviennent la faiblesse, l'amaigrissement, de vives douleurs en urinant, et parfois pissement de sang. La mort arrive après que la maladie a duré des semaines et même des mois entiers.

L'une des principales causes occasionnelles paraît être l'exposition des troupeaux au mauvais temps prolongé, les étables malsaines, et surtout l'usage de certaines plantes, en particulier des jeunes pousses de sapin et de chêne.

Avant tout traitement, il faut aller à la recherche de la cause, et l'écarter quand on peut la découvrir. Quant aux moyens curatifs, *lycopodium* et *mercurius vivus* se sont montrés les plus efficaces. On a aussi recommandé *carbo vegetabilis, mezereum, acidum phosphoricum* et *argentum; pulsatilla* mériterait d'être essayée.

DIARRHÉE.

La diarrhée, reconnaissable aux déjections liquides que rend fréquemment l'animal, est particulièrement dangereuse aux agneaux, chez lesquels elle prend assez souvent le caractère d'une épidémie dévastatrice.

Chez les brebis, elle est assez commune au printemps, lorsque les animaux ne peuvent point s'accoutumer au vert. Mais elle a un caractère plus pernicieux quand elle a été provoquée par des aliments avariés, dans quelque saison de l'année que ce soit.

Les principaux moyens à mettre en usage contre elle sont *ipecacuanha*, *arsenicum* et *rheum*, ou *antimonium crudum* lorsqu'il y a en même temps répugnance pour le fourrage.

Chez les agneaux, elle dépend presque toujours de la mauvaise qualité du lait maternel. *Pulsatilla* ne manque jamais de la guérir. On administre *sulphur* à la mère, et on lui donne de meilleur fourrage. L'étable doit être chaude, sèche, et suffisamment garnie de litière.

La diarrhée est souvent le symptôme d'un état morbide général, par exemple de la maladie causée par les douves, de la pourriture, etc. Dans ces circonstances, c'est contre l'affection principale que doit être dirigé le traitement.

DYSENTERIE.

La dysenterie, que l'on confond souvent avec la diarrhée, consiste en un état inflammatoire des organes du bas-ventre. Il n'est pas rare qu'elle éclate surtout lorsqu'à un été fort chaud succède brusquement un automne humide et froid, ou quand le fourrage a été gâté par la trop grande humidité; elle peut alors devenir une épizootie meurtrière.

On la reconnaît principalement à de continuelles et douloureuses envies de fienter, avec ténesme, qui n'ont guère d'autre résultat que la sortie d'un mucus sanguinolent.

Quelques doses d'*aconitum* et d'*arsenicum* dissipent l'inflammation intestinale, après quoi, s'il reste encore de la diarrhée, on met en usage les moyens indiqués à l'article de ce symptôme; *chamomilla* et *rheum* surtout se sont toujours montrés fort efficaces.

ENCÉPHALITE.

Cette maladie doit naissance tantôt à des causes internes, tantôt à des causes externes, telles que coup de soleil, coups reçus sur la tête, alimentation trop abondante, etc.

On dit avoir observé fréquemment le tournis chez les brebis qui n'avaient pas été bien traitées de l'encéphalite.

L'animal cesse de manger, baisse les oreilles et la tête, qui est chaude au toucher, marche en vacillant et sans savoir où il va; ses yeux sont brillants et rouges, et lui sortent de la tête. L'air qu'il expire est chaud, la respiration courte, rapide et accompagnée d'un violent battement de flancs. Il reste beaucoup couché, la tête étendue sur la terre, et quand la maladie prend une fâcheuse issue, il meurt au milieu des convulsions et des symptômes de l'apoplexie.

Une dose d'*aconitum* toutes les cinq à dix minutes, puis *belladonna*, qu'on doit également répéter plusieurs fois, au bout de deux ou trois heures, sont les moyens curatifs à mettre en usage. *Hyoscyamus* rend aussi de bons services, mais plus encore *veratrum album*, qui convient surtout quand l'animal se lève brusquement de temps en temps, et erre de tous côtés en aveugle.

ENTÉRITE.

L'entérite et la gastrite, appelées aussi *colique inflammatoire* ou *de sang*, succèdent souvent à l'ingestion de plantes vénéneuses, à des fourrages altérés, surtout vasés ou moisis, à un grand refroidissement, comme celui qui résulte d'eau froide bue lorsque l'animal est fort échauffé, et à toutes les causes qui sont susceptibles de produire la colique chez les animaux domestiques. Les symptômes sont ceux qu'on ne manque jamais d'observer dans les accès de coliques : mal de ventre violent et continu, chaleur intense du corps entier, soif inextinguible, battement continuel des flancs et constipation. L'animal essaye fréquemment de se coucher, mais il se relève tout de suite, en gémissant, pour se livrer à des mouvements irréguliers et violents de toute espèce. Lorsqu'on ne lui procure pas à temps des secours efficaces, il est pris d'un tremblement convulsif, ses oreilles se refroidissent, ainsi que son nez et ses pieds, et la mort arrive au milieu d'un grand battement de flancs et d'un mouvement continuel de la queue.

Aconitum est aussi le premier moyen à mettre en usage, et souvent il suffit seul, quand la maladie a été causée par un refroidissement; cependant il faut en répéter fréquemment les doses, et les rapprocher beaucoup les unes des autres. Lorsque cinq à huit n'ont point amené une guérison complète, *arsenicum* devient indispensable, et il est rare que deux ou trois doses ne suffisent pas. *Pulsatilla* a été utile aussi dans certaines circonstances.

ÉPILEPSIE.

L'épilepsie s'annonce, comme le vertige, par la démarche chancelante de l'animal, qui tombe à terre; toutefois, il y a cette différence que, dans les accès d'épilepsie, l'animal ne reste pas étendu tranquillement sur le sol, mais éprouve des convulsions et des mouvements spasmodiques, frappe des pieds, roule ses yeux, grince des dents, écume de la bouche, etc.; symptômes auxquels se joint souvent l'émission involontaire de la fiente et de l'urine. La durée d'un accès varie beaucoup : tantôt la brebis se relève au bout de cinq minutes, se remet à manger, et semble aussi bien portante que jamais; tantôt, au contraire, elle n'est revenue à elle qu'au bout d'un quart d'heure ou d'une demi-heure. Les accidents ne présentent de danger qu'autant qu'ils se renouvellent fréquemment, car alors l'animal maigrit peu à peu, et finit même par succomber, sans qu'on remarque autre chose sinon que peu à peu les accès reviennent avec plus de gravité, à des intervalles de plus en plus rapprochés.

Quelques doses d'*aconitum*, auquel on fait succéder *stramonium* ou *belladonna*, sont les principaux moyens à mettre en usage. Quand l'animal frappe violemment des pieds, *hyoscyamus* a été employé avec succès, et l'on dit s'être bien trouvé aussi de *cocculus* et de *calcarea carbonica*. *Camphora*, à doses fréquentes, est indiqué pour prévenir le retour des accès.

La colique vermineuse, qui se présente avec le même cortége de symptômes, cède à *cina*.

ÉRYSIPÈLE.

Cette maladie, qu'on ne rencontre quelquefois que chez les brebis de très-belle race, consiste en une enflure de la tête, qui contient beaucoup de sérosité aqueuse. Elle est accompagnée de fièvre, avec chaleur, grande soif, abattement et défaut d'appétit.

Aconitum et *belladonna* en sont les spécifiques.

ESTOMAC (MALADIES DE L').

La plupart des accidents qui surgissent d'erreurs dans l'alimentation cèdent à *arsenicum album*, quelques doses seulement. S'il n'y a que surcharge d'estomac, on emploie *antimonium crudum* et *pulsatilla*. Quand il y a en même temps constipation, c'est *nux vomica* qu'on administre.

FIÈVRE INFLAMMATOIRE.

La fièvre inflammatoire ne survient ordinairement que pendant les jours chauds de l'été, chez les brebis bien nourries et pléthoriques, qui ont trop de chemin à faire pour gagner le pâturage, ou qui demeurent toute la journée exposées ou soleil, sans eau pour se désaltérer.

Elle se manifeste principalement par les symptômes suivants : L'animal cesse de manger, il éprouve une grande soif, il a les yeux rouges, et reste en arrière du troupeau, qu'il ne peut suivre que lentement. Le pouls est fort accéléré, et bat 90 à 100 fois par minute; le nez, la bouche et l'haleine sont très-chauds; l'animal fiente et urine peu ou point. Si la maladie continue de faire des progrès, le corps est pris de tremblement, la démarche devient chancelante, la respiration de plus en plus difficile, la membrane muqueuse buccale bleuâtre et froide, et l'animal périt dans les convulsions douze à trente-six heures après l'invasion, ou bien il se déclare une encéphalite ou une pneumonie.

Le spécifique contre cette maladie est *aconitum*, à

doses fréquentes et fort rapprochées les unes des autres. Consultez : ENCÉPHALITE, ENTÉRITE, PNEUMONIE. Il va sans dire que l'animal doit être tenu à un repos absolu dans un lieu ombragé et frais, et qu'on ne lui accorde qu'un peu de fourrage vert. Les moyens d'éviter la fièvre inflammatoire sont de ne pas renfermer les brebis dans des étables étroites, de les exposer le moins possible au soleil, surtout vers le milieu de la journée, et, quand il fait très-chaud, de ne pas les conduire loin, de ne pas les faire marcher trop vite.

FOURBURE.

Quand une brebis est atteinte de fourbure, et qu'on la mène paître avec le troupeau, elle marche lentement, la tête basse ; elle n'a plus de vivacité, son appétit est diminué, mais elle a plus de tendance à boire, et arrivée au pacage elle se couche. Sa manière de se comporter à l'étable est la même. Au bout de quelque temps, la lenteur de sa marche se convertit en une sorte de roideur ou plutôt de tension des membres, état qui va toujours en augmentant, à tel point que l'animal ne peut plus se coucher qu'avec peine, et qu'il a besoin de grands efforts pour se relever. L'appétit va toujours en diminuant, et le désir de boire en augmentant. Lorsque la maladie est plus avancée, on trouve les paupières tuméfiées, les yeux plus ou moins enflammés, et les pattes de devant ou de derrière, parfois aussi toutes les quatre, extrêmement chaudes. A un plus haut degré encore, il n'y a plus d'appétit, les pattes sont brûlantes, et l'animal éprouve tant de douleurs en se redressant et marchant, qu'il ne se décide à le faire que pour aller chercher l'eau que sa soif violente

lui fait avidement désirer; encore se traîne-t-il plus
sur ses genoux qu'il ne marche réellement; il gémit et
se plaint; il y a forte fièvre, respiration courte et violent battement des flancs.

Si l'on reconnaît la maladie à temps, on la guérit aisément et promptement par *aconitum* (doses fréquentes),
suivi de *bryonia* (quelques doses) : lorsqu'elle est plus
avancée, ces deux substances sont également celles
qu'on doit employer d'abord ; mais on peut aussi avoir
recours à *arsenicum* et *rhus toxicodendron*, quand les
pieds sont fort douloureux ; à *veratrum album*, quand
la maladie provient d'un refroidissement à la suite de
fatigue ; à *staphisagria*, si le corps tremble et que les
pieds se soulèvent l'un après l'autre.

FOURCHET.

Le fourchet, qui accompagne quelquefois le piétin,
doit principalement naissance à ce que des corps étrangers se sont introduits dans le canal biflexe, situé au-
dessus de l'extrémité antérieure de l'intervalle qui sépare les onglons. De là résulte une inflammation et
une tumeur due à l'accumulation de la sécrétion dans
le canal, par l'extrémité antérieure duquel elle ne
peut s'échapper. L'animal boite beaucoup.

La guérison est fort simple. On commence par enlever le corps étranger, on comprime la tumeur pour
la vider, on lave bien la partie avec de l'eau fraîche,
et on l'entoure d'un linge qu'on imbibe souvent d'eau
d'*arnica*.

FRACTURES.

Les fractures des os des jambes sont bien plus rares

chez les brebis que chez les autres animaux domestiques : on n'en voit guère d'exemples que chez les agneaux.

Après avoir pratiqué la réduction, on entoure le membre d'un morceau de toile, par-dessus lequel on place deux attelles de bois léger ou de carton épais, qui dépassent la fracture de quatre à six pouces en haut et en bas, et qu'on assujettit avec une bande. Le bandage est arrosé fréquemment avec l'eau d'*arnica*, et l'on donne à l'intérieur *symphytum*. Au bout de dix à quinze jours, la fracture est consolidée.

GALE.

On appelle ainsi une maladie éruptive, contagieuse à un assez haut degré, qui ne s'observe, en général, que depuis la fin de l'automne jusqu'au printemps, et qui se manifeste sous deux formes différentes.

1° *Gale sèche.*—Ce sont de petites taches rouges, qui paraissent à la peau, et d'où s'élèvent de petites vésicules blanches, contenant un liquide âcre ; à ces vésicules succèdent de petits ulcères, sur lesquels se forment bientôt des croûtes, qui tombent au bout de quelque temps. La maladie entraîne toujours un violent prurit, qui oblige sans cesse l'animal à se gratter avec le pied, à se frotter contre tous les corps qu'il rencontre, même à se mordre avec ses dents partout où sa tête peut atteindre. A ces caractères on reconnaît, même de loin, une brebis galeuse. Si on l'examine de près, on s'aperçoit qu'aux endroits où elle se gratte, la peau est pelée, décolorée et parsemée tant d'écailles blanchâtres que d'élévations dures et grenues. Abandonnée à elle-même, cette gale s'étend sur la plus grande partie du corps, et la laine se détache peu à peu des régions qu'elle envahit.

2° *Gale humide.* — C'est la même maladie portée à un plus haut degré, et tourmentant bien davantage encore la brebis, qui ne cesse pas un seul instant de se frotter, de se gratter, de se mordre. On découvre sur le corps des places chauves ou garnies d'une laine rare, supportant des tumeurs molles, circonscrites, ou présentant des points durs, rouges ou livides, d'où s'échappe un liquide qui forme croûte en se desséchant. Les croûtes ont souvent la largeur de la main et une grande épaisseur : elles recouvrent une surface suintante, ou même des ulcères profonds et fistuleux. L'animal maigrit, quoique ayant bon appétit, et il finit par périr, souvent après des années, de marasme, de pourriture, etc.

Dans la plupart des cas, la gale est le résultat de la contagion, et il suffit d'une seule brebis qui en soit atteinte, pour infecter tout un troupeau. Cependant il doit y avoir certaines circonstances par le concours ou avec la coopération desquelles s'opère le développement premier de la maladie, qui, une fois formée, peut se propager rapidement et aisément par voie de contagion. Parmi ces circonstances, le premier rang appartient à ce que Hahnemann (1) appelle la *psore*, c'est-à-dire un germe proprement dit qui permet à la maladie de se produire sous certaines influences, et qui d'ailleurs peut lui-même devoir naissance à une réunion de circonstances défavorables, telles qu'une étable malsaine, une nourriture insuffisante, une saison pluvieuse ou humide et froide, etc.

(1) *Voy.* Hahnemann, *Exposition de la doctrine médicale ou organon*, 4ᵉ édition. Paris, 1856, 1 vol. in-8.

GÜNTHER. — Méd. vét. hom. 23

La guérison est très-simple, et je l'opère, en six ou huit jours, sans lotions ni onguents, par le moyen d'une préparation connue sous le nom de *balsamus terebinthinæ sulphuratus*. Il suffit souvent de trois doses (chacune de deux gouttes de la forte teinture) pour faire disparaitre le mal, alors même qu'il a pris une grande extension. Par exception seulement, j'ai quelquefois été obligé d'en administrer une dose chaque jour pendant huit à douze jours. Les dynamisations préparées suivant les préceptes de l'art n'ayant pas réussi jusqu'à présent, je m'en tiens aujourd'hui à la forte teinture, qui se prépare comme il suit : on prend une partie, en poids, de soufre, qu'on fait bouillir dans quatre parties d'huile de lin, jusqu'à parfaite dissolution, ce qui procure une masse élastique, d'un brun noirâtre, exhalant une odeur sulfureuse désagréable; une partie de cette masse est alors dissoute dans trois parties d'essence de térébenthine, et le médicament est obtenu.

Le baume de soufre térébenthiné sert non-seulement pour guérir la gale, mais encore pour la prévenir : à cet effet, chaque bête du troupeau en reçoit, au commencement de l'automne, une couple de doses, qu'on répète au bout d'un mois ou six semaines.

Si les expériences que j'ai faites à cet égard se confirment, la chose mériterait un sérieux examen, car on épargnerait bien des frais causés par l'achat des médicaments, la perte de la laine et celle d'un bon nombre de brebis. Seulement il faudrait avoir soin que les animaux reçussent réellement la substance qui vient d'être indiquée, et en surveiller l'application, ou ne la confier qu'à des personnes sur lesquelles on pourrait compter. Après l'administration du baume, l'animal doit rester au moins deux heures sans manger, et surtout sans boire.

Je dois ajouter que *scabiesinum ovium* et *mezereum* ont été conseillés aussi par d'autres contre la gale.

HÉMATURIE.

Le pissement de sang a souvent lieu après que les brebis ont mangé certaines substances âcres et irritantes, par exemple, des pousses de sapin, de chêne ou d'aune, des renoncules, etc.

Il se manifeste par l'émission d'une urine rouge, et quelquefois aussi par celle d'un sang pur. Il y a, en outre, chaleur, soif vive, fréquentes envies d'uriner, sensibilité de la région rénale, roideur des mouvements, parfois même des coliques.

Le principal remède, surtout au début de la maladie, est *ipecacuanha*, dont on administre rapidement quelques doses. S'il existe déjà des symptômes de néphrite, laquelle entraîne fort souvent la mort, on se hâte de recourir à quelques doses d'*aconitum*, après quoi on fait prendre *cantharides*.

HÉPATITE.

L'inflammation du foie, que quelques personnes regardent comme identique avec la cachexie aqueuse, se manifeste ordinairement sous la forme d'une fièvre lente : la brebis maigrit, au milieu des symptômes d'un état maladif général ; les yeux, la langue et la peau prennent une teinte jaunâtre, la laine est sale et feutrée. Au bout de quelque temps éclatent tous les symptômes de la cachexie.

Les principaux moyens sont : *aconitum*, tout au début, et *digitalis purpurea*, dès que les symptômes inflammatoires se prononcent. Si l'ictère commence à se montrer, *chamomilla*, *mercurius virus* et *nux vomica* sont spécifiques.

JAUNISSE.

La jaunisse, annoncée par la teinte jaune de la conjonctive, de la membrane muqueuse de la bouche, de la langue et des gencives, dépend d'une affection du foie, principalement d'une accumulation de douves dans cet organe et dans les conduits biliaires; aussi est-elle, la plupart du temps, le précurseur infaillible de la cachexie, de même qu'il lui arrive aussi quelquefois d'être la conséquence de l'hépatite.

On doit lui opposer surtout *mercurius virus*, *nux vomica* et *chamomilla*. Cependant, à la coloration en jaune de la peau se joignent en général d'autres symptômes, qui la font redescendre au rang d'affection secondaire, et qui doivent servir de guide dans le choix des moyens à mettre en usage pour rétablir la santé.

LUXATIONS.

Les luxations, comme chez les autres animaux, exigent qu'après la réduction, on humecte très-souvent la partie avec la forte teinture d'*arnica*, et qu'on continue d'agir ainsi jusqu'à ce que la tuméfaction ait complétement disparu.

MALADIE DE BOIS.

Cette maladie est provoquée par les bourgeons de certains arbres, par exemple de chêne et d'aune, que les animaux mangent avec avidité quand l'occasion se présente.

Elle consiste essentiellement en un état inflammatoire des organes digestifs et des reins. L'animal est constipé, il pisse le sang, et ses crottins en sont aussi recouverts. Il a une fièvre intense, avec battement de flancs et grande soif. La peau semble comme collée sur le dos voûté en contre-haut, et crie comme du parchemin lorsqu'on la comprime avec les doigts sur les parties latérales du corps. Les membres deviennent froids et roides, parfois même à tel point que la bête reste debout, comme privée de vie, ou que, si elle tombe, elle ne peut se relever. Quand on n'administre pas les secours à temps, l'inflammation dégénère en gangrène, et la mort est inévitable.

Quelques doses d'*aconitum*, suivies de doses répétées d'*arsenicum*, sont les moyens qui procurent la guérison.

MALADIE DE SANG.

La maladie de sang, ou *sang de rate*, tue généralement les brebis avec une rapidité telle, que peu ou même point de symptômes l'annoncent avant la mort, car il suffit parfois de quelques minutes pour que l'animal s'arrête tout à coup, se mette à trembler, et tombe privé de vie. Quand on peut l'observer pendant une journée, ou du moins pendant quelques heures, on remarque chez lui les symptômes suivants : la brebis devient faible et triste, elle reste en arrière du troupeau, tient la tête pendante, se couche, et ne peut plus se relever. Si elle reste debout, elle tremble de tout son corps, et si, après qu'elle s'est couchée, on la relève, elle semble comme paralysée du train de derrière, marche avec une lenteur extrême, fait quelques pas en trébuchant, mais bientôt s'arrête et tombe sur le côté. Les yeux sont pleins d'eau, puis plus tard d'un mucus visqueux; il s'écoule aussi par le nez un mucus jaunâtre ou blanc jaunâtre. Si l'on ferme la bouche et le nez de l'animal, il rend de l'urine sanguinolente, ou même du sang pur. La respiration est difficile, et, dans quelques cas, on sent çà et là des tubercules à travers la laine. Outre ces phénomènes principaux, on rencontre fréquemment aussi les suivants : l'animal cesse de ruminer, la respiration devient bruyante et gênée, l'œil est fixe, brillant, saillant hors de l'orbite, le museau sec et d'un rouge foncé; au crâne apparaît une tuméfaction qui envahit peu à peu la tête entière; de la bouche, du nez, et souvent aussi de l'anus, coule un sang écumeux; des convulsions surviennent, et fréquemment l'animal meurt en très-peu de temps, au moment où l'on s'y attendait le moins. Quelquefois la peau entière devient brûlante, et sur divers points du corps, notamment au ventre, à la tête, au col, au dos, apparaissent des inflammations érysipélateuses, gangréneuses, avec ou sans pustules. Chez beaucoup d'animaux, on aperçoit, peu après le début de la maladie, des points rouges, ou de petites élévations grenues, dans les endroits où la toison a peu d'épaisseur. Parfois l'appétit persiste encore pendant quelque temps; mais lorsque les taches érysipélateuses annoncent l'accroissement de l'intensité de la maladie, il disparaît, pour faire place à un accablement général et à la fièvre. Les taches, surtout à la poitrine et au ventre, augmentent alors rapidement d'étendue : de rouges qu'elles étaient d'abord, elles deviennent bleuâtres, puis noires, ce qui annonce la gangrène, six à douze heures après laquelle la mort a lieu. Dans certains cas, plus rares, l'inflammation érysipélateuse survient d'abord à l'une des cuisses, et alors l'état comme paralytique de l'animal est le premier symptôme qui annonce l'existence de la maladie.

Le moyen pour guérir et prévenir le sang de rate est *arsenicum*, dont, suivant le plus ou moins d'intensité qu'offre la maladie à son début, on administre une dose toutes les dix, quinze ou vingt minutes, en continuant jusqu'à ce qu'on s'aperçoive d'une amélioration notable : alors on fait prendre quelques doses d'*anthracinum*, à des intervalles plus éloignés. *Arsenicum* et *anthracinum* sont également un préservatif certain lorsque la maladie règne dans les environs : on en prescrit une dose deux ou trois fois par semaine. Kleemann, qui n'a vu que rarement l'*anthracinum* guérir, le regarde, au contraire, comme un préservatif assuré. Il veut qu'on en verse dix à douze gouttes dans un seau d'eau, qu'on fasse tremper un demi-boisseau ou un boisseau d'avoine dans le liquide, pendant six à douze heures, et qu'ensuite on distribue ce grain, qui suffit pour un troupeau de six cents têtes.

MAMELLE.

Les brebis qui allaitent peuvent être prises d'un gonflement inflammatoire du trayon, par l'effet de différentes causes.

Bryonia, *belladonna* et *chamomilla* sont spécifiques contre cet accident. Si l'inflammation passe à la gangrène, ce qui est rare, on emploie *arsenicum* : si la peau devient pourprée et livide, si elle se détache aisément, on a recours à *secale cornutum;* quand la tuméfaction se termine par induration, c'est le cas d'administrer *chamomilla* et *camphora* : parfois on n'obtient pas la résolution; alors *mercurius vivus* et *hepar sulphuris* déterminent la tumeur à abcéder. Parfois aussi la maladie se termine par suppuration : on administre alors les moyens indiqués à l'article SUPPURATION, dans les maladies du cheval, particulièrement *pulsatilla*.

MÉTÉORISATION.

Cette maladie dangereuse, qui réclame les secours les plus prompts, doit généralement naissance à l'avidité avec laquelle les bestiaux ont mangé certains fourrages en trop grande quantité.

Elle consiste en un développement de gaz qui distendent l'estomac à un degré énorme. L'animal, qui, jusqu'à ce moment, jouissait de toute sa vivacité et d'une parfaite santé, cesse subitement de manger : il devient triste et tranquille, ne rumine pas, et porte la tête basse; son corps paraît enflé, surtout au côté gauche, et résonne comme un tambour lorsqu'on frappe dessus; il se tient le dos voûté, les jambes rapprochées et la queue écartée du corps; les yeux sont fixes et saillants, la respiration est courte et gênée, les naseaux sont largement ouverts, la bouche s'emplit de bave écumeuse, la vessie et l'intestin ne se vident pas. L'enflure augmente à vue d'œil, et ordinairement elle devient si considérable en peu d'heures, que l'animal finit par tomber et périr, soit de suffocation, soit parce que l'estomac se rupture.

Il n'est pour ainsi dire pas de maladie, chez les animaux domestiques, dans laquelle l'homœopathie procure un aussi prompt soulagement que dans celle-là. En général, une seule dose de *colchicum autumnale* suffit pour dissiper les accidents dans l'espace d'un quart d'heure; rarement est-il nécessaire de répéter le médicament, ce qui a lieu quand la première dose détermine bien une amélioration, mais que cependant il continue de se développer des gaz. En pareil cas, on peut répéter *colchicum* toutes les quinze ou vingt minutes. Après que la météorisation a cessé, on administre une dose d'*arsenicum*, pour empêcher qu'elle se reproduise. Consultez aussi COLIQUE.

NÉPHRITE.

L'inflammation des reins peut être le résultat d'une violence extérieure, ou dépendre de ce que l'animal a mangé des plantes excitantes, telles que des renoncules, des bourgeons de sapin, de chêne ou d'aune, etc.

Elle se manifeste par les symptômes ordinaires de la fièvre, chaleur de la bouche, sécheresse et rougeur de la langue, rougeur des yeux, etc. Ses signes caractéristiques sont des douleurs et une sensibilité extrême à la région rénale. Le dos est voûté, la marche roide et douloureuse, avec les jambes écartées. L'animal regarde souvent ses reins et gratte du pied; il éprouve des envies continuelles d'uriner, mais ne rend, avec beaucoup de douleur, qu'une très-petite quantité d'urine foncée en couleur ou sanguinolente. L'appétit est nul et la soif assez vive.

La guérison succède promptement à une couple de

doses d'*aconitum,* suivies de *cantharides* au bout de deux ou trois heures (deux à trois doses). Peut-être aussi emploierait-on avec succès *nitrum,* soit seul, soit alterné avec *nux vomica :* l'expérience ne m'a rien appris à cet égard.

NOIR-MUSEAU.

Il survient, surtout chez les agneaux, plus rarement chez les bêtes à laine d'un certain âge, une éruption croûteuse, qui envahit de préférence le tour de la bouche, les yeux et les oreilles, et qui parfois est étendue sur toute la face.

Quelques doses de *sulphur* ou de *tinctura sulphuris* suffisent toujours pour la guérir en très-peu de temps.

OESTRES.

Les accidents causés par les larves d'œstres ont beaucoup de ressemblance avec ceux du tournis. Aux mois d'août et de septembre, l'insecte connu sous le nom d'*Œstrus ovinus,* dépose ses œufs, souvent en grand nombre, dans les naseaux des bêtes les plus saines et les mieux nourries du troupeau, pendant qu'elles dorment sur le pré; les larves qui en naissent, au bout de quelque temps, montent dans les sinus frontaux, et jusqu'à leur métamorphose elles vivent du mucus sécrété dans ces cavités. L'irritation qu'elles déterminent donne lieu à une vive inflammation de la membrane muqueuse, qui cause des douleurs et des symptômes analogues à ceux du tournis; l'animal lève fréquemment la tête, et éprouve de fréquents éternuments, qui font sortir quelques larves, avec une grande quantité de mucus visqueux. Si le nombre des vers contenus dans les sinus frontaux est considérable (il s'élève quelquefois à cent et plus), l'inflammation peut aller jusqu'à la gangrène, et entraîner ainsi la mort.

Les moyens qu'on a employés jusqu'à ce jour contre cette maladie, généralement légère, mais parfois aussi très-meurtrière, consistaient à insuffler dans les narines des poudres propres à déterminer un violent éternument, qui souvent amenait les larves au dehors avec beaucoup de mucus. Mais, comme l'a très-bien fait remarquer Fischer, auteur d'un bon ouvrage sur l'œstre des brebis, ces poudres, employées sans prudence, peuvent devenir aussi funestes au quadrupède qu'à l'insecte. Aussi recommande-t-il de faire pénétrer la vapeur du soufre en combustion dans les narines de l'animal, ou d'y injecter soit de l'eau-de-vie, soit de l'huile. De toutes les manières, on tue les larves dont l'éternument fait rendre ensuite les cadavres.

<h2 style="text-align:center">ONGLONS.</h2>

Qu'une brebis s'enfonce un clou, un fragment de verre, une épine ou tout autre corps pointu dans le pied, il résulte toujours de là inflammation, suppuration et claudication.

On doit commencer par extraire le corps étranger; après quoi, on lave la plaie avec l'eau d'*arnica*, et l'on administre *arnica* à l'intérieur. Si la lésion est un peu considérable, on entoure le pied d'un linge, pour le garantir des souillures, et l'on répète les affusions d'eau d'*arnica* plusieurs fois par jour. Quand il y a beaucoup d'inflammation, et qu'elle ne cède point à *arnica*, on la fait disparaître par *aconitum* et *squilla*. Ce dernier moyen est spécifique aussi toutes les fois que le pied blessé cause de vives douleurs à l'animal.

Lorsqu'une brebis marche longtemps sur des chemins durs, spécialement par un temps sec, ses pieds sont souvent pris d'une affection inflammatoire qui s'annonce principalement par la chaleur et l'endolorissement des onglons, la claudication, la difficulté de marcher, et l'élévation du pied malade dès que l'animal est au repos.

Arnica, à l'intérieur et à l'extérieur, dissipe ordinairement tous les accidents, du moins tant qu'il n'y a qu'inflammation. Dans certains cas, une dose de *conium*, après l'arnica, produit de très-bons effets. Si c'est moins l'onglon que la sole qui soit sensible, *arsenicum* possède des propriétés spécifiques. Lorsque le mal a été négligé, il passe souvent à la suppuration, qui peut entraîner la chute de l'ongle. En pareille circonstance, *squilla*, *conium* et *acidum phosphoricum* se sont montrés fort efficaces. On se trouve bien aussi d'*antimonium crudum*, *nux vomica*, *mercurius vivus* et *pulsatilla*, cette dernière surtout lorsqu'il y a des trajets fistuleux profonds.

PIÉTIN.

Il y a deux formes de piétin, qu'il faut bien distinguer l'une de l'autre :

1° Le *piétin bénin*, le plus ordinairement associé au stomacace, et qui s'étend en général à des troupeaux entiers. La plupart du temps, il commence par une fièvre plus ou moins violente, qui, parfois, continue pendant toute la durée de la maladie, et se fait reconnaître à des symptômes dont les principaux sont les suivants : l'animal devient triste tout à coup, et boite d'un pied ou de plusieurs; il y a chaleur, enflure et rougeur des pieds, notamment à l'espace interdigité et à la couronne. Plus tard, les points enflammés s'ulcèrent, et il apparaît au bourrelet des vésicules, qui sécrètent d'abord un liquide clair comme de l'eau, puis plus tard du pus. Cette maladie marche avec une grande rapidité.

La plupart du temps, elle disparaît d'elle-même en peu de jours, et sans nul secours de l'art. Cependant, pour accélérer la guérison et la rendre plus certaine, on lave fréquemment le pied avec de l'eau tiède, on enlève la corne superflue, saillante ou déjà altérée, et l'on emploie *arnica*, tant à l'intérieur·qu'à l'extérieur.

2º Le *piétin malin*. L'animal commence à boiter, tantôt d'abord d'un des membres de devant ou de derrière, tantôt des deux de devant et des deux postérieurs, jusqu'à ce que tous les quatre soient atteints. Le pied malade est chaud et un peu gonflé, de manière que les deux ongles s'écartent un peu plus l'un de l'autre qu'ils ne font dans l'état sain. La peau de l'espace interdigité est rouge, et laisse suinter un liquide de mauvaise odeur ; ce liquide devient peu à peu un ichor, qui non-seulement enflamme et excorie les téguments ambiants, mais encore s'épanche derrière la paroi cornée, laquelle se sépare en partie ou en totalité des parties vives : quelquefois même, les téguments, les tendons et jusqu'aux os sont attaqués. L'animal, incapable alors de marcher, se traîne sur ses genoux, ou demeure couché, et maigrit peu à peu, quoique conservant, en général, un bon appétit. Cette forme, qu'on ne rencontre guère que dans les races nobles, est contagieuse au plus haut degré, de manière que, quand on n'éloigne pas du troupeau la brebis qui vient à en être frappée, toutes les autres ne tardent pas à être atteintes aussi. Il suffit même, pour propager le mal, qu'un troupeau passe sur un endroit qu'a traversé peu auparavant une brebis malade.

Les opinions sont partagées touchant la cause du piétin. Probablement il a pris naissance dans les régions chaudes du globe, et s'est propagé ensuite, par voie de contagion, comme la petite vérole : du moins est-il prouvé qu'il a été récemment introduit dans nos troupeaux par des brebis d'origine espagnole. Le temps humide, pluvieux, en favorise le développement.

Ordinairement le piétin commence par une vésicule ou un petit ulcère dans l'espace interdigité. Dès qu'on s'en aperçoit, il faut racler la partie malade jusqu'au vif, avec un couteau bien tranchant : puis on lave le pied avec de l'eau salée, et l'on touche la plaie avec une plume trempée dans l'acide nitrique fumant : au bout de quelques jours, l'animal est guéri; si l'ulcère a déjà rongé, s'il s'est étendu sous la corne, il faut enlever celle-ci, ainsi que toutes les parties molles altérées, également jusqu'au vif, lotionner avec de l'eau salée, toucher la surface de la plaie avec l'acide nitrique, et l'humecter avec quelques gouttes d'huile de corne de cerf : après quoi, on enveloppe le pied de linge, et l'on couche l'animal, à l'écart des autres, sur une litière douce. Ordinairement, il est en état de marcher au bout d'environ huit jours. Quelquefois, ce qui arrive surtout lorsqu'on n'a pas bien enlevé toutes les chairs altérées, la brebis recommence à boiter, et la maladie paraît se reproduire. Dans ce cas, il faut reprendre le même mode de traitement. Les brebis guéries doivent être séparées du troupeau pendant quelque temps encore.

PIQURES D'INSECTES.

Les insectes qui tourmentent le plus les brebis sont les tiques, qui, vivant dans les forêts, enfoncent profondément leurs trompes dans la peau des moutons, et sucent avec tant d'avidité, que, de presque invisibles qu'elles étaient, elles atteignent le volume d'un haricot. Quand on cherche à les arracher, la tête reste ordinairement dans la plaie, où elle occasionne de l'inflammation et de la suppuration.

Le moyen le plus simple consiste à écarter la laine et à souffler de la fumée de tabac sur l'insecte. On le tue infailliblement aussi en faisant tomber sur lui une goutte d'huile.

PLAIES.

Les plaies superficielles simples guérissent promptement et facilement chez la brebis, par l'emploi extérieur d'*arnica;* vingt-quatre heures suffisent, à l'aide de ce traitement, pour amener la cicatrisation de celles qu'entraîne assez souvent la tonte, et auxquelles il arrive parfois de prendre un mauvais caractère. Les plaies profondes ne guérissent jamais sans suppuration : il faut abandonner celle-ci à elle-même, quand elle est de bonne nature. Si, au contraire, le pus est ichoreux et fétide, on administre à l'intérieur *mercurius vivus* et *asa fœtida;* dans le cas où il serait épais et de mauvaise couleur, on aurait recours à *silicea.* Quand les bords sont durs et se renversent, *arsenicum* est le spécifique. S'il y a eu lésion d'un os ou du périoste, *symphitum* doit être employé, tant à l'intérieur qu'à l'extérieur.

PNEUMONIE.

La pneumonie reconnaît les mêmes causes que l'angine. On l'observe surtout après la tonte, lorsque les brebis viennent à être exposées au froid sans précautions. L'animal est pris alors de frissons; il tremble, sa respiration est accélérée et courte, accompagnée d'un violent battement des flancs et d'une large ouverture des naseaux, et le pouls, au lieu de 70 pulsations par minute, en donne 80 à 90. De plus, comme dans la plupart des maladies inflammatoires, il y a grand abattement, perte de l'appétit et lenteur de la rumination; les crottins sont très-secs, ou même l'animal est constipé. Les oreilles, le museau et les jambes sont tantôt froids, tantôt chauds; la toux, qui accompagne la maladie, est fort douloureuse et brève. La soif est considérable, et cependant la brebis ne peut boire qu'à petits traits, en se reprenant souvent, à cause de la douleur qui en résulte pour elle. Quand la maladie fait des progrès, l'animal ne se couche plus, et sa démarche devient chancelante, ce qui l'oblige de s'appuyer : la respiration est de plus en plus rapide et difficile, et la mort arrive en deux à six jours.

La guérison ne présente aucune difficulté, sous l'influence d'un traitement homœopathique. Le premier et le plus nécessaire de tous les moyens est *aconitum*, dont on fait avaler une dose toutes les dix à vingt minutes, jusqu'à ce que la fièvre diminue sensiblement et que l'animal paraisse plus tranquille. Si l'on s'y est pris à temps, *aconitum* suffit très-souvent à lui seul pour triompher de la maladie; dans le cas contraire, *bryonia* ne manque jamais d'amener le résultat désiré.

POURRITURE.

La pourriture des brebis est une maladie très-voisine de la cachexie, qui se déclare ordinairement en automne, à la suite des étés humides, et continue ensuite presque toujours de régner pendant l'hiver et le printemps. Elle affecte une marche très-lente, et l'on a beaucoup de peine à la reconnaître au début. Cependant, avec de l'habitude, on distingue déjà même de loin une brebis qui en est atteinte, à sa marche lente, à sa tête branlante, à ses oreilles basses. L'animal reste souvent en arrière du troupeau; il se laisse saisir et arrêter sans faire de résistance. Ses reins cèdent à la pression qu'on exerce sur eux. L'œil est terne, larmoyant; les paupières sont tuméfiées; les lèvres, les gencives et le palais ont une teinte pâle; la peau, d'un blanc jaunâtre, paraît bouffie, et elle conserve l'impression du doigt; la laine change de couleur, perd son brillant, et se laisse aisément arracher, même par gros flocons; souvent aussi on enlève avec elle des lambeaux entiers de peau. Les déjections sont molles, l'urine est rare et d'une teinte très-foncée. Peu à peu il se forme, à la région supérieure du cou et à la ganache, une tumeur pâteuse, indolente, qui semble toujours plus grosse au retour du pacage, se dissipe fréquemment pendant la nuit, mais revient toujours dans la journée, et acquiert peu à peu plus de volume. L'animal perd peu à peu l'appétit, mais la soif est accrue; la rumination finit par cesser tout à fait, le larmoiement devient de plus en plus abondant, et le nez est plein de mucus visqueux. Alors le bas-ventre se tuméfie par les progrès incessants de l'ascite; l'animal est extrêmement faible, il maigrit beaucoup, et demeure sans cesse couché; le pouls est vite et mou, et la mort arrive, sans convulsions, au milieu de la diarrhée et du refroidissement progressif des extrémités. A ces symptômes se joignent fréquemment aussi ceux de la cachexie, c'est-à-dire qu'on trouve, dans les conduits biliaires et le foie, des douves, dont la présence s'annonce par la coloration en jaune de la peau, de la langue et des gencives, ou bien ceux du tænia dans les intestins, ou des filaires dans la trachée-artère, accidents déjà très-redoutables par eux-mêmes, et même capables seuls d'amener la mort. A l'ouverture des cadavres, on trouve beaucoup de sérosité amassée dans la poitrine, dans l'abdomen et dans le tissu cellulaire. Le sang est très-aqueux, les poumons et les chairs sont flasques et pâles; les intestins sont presque toujours distendus par des gaz et jaunâtres; la graisse est fluide, la bile ténue et aqueuse.

Les causes les plus ordinaires sont l'exposition au froid humide, l'influence des effluves de marécages, les fourrages de mauvaise qualité, et la pneumonie, surtout quand elle a été mal traitée.

Il va sans dire qu'on doit commencer par écarter toutes les circonstances occasionnelles. Quant aux moyens curatifs, *arsenicum*, alterné avec *china*, puis *bryonia*, *veratrum album* et *aconitum* sont ceux qui déploient le plus d'efficacité. *Acidum muriaticum* peut être fort utile aussi, principalement comme préservatif; sous ce dernier point de vue, on en fait prendre deux ou trois doses par semaine. *Oleum terebenthine* mérite également d'être essayé. Lorsqu'il existe des filaires dans les poumons, et que la maladie n'a pas fait trop de progrès, on donne *dulcamara*, d'abord tous les jours, puis tous les deux jours, et l'on termine par quelques doses de *sulphur*.

RAGE.

La rage est toujours, chez les bêtes à laine, la conséquence de la morsure d'un chien enragé, et d'ordinaire elle n'éclate que trois à six semaines après l'accident. L'animal cesse de boire et de manger, il devient inquiet et agité, et montre, sans distinction d'âge ni de sexe, une excessive ardeur pour la copulation. Le second jour après l'apparition de ces symptômes, les yeux sont troubles et enflammés, la démarche vacillante et incertaine, l'animal fait de grands sauts, et l'on a de la peine à le retenir. Il y a moins hydrophobie qu'une violente envie de mordre tout ce qui se présente : cependant on ne connaît pas encore d'exemple d'homme qui ait été mordu par une brebis enragée. Cet état dure quelques jours ; après quoi, l'animal devient de plus en plus faible, finit par ne plus pouvoir se lever, et périt.

On commence par couper la laine, on lave bien la morsure, et on la couvre de linges imbibés d'eau, à laquelle on a ajouté quelques gouttes d'extrait de *belladonna*. On administre également *belladonna* à l'intérieur, d'abord tous les jours, puis tous les deux ou trois jours, ensuite tous les huit jours, et l'on continue ainsi pendant quatre à cinq semaines. Le traitement extérieur doit être continué jusqu'à ce qu'il ne reste plus aucune trace de la plaie, ce qui a lieu, en général, au bout d'un petit nombre de jours. Après l'emploi de *belladonna*, on s'est toujours bien trouvé de quelques doses de *stramonium*, à titre de traitement consécutif. Lorsqu'un chien enragé s'est glissé dans un troupeau, on n'est jamais bien certain de reconnaître toutes les bêtes qu'il a pu mordre ; la prudence veut donc qu'alors on administre *belladonna* au troupeau entier. *Hydrophobinum* a été employé avec succès dans un si grand nombre de cas, qu'on serait presque tenté de le regarder comme le véritable spécifique de la rage. On en fait prendre une dose tous les deux jours, pendant huit à quinze jours.

STOMACACE.

Dans cette maladie, l'intérieur de la bouche est chaud, plein de mucosités et de salive, avec gonflement des gencives et de la langue. Peu à peu il survient, dans la cavité buccale, au palais et aux gencives, de petites vésicules blanches, qui crèvent et laissent des ulcérations superficielles. Une bave visqueuse coule alors sans cesse de la bouche. Les douleurs empêchent l'animal de manger, mais il boit beaucoup et avec avidité ; ordinairement la maladie envahit le troupeau tout entier, et elle s'accompagne souvent du piétin bénin. Dans beaucoup de cas, elle se dissipe d'elle-même, et jamais elle n'a autant d'intensité chez les moutons que chez les chevaux.

Les principaux moyens à employer contre elle sont *mercurius solubilis*, *acidum sulphuricum* et *helleborus niger*, ce dernier surtout lorsque les gencives sont très-molles et que l'animal paraît fort triste.

TÉTANOS.

Le tétanos, qui paraît être principalement l'effet
d'un refroidissement, mais qui souvent aussi survient
à la suite de la castration, est mortel en général. Il y
a des années et des contrées où il fait périr un grand
nombre d'agneaux. L'animal, complétement roide, ne
peut exécuter aucun mouvement, surtout des mâchoires.

Nux vomica est le spécifique.

TOURNIS.

Le tournis est une maladie très-dangereuse, presque
exclusivement propre aux bêtes à laine, qui n'attaque
d'ordinaire que les antenois : il est rare qu'on l'observe chez les brebis de deux ans, et plus encore chez
les adultes. Son développement a toujours lieu avec
beaucoup de lenteur. On le reconnaît principalement
au tournoiement et au trébuchement de l'animal, qui,
lorsqu'il marche, semble en proie à une sorte de ver-
tigo. Il s'annonce d'abord par une démarche incertaine, vacillante ; la bête reste en arrière du troupeau,
perd sa vivacité, porte la tête basse, et a le regard
égaré. L'œil est ordinairement pâle et bleuâtre. L'a-
nimal s'oublie souvent en mangeant : il cesse de
paître, et tient la tête pendante, sans mâcher. Peu à
peu la faiblesse augmente, l'animal ne fait plus attention à rien, et bientôt il commence à tourner lui-
même, la tête basse et regardant le côté malade, ou
bien il tombe par terre. Tous ces accidents deviennent
de plus en plus prononcés avec le temps. On voit

souvent des moutons décrire pendant des heures entières des cercles concentriques, faire quelques pas en avant, puis s'arrêter et recommencer à tourner. Plus la maladie est ancienne, plus l'animal tourne, ce qu'il finit par faire même au trot. L'appétit va toujours en diminuant, la maigreur devient de plus en plus sensible, et l'épuisement finit par amener la mort.

A l'ouverture du corps, on trouve toujours le siége de la maladie dans le cerveau ; en effet, on rencontre, soit sous les os du crâne ou sous la dure-mère, soit dans l'encéphale lui-même, des hydatides en nombre et de volume variables, parfois une seule, souvent aussi trois à six, dont la grosseur varie depuis celle d'une noisette jusqu'à celle d'un œuf de pigeon et plus ; suivant que ces vers occupent le côté droit ou le côté gauche, la brebis tourne à droite ou à gauche ; mais s'il y en a des deux côtés, le tournoiement a lieu tantôt d'un côté et tantôt de l'autre. Quelquefois l'animal ne tourne pas, ce qui arrive quand le ver est placé sur la ligne médiane ; alors le malade porte toujours la tête basse, et, quoiqu'il semble se mouvoir rapidement, il ne change pas de place. Lorsque l'hydatide est située à la partie postérieure du cerveau, la brebis porte la tête haute, court droit devant elle, et va se jeter sur tous les objets qu'elle rencontre.

On sait que toutes les méthodes employées pour la guérison de cette singulière maladie aboutissent au plus à sauver quelques malades, et que les résultats en sont aussi incertains que fâcheux pour ces derniers eux-mêmes. L'homœopathie, au contraire, possède un remède aussi simple que certain : c'est *belladonna*. Une dose, d'abord tous les jours, puis tous les deux jours, suffit constamment pour procurer la guérison.

Celle-ci a lieu d'autant plus aisément qu'on reconnaît la maladie de meilleure heure, et qu'on se hâte davantage d'y appliquer le remède. On a, dans ces derniers temps, recommandé *cœnurinum*, c'est-à-dire l'hydatide elle-même dynamisée. Quelques essais que j'ai tentés à cet égard n'ont point été couronnés de succès, tandis que *belladonna* n'a jamais manqué son effet.

TOUX.

Un temps humide, un changement brusque de température, un refroidissement, surtout au printemps, quand les brebis passent d'une étable chaude au grand air, ou aussi l'eau froide qu'elles boivent, leur attirent souvent des accès de toux, qui, d'ordinaire, cèdent en quelques jours à *dulcamara*. La toux se montre également comme symptôme de diverses autres maladies, à la guérison desquelles on la voit en général disparaître.

TREMBLANTE.

La tremblante affecte de préférence les brebis de race perfectionnée; cependant on la connaissait déjà avant l'introduction des mérinos en Allemagne. Elle consiste en une paralysie du train et des pattes de derrière, qui amène peu à peu le desséchement de la moelle épinière entière. Ses symptômes précurseurs sont une agitation particulière de l'animal, qui court de tous côtés, en tenant la tête haute et grinçant fréquemment des dents. Peu à peu, on remarque de la roideur dans les membres postérieurs, qui rend la démarche mal assurée, et annonce une grande faiblesse dans le train de derrière : cette faiblesse augmente à tel point, qu'en marchant l'animal tourne le derrière à droite et à gauche, et qu'il finit même par ne plus pouvoir que le traîner ; la moindre pression sur le sacrum suffit pour le jeter à terre. On remarque souvent un tremblement par tout le corps, surtout à la tête et aux oreilles, et un prurit particulier, ou une sensation analogue, qui oblige l'animal à se frotter contre tous les corps qu'il rencontre, de sorte que sa queue, ses flancs et ses cuisses finissent par perdre leur laine et même se couvrir de plaies. Il maigrit de plus en plus, et finit par devenir tellement faible qu'il ne peut se lever. Enfin, la diarrhée se déclare, et la mort arrive ordinairement du second au quatrième mois. La maladie n'est pas contagieuse, mais on la dit héréditaire.

Elle a pour spécifique *acidum sulphuricum*, trois à quatre doses par semaine.

VERS.

Les vers intestinaux, qu'on rencontre dans presque toutes les maladies chroniques, principalement chez les jeunes animaux, occasionnent une foule de phénomènes morbides, parmi lesquels les suivants sont ceux qui servent à déceler la présence de ces parasites : diminution de la rumination, trouble de la digestion, fréquence de la météorisation, amaigrissement (surtout aux lombes et le long de l'épine du dos), ébrouements fréquents, obstruction des naseaux par un mucus purulent, plus ou moins épais. On trouve des vers dans le foie et les conduits biliaires, dans les intestins, dans les bronches. Assez souvent aussi les intestins des agneaux à la mamelle renferment des tænias, qui déterminent de violentes coliques, et qui atteignent une longueur de cinquante à cent pieds. *Filix mas* est le principal remède dans ce dernier cas. Consultez CACHEXIE, POURRITURE et TOURNIS.

VERTIGE.

Dans cette maladie, qui n'affecte guère que les bêtes jeunes et bien nourries, l'animal tient la tête basse, reste derrière le troupeau, marche en trébuchant, écarte les jambes, et se laisse tomber : au bout d'un laps de temps en général fort court, il se relève, va rejoindre le troupeau, et ne présente plus aucun signe de l'accès qu'il vient d'éprouver. Le mal revient à des époques plus ou moins rapprochées, sans que, dans aucun cas, la santé générale en paraisse affectée d'une manière notable.

Aconitum déploie une efficacité presque instantanée pendant les accès. Lorsque la maladie a acquis un haut degré d'intensité, et que les accès ont plus ou moins d'analogie avec ceux d'épilepsie, *stramonium* et *cocculus* sont les moyens sur lesquels on doit compter. Le vertige s'associe aussi à quelques autres maladies, notamment le sang de rate et le tournis ; il ne réclame point alors de traitement particulier, et cède à celui de la maladie principale.

YEUX (MALADIES DES).

On voit quelquefois une ophthalmie éclater, soit parce qu'il a pénétré dans l'œil de la poussière, des insectes, etc., soit aussi sans cause extérieure appréciable.

S'il s'agit d'un corps étranger, on en pratique

l'extraction, après quoi on bassine l'œil avec de l'eau d'*arnica*, et l'on fait prendre aussi à l'intérieur quelques doses d'*arnica*. S'il reste du trouble à l'œil, on le fait disparaître par *cannabis, conium* et *belladonna*. L'ophthalmie aiguë provoquée par un refroidissement cède à quelques doses d'*aconitum*, qu'on remplace par *belladonna*, le second ou le troisième jour. *Cannabis* est le moyen auquel on a recours pour dissiper les taches de la cornée. L'ophthalmie chronique exige *euphrasia*, et quand elle est accompagnée de larmoiement, *pulsatilla* et *sulphur*. Ce dernier médicament produit aussi de bons effets dans les ophthalmies survenues à la suite de la clavelée, ou quand il se développe des pustules sur l'œil.

QUATRIÈME PARTIE

MALADIES DES CHÈVRES.

Les montagnards seuls entretiennent de grands troupeaux de chèvres, parce qu'ils peuvent les envoyer paître sur des coteaux et dans des bois, où elles ne causent aucun dégât, chose impossible dans les plaines, où ces animaux dévasteraient les champs et les arbres. Cependant la chèvre procure tant d'avantages, son lait étant fort abondant et beaucoup plus gras que celui de vache, qu'on en trouve presque partout de petits troupeaux. J'ai donc cru nécessaire de donner un aperçu des maladies auxquelles elle est exposée, maladies qui, du reste, ont beaucoup de rapport avec celles des brebis.

Hygiène. — On peut éviter un grand nombre de maladies en choisissant bien les bêtes et les soignant convenablement.

Une bonne chèvre doit avoir le corps allongé, la croupe large, les jambes courtes, le ventre pendant et les mamelles pleines; elle doit avoir l'œil clair, le caractère vif et gai, l'appétit bon, et manger sans choix tous les fourrages de bonne qualité qu'on lui présente. Elle ne doit pas avoir moins d'un an ni plus de six. Le rut dure chez elle depuis le mois d'octobre jusqu'au commencement de décembre, et recommence environ quinze jours après la mise bas. Il faut profiter de cette circonstance, parce qu'on se procure ainsi l'avantage de deux portées par an : car, quoiqu'on puisse traire une chèvre durant toute une année après qu'elle a porté une fois, cependant elle donne du lait en plus grande abondance et de meilleure qualité lorsqu'on la fait couvrir deux fois; mais l'époque demande à être saisie avec attention, car la seconde chaleur ne dure que vingt-quatre heures. On la reconnaît à l'inquiétude de l'animal, qui bêle souvent, d'une voix particulière, et remue la queue; l'entrée du vagin est tuméfiée, et il en sort de temps en temps quelques gouttes de sang. Du reste, les chèvres ne conçoivent pas toujours au premier saut, et après qu'elles ont reçu le mâle, il faut examiner si elles ne présenteraient pas encore les signes du rut. Elles portent vingt à vingt et une semaines, et donnent un, deux, parfois même trois chevreaux; cependant elles n'en peuvent nourrir que deux au plus, et si elles en font trois, il faut en donner un à allaiter à une autre mère.

Les meilleurs chevreaux à conserver sont ceux du printemps, parce qu'il est plus facile de les nourrir en été qu'en hiver. Ceux qu'on se propose de garder doivent teter six semaines; pendant ce temps, ils apprennent à manger l'herbe au pacage ou le fourrage à l'étable. Cependant ils profitent davantage au vert qu'au sec. Quand on les destine à la boucherie, on les tue ordinairement au bout de trois semaines. Pour les sevrer, on les tient à l'attache, ainsi que leur mère. Dès qu'ils sont sevrés, on leur donne quatre fois par jour du fourrage, mais jamais plus qu'ils n'en peuvent manger à la fois, sans quoi on les rend gourmands, ils cherchent la meilleure herbe, foulent le reste aux pieds, et aiment mieux jeûner que de la manger.

Quant à l'élève des chèvres, on les conduit aux

champs ou on les nourrit à l'étable. Les meilleurs
pacages sont les prés montueux, pleins d'herbes aromatiques et parsemés d'arbustes. Si l'on tient les
chèvres continuellement à l'étable, il faut se garder
de leur donner toujours le même fourrage, dont elles
ne tarderaient pas à se dégoûter. En été, tous les herbages leur conviennent : feuilles de salade et de chou,
cosses de pois et de haricots, fanes de carottes, jeunes
branches d'aubépine, de saule, de hêtre, etc., et surtout pampres de vigne. En hiver, on leur donne des
feuilles sèches, des pommes de terre, des carottes, des
betteraves, des choux, des pailles d'avoine, de seigle,
de froment, d'orge, de vesce, de haricots, de pois, de
lentille; le mieux est du foin court de montagne. On
leur présente ce fourrage tous les soirs, et deux fois
par jour on leur en donne d'autre. L'eau blanche convient aussi pour augmenter leur lait; mais, en trop
grande quantité, elle les engraisse. L'eau pour boire
doit être claire et en suffisante quantité. Il est bon d'y
ajouter de temps en temps un peu de sel.

L'étable doit être spacieuse et aérée, autrement elle
nuit beaucoup à la santé des chèvres. Elle doit être
chaude en hiver, ces animaux ne supportant guère le
froid. On y établit un râtelier à deux pieds de terre,
et au-dessous une crèche plate pour recevoir le fourrage qui s'échapperait, et l'empêcher de tomber sur le
sol, où il serait foulé aux pieds.

AMAIGRISSEMENT.

La plupart du temps, l'amaigrissement tient à un mauvais état des organes digestifs ou à quelque maladie interne. L'animal montre peu d'appétit, il maigrit malgré la meilleure nourriture, et il est très-faible.

Les principaux moyens sont *arsenicum* et *china*. S'il y a en même temps constipation, *nux vomica* convient, ainsi que *pulsatilla* dans le cas de diarrhée, et quand l'animal a un appétit dépravé pour des choses incapables de nourrir. Souvent l'amaigrissement est l'effet d'une cause morbide générale, qu'il faut chercher et combattre par les moyens appropriés. Si le mal est déjà ancien, on fait bien de commencer le traitement par quelques doses de *sulphur*, qu'il est à propos aussi d'administrer de temps en temps, à titre de moyen intercurrent.

ANOREXIE.

La diminution et l'absence de l'appétit sont en général des symptômes d'un état morbide général, à la cessation duquel on les voit disparaître d'eux-mêmes. Cependant il arrive assez fréquemment que, sans donner aucun signe particulier de maladie, l'animal cesse de manger, maigrit, perd son lait, et s'affaiblit peu à peu. Dans ce cas, il y a presque toujours mauvais état de la digestion.

Les principaux moyens à mettre en usage sont *antimonium crudum* et *arsenicum*, et quand il y a en même temps constipation, *nux vomica*. S'il existe de la diarrhée, on administre *chamomilla* et *pulsatilla*, cette dernière surtout quand l'animal refuse de boire. Lorsque l'anorexie tient à la mauvaise qualité, à l'avarie du fourrage, c'est le cas de recourir à *arsenicum album ;* quand elle dépend d'un refroidissement, on la guérit par *bryonia*.

CHUTE DES POILS.

La chute des poils, à la suite de laquelle il y a souvent des étendues considérables de la peau mises totalement à nu, peut se rattacher à diverses causes. Elle peut être la conséquence de la gale, auquel cas on applique le traitement réclamé par cette dernière.

Si elle dépend d'une maladie interne générale qui se manifeste par une irritation continuelle à la peau, obligeant l'animal à se gratter sans cesse, ce qui est plus commun, *sulphur* est le moyen auquel on doit avoir recours : presque toujours il demande à être continué pendant longtemps. *Psoricum* mériterait aussi d'être essayé en pareille circonstance. Fréquemment, la chute des poils tient à une alimentation mauvaise, insuffisante, ou à un vice de la digestion : on emploie alors *sulphur* et *arsenicum*, en écartant les causes, parmi lesquelles figurent au premier rang les étables trop chaudes et malsaines. Si l'alopécie est survenue à la suite d'un refoidissement brusque ou d'un état de fourbure déterminé par cette cause, elle cède à *bryonia* et à *acidum nitri*.

COLIQUE.

La colique par constipation est la plus commune chez les chèvres, surtout lorsqu'elles mangent de la farine ou du son mal délayé. Les principaux signes auxquels on la reconnaît sont ceux-ci : l'animal refuse le fourrage, il se couche souvent et brusquement par terre, mais ne tarde pas à se relever, regarde avec anxiété son ventre, et se met à suer du cou, des flancs et de l'entre-deux des jambes de derrière, tandis que les oreilles, le mufle et les pieds sont froids. Le pouls est vite, petit, serré et à peine sensible; la respiration est gênée et bruyante. La maladie prend aisément le caractère inflammatoire, et alors peu de jours suffisent pour faire périr l'animal.

Une dose d'*aconicum*, suivie de deux doses de *nux vomica*, procure la guérison dans un court espace de temps; si l'appétit n'était point ensuite revenu à son degré normal, une seule dose d'*arsenicum* suffirait pour le rétablir.

Aconitum est le spécifique de la colique par refroidissement qu'on rencontre aussi assez souvent.

Le trèfle vert, surtout trop jeune ou humide, et mangé en trop grande abondance, produit une espèce particulière de colique, dont il sera parlé à l'article MÉTÉORISATION.

ENCÉPHALITE.

L'inflammation du cerveau, provoquée souvent par l'action des rayons du soleil, quand les chèvres restent toute la journée dehors, pendant l'été, sans avoir d'abri aux heures les plus chaudes, est plus rare toutefois chez les femelles que chez les boucs, où elle paraît dépendre de la non-satisfaction de l'appétit vénérien. L'animal est triste, il ne mange ni ne boit, il reste debout et couché, comme stupide, laisse pendre sa tête jusqu'à terre, et erre de tous côtés en chancelant, sans savoir où il va. La tête, les oreilles et les cornes sont chaudes, les yeux saillants, brillants et fixes.

Le premier moyen à mettre en usage est *aconitum*, une dose d'abord toutes les heures, et plus tard, toutes les deux heures. Après la quatrième ou sixième dose, on attend quelques heures que le médicament produise son effet, puis on administre une dose de *belladonna*, qu'on répète au bout de huit à dix heures, beaucoup plus tôt même, si la maladie a déjà atteint un haut degré d'intensité. Si *belladonna* échouait, on essayerait une dose de *hyoscyamus*, et si l'animal était furieux, on donnerait *veratrum album*. Pendant le traitement, le malade doit être tenu dans une étable fraîche. Si la maladie reconnaît pour cause, chez un bouc, la non-satisfaction des désirs vénériens, après avoir calmé l'inflammation par les moyens précités, il faut recourir à *cantharides*, à *nux vomica*, ou à *opium*, suivant la nature des symptômes qui subsistent encore.

GALE.

La gale se manifeste par des pustules et de petites ulcérations sur la peau, qui suintent, forment des croûtes, et obligent l'animal, par le prurit qu'elles causent, à se gratter et à se frotter sans cesse, d'où résultent des excoriations et la chute des poils. On distingue deux espèces de cette maladie : la sèche et l'humide. Dans la première, la sécrétion est peu considérable, et il ne se produit que des croûtes minces, furfuracées; dans l'autre, au contraire, il se forme des

croûtes épaisses et des ulcères suppurants. Ces deux
formes proviennent ou d'infection ou d'un mal interne.

Le traitement est le même que chez les brebis.

HÉMATURIE.

Les signes et les causes du pissement de sang sont
les mêmes que chez les bêtes bovines et ovines.

Si la maladie tient à une néphrite, ou du moins à
des coups, des heurts sur la région rénale, elle cède
à quelques doses d'*aconitum*, suivies de *cantharides*.

Elle dépend d'aliments nuisibles ; alors il faut en
prévenir la cause ou changer le mode de nourriture ;
si cette précaution ne suffisait pas, on administrerait
une ou deux doses d'*ipecacuanha*. *Arnica* convient toujours aussi quand l'accident résulte d'une violence extérieure.

HYDROPISIE.

L'hydropisie, assez rare chez les chèvres, reconnaît
ordinairement pour cause occasionnelle un pré humide, marécageux. Sa cause proprement dite est le
plus souvent une maladie de quelqu'un des viscères
du bas-ventre, le foie en particulier. Elle a pour caractères l'absence de l'appétit, l'irrégularité des di-
gestions, la brièveté de la respiration, la toux, l'amaigrissement et la faiblesse, mais surtout le gonflement
du ventre, dans lequel on sent aisément la fluctuation.

China et *arsenicum*, alternés ensemble, et, quand ils
ne suffisent pas, *helleborus*, sont les moyens dont on
devrait attendre secours, si la guérison était encore

possible; mais cette guérison est une chose fort hasardeuse, à cause de la facilité avec laquelle l'hydropisie dégénère en pourriture.

INFLAMMATION DU BAS-VENTRE.

On désigne sous ce nom tous les états inflammatoires des organes situés dans la cavité abdominale. Chez les chèvres, ces états sont presque toujours provoqués par des refroidissements. Ils s'annoncent par la perte totale de l'appétit, l'accélération de la respiration, un fort battement de flanc, un pouls vite et dur, des alternatives de chaleur et de froid aux oreilles et aux cornes.

Plusieurs doses d'*aconitum*, qui se succèdent rapidement, et ensuite une ou deux doses d'*arsenicum*, sont en général suffisantes pour écarter cette dangereuse maladie, qui, lorsqu'on tarde à l'attaquer, passe promptement à la gangrene, et cause ainsi la mort.

INFLAMMATION DE LA POITRINE.

Les inflammations de poitrine diffèrent de celles du bas-ventre en ce que l'animal qui en est atteint ne se couche pas du tout, ce qu'il peut encore faire, du moins très-souvent, dans ces dernières.

MALADIE DES BOIS.

La maladie des bois se produit, dit-on, chez les chèvres qui mangent beaucoup d'écorce d'arbres ou d'arbustes. Les poils de la tête se hérissent; l'appétit se perd, et la sécrétion du lait diminue; la plupart du temps aussi, il y a diarrhée, avec coliques violentes, qu'on reconnaît à la courbure du dos et à ce que l'animal regarde souvent ses flancs.

Le moyen à mettre en usage est *rheum* (quelques doses), après quoi, si l'appétit ne se rétablit pas bientôt, on administre une ou deux doses d'*arsenicum*. Si ces médicaments ne suffisent pas pour ramener aussi la sécrétion du lait, on fait prendre une couple de doses de *chamomilla*.

MAMELLES (MALADIES DES).

L'induration du trayon, chez les chèvres, est ordinairement l'effet d'un refroidissement; mais elle peut aussi dépendre d'autres causes. Elle est accompagnée ou non de cessation de la sécrétion lactée, et il s'y joint ou non des douleurs.

S'il y a gonflement et rougeur, *bryonia* convient, et quand les glandes mammaires sont tuméfiées, *chamomilla*. Le mal a-t-il été occasionné par une lésion extérieure, on emploie *arnica*, tant à l'extérieur qu'à l'intérieur, puis, si on le juge nécessaire, une couple de doses de *conium*. *Aconitum* et *mercurius vivus* sont excellents dans les cas opiniâtres.

MÉTÉORISATION.

Les causes et les signes sont les mêmes que chez les bêtes à cornes et les brebis. La météorisation s'observe ordinairement peu après le retour du pré : l'animal enfle tout à coup, secoue la tête sans cesse, pousse des cris, et tombe mort au bout de quelque temps.

Colchicum est aussi le remède, et *nux vomica* lorsqu'à la suite de la maladie il reste une constipation opiniâtre. Si l'appétit et la rumination ne se rétablissent pas promptement, on administre une ou deux doses d'*arsenicum*.

OPHTHALMIE.

L'ophthalmie est celle des maladies des yeux qu'on rencontre le plus souvent chez les chèvres. L'œil est fermé, gonflé et rouge en dedans : il larmoie beaucoup, les paupières sont collées par des mucosités. Les causes sont très-variées; l'inflammation peut dépendre d'un coup, d'une épine, d'une grande chaleur, des exhalaisons d'une étable malsaine, d'aliments altérés, ou insolites, ou trop nourrissants.

Le traitement varie suivant la cause, qu'il faut d'abord chercher et éloigner. Ainsi on enlève les corps étrangers, dans ce cas, comme aussi à la suite de toute violence extérieure, on administre *arnica*, tant au dehors qu'en dedans, et, s'il ne suffit pas, *conium*. Quand l'inflammation est vive et accompagnée d'un fort larmoiement, on emploie d'abord quelques doses d'*aconitum*, puis *euphrasia*. Si la maladie dure déjà depuis un certain laps de temps, on a recours à *sulphur* et à *causticum*. *Arsenicum* convient d'une manière toute spéciale lorsqu'elle dépend d'aliments lourds ou altérés.

PIEDS (MALADIES DES).

Il entre souvent des corps pointus, épines ou autres, dans le pied des chèvres, ce qui les fait boiter.

On doit extraire sur-le-champ ces corps étrangers, puis arroser la petite place avec de l'eau d'*arnica*. Quand on s'y prend à temps, on réussit toujours. Mais si le mal a été négligé, on emploie *aconitum* et *squilla*, lorsqu'il n'y a que simple inflammation ; *arsenicum* quand les douleurs sont vives. S'il est déjà survenu des ulcères, on se conduit de même que chez les bêtes bovines.

PIÉTIN.

Le piétin n'est pas rare chez les chèvres, celles surtout qui habitent des étables humides et malpropres. Les effets et le traitement sont les mêmes que chez les bêtes ovines.

PLAIES.

La première condition pour guérir une plaie est de la tenir le plus proprement possible. On enlèvera donc avec soin tous les corps étrangers, et on lotionnera plusieurs fois par jour avec de l'eau fraîche. L'eau d'*arnica* suffit pour amener promptement la guérison : on n'a besoin d'administrer cette substance à l'intérieur que dans le cas de plaies considérables. Si la suppuration s'est établie, on agit comme il a été dit en parlant des maladies des chevaux.

PNEUMONIE.

L'inflammation des poumons est presque toujours la conséquence d'un refroidissement éprouvé par un temps froid et humide, ou du séjour dans des pacages bas et humides, qui, en général, ne conviennent point aux chèvres. Elle se manifeste principalement par une respiration courte et accélérée, avec battement des flancs, toux brève et douloureuse, accélération du pouls (70 à 90 pulsations, au lieu de 60 à 70), tremblement, qui alterne avec des frissons, soif intense, perte totale de l'appétit, et suppression des déjections alvines, **qui**, du moins, sont rares et sèches. Les oreilles, le mufle et les jambes sont froids, ou plus chauds qu'à l'ordinaire, l'animal ne se couche jamais.

Pendant trois ou quatre heures on administre, tous les quarts d'heure, une dose d'*aconitum*, et les jours suivants on fait prendre une ou deux doses de *bryonia*.

TOUX.

Un refroidissement, un air froid et humide, un changement brusque de temps, occasionnent souvent, chez les chèvres, une toux qui est peu dangereuse et cesse presque toujours d'elle-même au bout de huit ou quinze jours, l'animal conservant sa vivacité, son appétit et son embonpoint. Quand elle se prolonge, qu'elle est accompagnée d'un écoulement muqueux plus ou moins abondant par le nez, qu'il survient un battement de flancs, surtout pendant le mouvement, que l'animal maigrit et qu'il perd ses forces, il y a danger que la maladie ne se termine par hydropisie ou par marasme, et qu'elle n'entraîne la mort. Ces toux prolongées sont souvent l'effet de mauvais aliments, surtout de foins avariés ou de pailles moisies.

On leur oppose avec succès *arsenicum*. Du reste, le traitement ne diffère pas de celui qu'on suit chez les bêtes bovines.

VERTIGE.

Le vertige, chez les chèvres, est le résultat de l'affluence du sang vers la tête ou d'une longue exposition aux rayons du soleil. Les oreilles et les cornes sont plus chaudes que de coutume, les yeux brillants, saillants et pleins de larmes ; l'animal tient la tête basse, il ne mange ni ne boit ; il erre à l'aventure, sans savoir où il va.

Dès qu'on aperçoit ces symptômes, on administre une dose d'*aconitum*, qu'on répète deux jours de suite, deux ou trois fois chacun.

CINQUIÈME PARTIE

MALADIES DES PORCS.

Hygiène. — La complexion robuste du porc (1) fait qu'il est moins sujet à tomber malade que les bêtes bovines et ovines; il y serait bien moins exposé encore, si l'on se montrait plus judicieux dans le choix des animaux qu'on élève, et si on leur consacrait davantage de soin. Sous ce dernier rapport, il est bien vrai que la voracité du porc le pousse à manger tout ce qu'il rencontre; mais, pour le maintenir en santé, il est pourtant nécessaire d'astreindre son régime à certaines règles. Celui qu'on se propose d'engraisser a besoin de rester sous son toit, et d'y recevoir une bonne nourriture, tandis que les autres peuvent être envoyés dehors pendant une grande partie de l'année, pourvu qu'on évite les prés trop humides ou marécageux, et qu'on les garantisse de la rosée. Il ne faut non plus laisser sortir les porcs ni par un temps pluvieux, ni par une chaleur trop forte. Il importe aussi de ne les pas trop pousser durant les jours chauds, époque où l'on doit rechercher les lieux frais et ombragés. Il est bon également de leur donner des aliments avant de les envoyer dehors, et au retour. Ces

(1) *Voy*. Viborg (E.) et Young, *Mémoires sur l'éducation, les maladies, l'engrais et l'emploi du porc.* Paris, 1823, in-8, avec 3 pl. — Magne (J. B.), *Multiplication, élève, entretien et engraissement du porc.* Lyon, 1841, in-8. — A. E. Brehm, *La vie des animaux illustrée. Les mammifères.*

animaux ont besoin de se baigner et de boire souvent, surtout quand le temps est chaud : on sait que l'eau trouble et marécageuse ne leur nuit pas; mais l'eau de savon dispose les truies à l'avortement.

Deux autres points encore doivent être pris en considération si l'on veut que les porcs prospèrent : ce sont l'exercice journalier au grand air, toutes les fois que le temps le permet, et la propreté de l'habitation.

Une réclusion perpétuelle les plonge dans un état pour ainsi dire maladif, qui rend leur viande moins bonne pour l'homme; et la manière dont l'animal témoigne sa joie lorsqu'on le met en liberté, prouve assez combien son emprisonnement lui est à charge.

Quant à l'habitation, un préjugé fort répandu fait penser que l'ordure et la malpropreté ne nuisent point aux porcs; mais cette croyance est absurde. Le toit doit avoir six à huit pieds de haut, et un sol en pente, afin que l'urine s'écoule sans peine; il faut fréquemment enlever le fumier, renouveler la litière et laver le plancher.

Thérapeutique. — Quant au traitement des maladies du porc, il présente des difficultés, parce qu'il n'y a qu'un très-petit nombre de ces maladies qui produisent des symptômes assez tranchés pour qu'à moins d'une grande habitude, on puisse les saisir aisément.

AMAIGRISSEMENT.

L'amaigrissement des porcs est, dans la plupart des cas, la conséquence du mauvais état de la digestion, qui, d'ordinaire, s'annonce aussi par une diminution plus ou moins prononcée de l'appétit.

Une couple de doses d'*arsenicum* suffisent presque toujours pour ramener une santé parfaite. S'il reste encore de la répugnance pour les aliments, on administre *antimonium crudum*. Lorsque l'amaigrissement est accompagné de gêne dans la respiration et de toux, on doit le considérer comme un symptôme accessoire de la cachexie qui succède à une pneumonie mal traitée, et contre laquelle on possède un spécifique, *nitrum*.

ANGINE.

Cette maladie, aussi dangereuse que commune, se manifeste, la plupart du temps, d'une manière subite. Elle reconnaît pour causes principales un changement brusque de temps, le manque d'eau pour boire dans les grandes chaleurs, l'eau trop froide pour boisson, celle surtout qui provient de la neige fondue, l'envoi de trop bonne heure aux champs, au printemps et en automne, avant que la rosée soit dissipée, la marche ou la course contre le vent, etc. Ce sont ordinairement les porcs les plus gras qu'elle atteint les premiers. L'animal se montre tout à coup abattu et inquiet, il chancelle, baisse la tête, la secoue souvent, piétine des pattes de devant, et tremble de tout son corps. La respiration est bruyante, sifflante et difficile; l'animal hume l'air par la bouche, et tient sa langue pendante. Il y a chaleur considérable, surtout au grouin. Les yeux sont rouges, la langue est un peu tuméfiée, la déglutition se fait avec peine, et parfois on observe le vomissement. Pendant que ces symptômes se dessinent, on voit apparaître au larynx une tumeur dure, tendue et chaude, qui fait des progrès rapides et s'étend le long du cou jusqu'à la poitrine, même jusqu'au ventre. Cette tumeur, d'abord rouge ou d'un brun rougeâtre, prend une teinte plombée ou même bleuâtre aux approches de la mort, comme dans le feu Saint-Antoine, avec lequel les symptômes de l'angine ont de l'analogie, ce qui fait que l'on confond souvent les deux maladies ensemble. L'intérieur de la bouche et du nez paraît aussi très-rouge ; l'animal dirige sa tête tout droit en avant; la voix devient de plus en plus rauque, la toux de plus en plus fatigante, la déglutition de plus en plus difficile, la langue brunit, et la mort arrive, soit par suffocation, soit par gangrène. La maladie, qui attaque ordinairement un grand nombre de porcs à la fois, se termine, la plupart du temps, par la mort, dans l'espace de vingt-quatre à trente-six heures, et ce n'est qu'exceptionnellement qu'elle se prolonge parfois jusqu'au delà du second jour.

Le traitement est fort simple, et à peine échoue-t-il une fois sur cent. Une dose d'*aconitum* tous les quarts d'heure, et au bout d'une heure et demie ou de deux heures, *belladonna*, triomphent constamment de la maladie, tant qu'elle en est encore à sa première période. Si la guérison n'est pas complète au bout de deux ou trois heures, on administre, toutes les heures une dose de *spongia marina*. Lorsque trois heures environ après il reste encore quelques symptômes, on prescrit *hepar sulphuris;* mais *aconitum* suffit toujours seul quand on s'y prend à temps. On a recommandé aussi *antimonium tartaricum.*

ANOREXIE.

Lorsque ce symptôme ne dépend pas de quelque autre maladie, il tient en général à ce que l'animal a mangé outre mesure. *Antimonium crudum* et *arsenicum* sont les moyens qu'on doit lui opposer. *Nux vomica* convient quand il y a en même temps constipation, ou que les matières fécales sont dures et difficiles à expulser.

ASCITE.

Dans cette maladie, qui ne se présente pas souvent, l'animal est triste et abattu, il a de la peine à respirer, il mange peu, et son ventre enfle. Lorsqu'on lui palpe l'abdomen, on sent de la fluctuation.

China et *arsenicum*, alternés ensemble, sont les principaux moyens à mettre en usage.

CATARRHE PULMONAIRE.

Le catarrhe pulmonaire se manifeste principalement par des quintes de toux, qui, assez souvent, sont accompagnées d'un écoulement muqueux par le nez et la bouche, avec rougeur des naseaux.

Le spécifique est *nitrum* (deux à trois doses). Si l'on néglige le mal, si surtout le porc demeure exposé à un temps froid et humide, la toux augmente, la respiration devient difficile, l'animal maigrit, et il finit par périr épuisé.

CHUTE DU RECTUM.

La chute du rectum s'observe surtout chez les co-chons de lait auxquels on donne une nourriture ou trop abondante ou trop chaude. L'extrémité inférieure de l'intestin se renverse sur elle-même, et vient faire saillie au dehors.

On nettoie la portion saillante avec de l'eau tiède, et on la fait rentrer à l'aide des doigts préalablement huilés. A l'intérieur, on donne *arsenicum*, et quand le rectum lui-même montre des signes d'inflammation, *belladonna* et *mercurius vivus*. Lorsque le prolapsus a lieu par l'effet d'efforts violents pendant la constipation, c'est le cas d'administrer *murias magnesiæ*, et s'il y a en même temps diarrhée, celui d'employer *argilla*. Dans un cas où le rectum, saillant hors de l'anus, avait été gravement blessé par accident, j'employai *arnica* extérieurement, avec l'eau d'arnica à l'extérieur et en injection, et l'animal fut sauvé.

CLAVELÉE.

La clavelée est bien plus maligne chez les porcs que chez les brebis. Elle n'attaque guère que les jeunes, et il très-rare qu'un vieux cochon en soit atteint. Elle ne se montre non plus qu'une seule fois pendant le cours de la vie. Après que l'animal a passé quelques jours abattu et paresseux, la tête pendante, les oreilles rejetées en arrière, ses soies se hérissent, et l'on voit apparaître sur divers points de la peau, principale-ment à la tête, aux oreilles, sur le devant du corps, à la face interne des cuisses et au ventre, de petites taches rouges, qui grandissent bientôt, et s'élèvent en une pustule pleine de sérosité : cette pustule se dessèche et s'affaisse peu à peu, laissant une petite cicatrice au bout de quatre à cinq jours. La clavelée est surtout dangereuse quand elle se jette sur les yeux, qui s'enflamment ; à la face interne des cuisses, elle fait boiter.

Arsenicum en est le spécifique. Quand il ne nettoie pas complétement la peau, on a recours à *dulcamara*.

COLIQUE.

La colique, qui se présente sous deux formes, colique venteuse et colique spasmodique, a pour caractères principaux : agitation, défaut d'appétit, gémissements, constipation, parfois aussi diarrhée et vomissement. Elle doit naissance tantôt à ce que l'animal a mangé des aliments nuisibles avec avidité, tantôt à ce qu'il a éprouvé un refroidissement, ou à ce que ses intestins recèlent des vers. Dans la colique venteuse, où l'estomac et l'intestin sont fortement distendus par des gaz, l'abdomen est très-distendu, et rend un son sourd quand on frappe dessus.

Colchicum autumnale est le remède.

Quant à la colique qui provient de refroidissement, *aconitum* en est le spécifique. Au bout de deux heures, on donne *arsenicum*. S'il reste de la constipation après que la colique a cessé, on emploie *nux vomica*, *opium* et *plumbum*.

DIARRHÉE.

La surcharge de l'estomac, qui n'est point rare chez un animal aussi vorace que le porc, l'eau froide bue à la suite d'un grand échauffement, l'usage d'aliments de mauvaise qualité, un grand refroidissement, etc., parfois aussi une autre maladie chronique, donnent fréquemment lieu à une violente diarrhée. Tantôt l'animal éprouve de vives tranchées, se plaint beaucoup, se roule par terre, et rend une quantité considérable de matières liquides et fétides; parfois il fait de grands efforts pour ne rendre qu'une petite quantité de matières fécales, mêlées de mucus sanguinolent, ou même de sang pur (dysenterie). Quelquefois aussi on observe, sans douleur, un flux de ventre chronique tel, que le porc rend tous les aliments qu'il prend sans leur faire subir à peine un commencement de digestion.

Le traitement est réglé par la cause occasionnelle. La diarrhée, survenue à la suite d'un refroidissement brusque, guérit la plupart du temps sous l'influence d'*aconitum* seul. S'il y a des coliques, on donne *arsenicum*, qu'on remplace par *ipecacuanha* lorsque la maladie lui résiste. La diarrhée causée par un trouble des fonctions de l'estomac, est combattue par *arsenicum* et *pulsatilla*, et, en cas d'insuccès, par *mercurius vivus;* si l'appétit ne revient pas ensuite de lui-même, *antimonium crudum* ne tarde pas à le rétablir. *Rheum* est spécifique contre la diarrhée chronique et indolente. La diarrhée dont s'accompagne une autre maladie chronique, est ordinairement l'annonce d'une mort prochaine, et doit être considérée sous le point de vue de l'affection générale à laquelle elle se rattache.

ENCÉPHALITE.

L'encéphalite commence en général tout à coup et

sans prodromes. Elle affecte de préférence les porcs gras, lorsqu'ils courent beaucoup pendant les chaleurs de l'été, ou qu'ils ne trouvent point assez à boire. L'animal tombe dans une sorte de délire furieux : ses yeux sont rouges et scintillants, son regard farouche; le grouin est sec et chaud, et une bave gluante découle de la gueule : l'animal gratte la terre des pieds de devant, fouille le sol, court égaré de tous côtés, va se jeter en aveugle contre les murailles, et de temps en temps se laisse tomber en avant.

Une dose d'*aconitum* toutes les dix minutes ou tous les quarts d'heure, puis au bout d'une heure et demie à deux heures, *belladonna*, également répétée au bout de deux ou trois heures, sont spécifiques contre cette maladie. On administre ensuite *sulphur*, à titre de traitement consécutif.

ENGRAVÉE.

Affection inflammatoire des pattes de devant surtout, qui a lieu quand les porcs marchent longtemps sur un chemin dur, caillouteux. Elle n'est pas rare, et acquiert souvent un tel degré de violence que l'animal paraît complétement roide, et qu'il ne peut mouvoir ses membres.

Elle a pour spécifiques *rhus toxicodendron* intérieurement et *arnica* extérieurement. Si la douleur se fait sentir de préférence à la sole, *arsenicum* se montre efficace, dans tous les cas sans exception.

Quelquefois l'inflammation demeure bornée aux parties charnues du pied : l'onglon est alors chaud et très-sensible au toucher, la couronne tuméfiée et la marche douloureuse : que la cause continue d'agir, l'onglon se détache, et l'animal, qui ne peut plus se lever, périt souvent.

Tant que le mal est récent, il suffit d'*arnica*, à l'intérieur et à l'extérieur, pour y mettre un terme. S'il a fait plus de progrès, c'est à *arsenicum* et *acidum sulphuricum* qu'on doit recourir. *Conium* produit aussi de bons effets.

ÉPILEPSIE.

L'épilepsie, qu'on n'observe que chez les jeunes porcs, paraît tenir surtout à l'usage de certaines substances nuisibles, par exemple du poivre, que beaucoup de personnes regardent comme un poison pour ces animaux. Le porc qui en est atteint tombe tout à coup par terre, éprouve des convulsions, et lance ses pieds à droite et à gauche : il grince des dents, tourne les yeux, relève et abaisse la tête, bave, respire tantôt vite, tantôt lentement, râle, et se mord assez souvent la langue.

Belladonna et *cina* ont produit fréquemment d'heureux résultats.

FEU SAINT-ANTOINE.

Cette maladie, analogue à la pourriture, au typhus, est très-commune chez les porcs, que, d'après un grand nombre d'observations, elle frappe surtout dans les localités où elle atteint moins les bêtes à cornes. Elle est extrêmement meurtrière. Souvent elle marche avec tant de rapidité, que l'animal tombe mort sans avoir éprouvé aucun symptôme de maladie, ou qu'on le trouve mort sous son toit où la veille on l'avait laissé bien portant et mangeant avec son appétit ordinaire. Plus ordinairement, elle est précédée d'accidents, qui durent en général douze à vingt-quatre heures, rarement deux ou trois jours. Le porc cesse tout à coup de manger, il devient inquiet et fouille de tous côtés; il lui apparaît au cou, à la poitrine, au ventre, des stries rouges, qui deviennent peu à peu bleues, quoique, dans beaucoup de cas, seulement après la mort. La plupart du temps on remarque une grande chaleur à la tête et de la gêne dans la respiration; il apparaît aussi au cou une tumeur inflammatoire qui s'étend parfois à la tête, à la poitrine, au ventre, et qui ne passe jamais à la suppuration. Quelquefois il se développe sur la langue une vésicule ronde, blanche, de la grosseur d'un pois, qui ne tarde pas à noircir et entraîne la mort après elle. Avant que cette vésicule survienne, l'animal se montre abattu; il tient la tête pendante, reste couché, grince des dents, et demeure étendu, presque sans sentiment. Dans certains cas, aussi, il se manifeste, à l'extérieur du cou, un petit bubon peu élevé, au-dessus duquel les soies blanchissent et se hérissent.

Dans les cas où la maladie n'entraîne pas rapidement la mort, et dure jusqu'au troisième jour, on remarque, chez les animaux, une grande faiblesse du système musculaire. La queue, au lieu d'être enroulée, pend de toute sa longueur; les soies se hérissent, la température du corps varie souvent. Il y a constipation, où les excréments sont secs et marronnés, parfois coiffés. Point d'appétit ni de soif. Une chaleur considérable se répand par tout le corps; l'animal reste constamment couché, ou ne marche qu'en trébuchant. Souvent il vomit ce qu'il a mangé, ou aussi des masses jaunes. Il fouille avec impatience dans sa litière, et la jette souvent jusqu'au toit. La peau enfle, et il apparaît une éruption qui, d'abord rougeâtre, ne tarde pas à devenir noire. La respiration est courte et bruyante. On voit souvent survenir de petits ulcères gangréneux dans la gueule, et des convulsions terminent enfin la scène.

Le feu Saint-Antoine a beaucoup d'analogie avec l'angine, qui suit une marche non moins rapide : on confond souvent les deux maladies ensemble.

Le spécifique est *arsenicum*, dont on administre huit à douze doses, une toutes les dix minutes ou tous les quarts d'heure. Sur plus de 150 porcs traités par moi l'été dernier, il n'en est mort que deux : je suis même parvenu à en sauver qu'on regardait déjà comme morts. *Arsenicum* me sert aussi de préservatif, et je m'en suis presque toujours très-bien trouvé. Partout où je traite des porcs malades, je fais prendre à ceux qui ont été épargnés cette substance une fois par jour, pendant huit jours, et jamais aucun d'eux n'a été atteint.

FIÈVRE.

Il arrive quelquefois, par suite d'un refroidissement, et peut-être aussi d'autres causes, que du premier au troisième jour après avoir cochonné, la truie est prise d'une fièvre intense, avec chaleur considérable et grande soif ; les soies se hérissent, les yeux sont ternes et chassieux, la respiration devient courte et difficile, la gueule et la langue sont brûlantes ; il n'y a pas du tout d'appétit ; quelquefois il se déclare des spasmes, pendant lesquels l'animal tourne les yeux, écume et grince des dents.

Aconitum, et après lui *pulsatilla* et *belladonna* sont les moyens auxquels on doit avoir recours.

FOURBURE.

Cette maladie reconnaît pour causes ordinaires un refroidissement ou un exercice violent; mais parfois aussi elle tient à un excès de nourriture. On la reconnaît à une roideur telle des muscles qu'à peine l'animal parvient-il à se traîner. Le dos est également roide, et la gueule ne s'ouvre qu'avec difficulté. L'animal a peu d'appétit, et ne sort pas volontiers de son toit.

Quelques doses d'*aconitum*, et *bryonia* ensuite, sont les principaux moyens. On s'est bien trouvé aussi de *belladonna*, *chamomilla*, *dulcamara* et *opium*. *Nux vomica* a produit de très-bons effets dans certains cas.

FRACTURES.

Après la réduction, on donne une couple de doses d'*arnica*, puis *symphytum* à doses répétées, et l'on arrose le bandage d'eau d'arnica fréquemment renouvelée. Quinze jours au plus suffisent pour la guérison.

FUREUR.

La maladie éclate parfois à l'improviste; l'animal, après être resté dans un état d'indolence et de stupeur, se montre tout à coup agité, au point de faire des mouvements désordonnés, de se jeter la tête contre tout ce qu'il rencontre, de gratter des pieds, de se dresser le long des murailles, de mordre autour de lui, et de tourner en rond; après quoi il redevient tout à coup tranquille. On remarque en même temps un grand amaigrissement, la faiblesse de la digestion et la langue chargée.

Belladonna est spécifique; il en faut rarement plus de deux ou trois doses.

GALE.

La gale est rare, proportion gardée, chez les porcs. On la reconnaît à ce que l'animal se gratte et se frotte souvent. En y regardant de plus près, on aperçoit sur la peau de petites vésicules qui laissent échapper un liquide visqueux, et qui se couvrent ensuite d'une croûte mince ou épaisse. Les soies tombent ordinairement, ou sont usées par les continuels frottements de l'animal.

Si, comme c'est le cas le plus ordinaire, la maladie affecte la forme sèche, on emploie *sepia* et *sulphur;* dans le cas contraire, c'est à *staphysagria*, *dulcamara* et *sulphur* qu'il faut recourir.

L'éruption qu'on remarque spécialement chez les cochons de lait, lorsque la mère est trop bien nourrie, n'entraîne pas de danger par elle-même, mais elle diminue la valeur de l'animal en le faisant beaucoup maigrir. Elle survient autour de la bouche, aux yeux, qui en paraissent quelquefois enflammés, aux oreilles, et se montre sous la forme d'une épaisse croûte brune, reposant sur un fond qui suinte. Elle paraît accompagnée de prurit. Parvenue à un haut degré, elle empêche l'animal de voir.

Les spécifiques à lui opposer sont *dulcamara* et *veratrum album*, suivis d'une ou deux doses de *sulphur*, qu'on administre aussi une couple de fois à la mère.

GASTRITE.

La gastrite chez les porcs est fréquemment due aux plantes échauffantes que mangent ces animaux ; elle peut aussi dépendre d'aliments trop excitants. L'animal montre une agitation extrême, il mâche sans cesse, grogne presque continuellement, et cherche à se cacher ; il éprouve des convulsions à la bouche, d'où coule parfois de l'écume. En général aussi, il a des envies de vomir, et même quelquefois des vomissements réels. Dans certains cas, le corps entier est peu à peu frappé de paralysie.

Les moyens curatifs sont *aconitum* et *arsenicum*, alternés ensemble. *Carbo vegetabilis* a été utile aussi.

JAUNISSE.

Cette maladie, qui apparaît toujours à la suite d'une affection du foie, ne se développe que peu à peu. On la reconnaît principalement à la teinte jaune de la conjonctive oculaire, à l'absence de l'appétit, et à l'abattement notable de l'animal, qui dépérit beaucoup. Parfois aussi on remarque de la tendance au vomissement.

Les principaux moyens sont : *china, nux vomica, mercurius vivus* et *sulphur*. On pourrait également essayer *lycopodium*.

LADRERIE.

De toutes les maladies du porc, il n'en est pas qui, bien que pouvant s'étendre au corps entier, soit aussi difficile à reconnaître pendant la vie (1). Elle consiste en un développement plus ou moins considérable d'hydatides, de la grosseur d'un grain de millet à celle d'un pois, qui naissent, en plus au moins grand nombre, dans la chair et le tissu cellulaire de toutes les parties du corps, sans même excepter le cœur et le cerveau. Après la cuisson, ces vésicules se gonflent et croquent sous la dent, comme aussi quand on les coupe. Lorsqu'elles sont nombreuses, l'animal maigrit et perd l'appétit ; sa mâchoire inférieure et ses joues enflent, surtout s'il y a des hydatides sous la langue ; il grogne sourdement, et paraît faible, comme paralysé du train de derrière. La respiration est fétide, et les poils se détachent aisément ; on voit même survenir la maladie appelée *soie*. La chair est molle, le lard blanc et sans consistance ; on ne peut ni le saler, ni le fumer. Autrefois on le redoutait beaucoup, mais aujourd'hui on sait que, quoique d'un goût moins agréable, il ne peut porter aucune atteinte à la santé de ceux qui le consomment. — Comme tous les vers intestinaux, les hydatides sont le produit d'un changement maladif de l'organisme, qui se manifeste rarement chez les porcs au-dessous de deux ans, et qui semble être fréquemment héréditaire.

Les principales causes occasionnelles sont l'excès de nourriture, le défaut d'exercice au grand air et la malpropreté.

On recommande *kali carbonicum*. La cendre de bois, celle de hêtre surtout, passe pour un excellent préservatif ; on en mêle plusieurs fois par semaine une cuillerée avec les aliments.

(1) *Voy.* A. Delpech, *De la ladrerie du porc* (*Ann. d'hyg. publ.*, 1864, t. XII, p. 5 et suiv.)

LUXATIONS.

Les luxations des articulations des pieds sont assez fréquentes chez les porcs qui, après s'être engagé les pattes dans quelque fente, se livrent à des efforts violents pour les dégager.

Lorsque l'accident est de fraîche date, on le combat par *aconitum*, intérieurement et extérieurement. S'il est grave et la douleur vive dès le principe, on administre *rhus toxicodendron* et *ruta*, spécifique contre la plupart des espèces de luxations, celles surtout de la partie inférieure du pied.

OPHTHALMIE.

L'ophthalmie se voit assez souvent, chez les cochons de lait surtout : elle reconnaît pour causes, soit des lésions extérieures, soit des toits malpropres et l'entière soustraction au grand air. Les yeux sont rouges et larmoyants, les paupières rouges, gonflées et collées par du mucus ou du pus, de manière que l'animal n'y voit plus et se heurte contre tous les corps.

Si l'inflammation a été déterminée par l'introduction d'un corps étranger dans l'œil, il faut enlever ce corps et laver l'organe avec du lait tiède ou de l'eau. Une ou deux doses d'*aconitum*, suivies de plusieurs doses d'*arnica*, qu'on emploie aussi à l'extérieur, guérissent promptement le mal. Lorsque *arnica* ne suffit pas, *conium* est spécifique. Si l'inflammation dépend d'une cause interne, cas dans lequel la rougeur, la tuméfaction, la chaleur et la douleur sont communément très-considérables, on commence également par quelques doses d'*aconitum*, auxquelles on fait succéder *cannabis* et *belladonna*. *Spigelia* est aussi un remède éprouvé, surtout lorsqu'il y a en même temps une blépharite intense. L'ophthalmie dépend fréquemment d'un refroidissement, auquel cas on la combat par *bryonia*, *dulcamara* et *euphrasia*. Si, après qu'elle est dissipée, il reste du trouble à la cornée, *cannabis* et *conium* sont les principaux moyens à mettre en usage. Quand les taches ont été le résultat d'un coup ou d'autres causes mécaniques, on les combat par *cannabis* et *belladonna*, alternés ensemble, ou aussi par *conium*. Du reste, les ophthalmies sont moins communes chez le cochon que chez les autres animaux domestiques ; elles ont aussi moins de gravité, et se terminent plus heureusement, de sorte qu'il est rare de voir des porcs aveugles.

OREILLES (MALADIES DES).

Les porcs à grandes oreilles pendantes ont fréquemment, en été, ces organes atteints de gerçures, dans lesquelles les insectes déposent leurs œufs, qui donnent ensuite naissance à des larves. Celles-ci causent de vives démangeaisons à l'animal, qui secoue souvent la tête pour s'en débarrasser, et se gratte les oreilles avec ses pattes de derrière.

Dès qu'on a découvert ces larves, on les enlève avec un plumasseau d'étoupe fixé au bout d'un petit bâton, on lave l'oreille avec de l'eau tiède, et on l'humecte ensuite, à plusieurs reprises, avec *arnica*. Si des vers se sont glissés dans la conque, on les tue avec de l'huile tiède.

Les porcs sont souvent atteints aux oreilles, par suite de contusions, de tumeurs sanguines, dont on pratique l'ouverture; après quoi on enduit la plaie d'eau d'*arnica* avec la barbe d'une plume.

PHTHIRIASE.

Certains porcs sont couverts de poux, qui même percent la peau et sortent quelquefois par la gueule, le nez, les yeux. L'animal peut en être tourmenté au point de tomber dans un marasme complet, et de périr d'épuisement. Il ne fait que se gratter et se frotter. En écartant les soies, on découvre les insectes parasites, reconnaissables à leur forme particulière.

Le remède extérieur le plus efficace et le moins dangereux consiste dans l'emploi d'une pommade préparée avec une partie de graines de persil pilées et trois d'axonge. On a conseillé aussi une liqueur obtenue en faisant bouillir quatre litres de vinaigre et deux litres d'eau avec une once d'arsenic jusqu'à dissolution complète du métal : mais l'application de ce moyen exige beaucoup de prudence; il faut éviter que l'animal se lèche : il ne faut non plus jamais lui frotter le corps entier à la fois. A l'intérieur, on administre *sulphur*, et si la faiblesse est grande, *china*. On doit également veiller à la propreté, ainsi qu'à la qualité des aliments.

PLAIES.

Les plaies simples, celles qui n'intéressent que la peau et les parties sous-jacentes, n'ont jamais aucune importance chez les porcs.

On les traite extérieurement par *arnica*, et on les couvre d'un emplâtre de poix, pour empêcher les insectes d'y déposer leurs œufs. Les plaies plus profondes ne guérissent jamais sans suppurer : elles réclament alors le traitement indiqué, à l'article SUPPURATION, dans les maladies de l'espèce chevaline. Quand il y a en même temps lésion des os, *symphytum* est spécifique.

PNEUMONIE.

Les porcs qui boivent froid après s'être échauffés, qui marchent contre le vent, etc., sont sujets à être atteints d'une inflammation des poumons; on remarque alors chez eux un violent battement des flancs et une respiration courte; ils font entendre des plaintes, et portent la tête basse : le grognement est faible et enroué, l'appétit nul, la soif grande; l'animal se couche rarement; il appuie souvent son grouin sur la terre, qu'il fouille de temps en temps; une certaine roideur s'aperçoit dans ses membres de devant. Au bout de quelque temps, il cesse de grogner, reste des jours entiers étendu sans mouvement, et meurt enfin du huitième au quatorzième jour.

Une dose d'*aconitum* toutes les demi-heures, et *bryonia* au bout de trois à quatre heures, sont ici spécifiques. Quelquefois, quand on ne reconnaît pas tout de suite la maladie, qu'on la traite mal, ou qu'on la néglige, elle dégénère en pourriture, qui se reconnaît surtout à la fétidité de l'haleine et à un écoulement par le nez; l'animal reste presque constamment couché; il gémit, et sa respiration est courte. Les principaux moyens, lorsque le mal n'a pas fait trop de progrès, sont *nitrum*, et s'il échoue, *china*, à doses multiples, puis *stannum*, *phosphorus* et *calcarea carbonica*.

RAGE.

La rage éclate, chez les porcs, trois à cinq semaines ordinairement après la morsure d'un chien enragé. Elle commence en général par le défaut d'appétit, la pesanteur, l'anxiété, des convulsions, la rougeur des yeux, et un ton tout particulier du grognement, qui est rauque. Ensuite survient une sorte de fureur, pendant laquelle l'animal court en furieux de tous les côtés, fait de grands sauts, et mord tout ce qu'il rencontre. Au bout de cinq à sept jours, la respiration devient gênée ; il y a paralysie du train de derrière, et la mort arrive au milieu de convulsions. On dit n'avoir encore jamais observé l'horreur de l'eau.

Pour le traitement, qui doit être un peu plus difficile que chez d'autres animaux domestiques, consultez l'article RAGE parmi les maladies des bêtes ovines.

ROUGEOLE.

Cette maladie a pour caractère principal des taches rouges qui apparaissent en diverses parties du corps, notamment aux yeux, aux oreilles et au ventre, et auxquelles succède une desquamation furfuracée de la peau. Avant l'éruption de la rougeole, l'animal a la fièvre, il perd l'appétit, ses yeux sont rouges et chassieux. Quelquefois il y a des vomissements.

Aconitum et *pulsatilla* sont les moyens curatifs : *pulsatilla* peut aussi être employé comme préservatif contre l'infection. Si l'exanthème se dessinait mal ou rentrait, le mieux serait de recourir à *bryonia* et à *rhus toxicodendron. Nux vomica* et *bryonia* sont spécifiques contre la toux que la maladie laisse quelquefois à sa suite.

SOIE.

Cette maladie, qui est contagieuse, s'annonce la plupart du temps par une grande agitation : l'animal ne fait que grogner et se frotter partout; ses soies tombent par places, où la peau laisse ensuite suinter un liquide sanguinolent. En examinant avec plus de soin, on trouve la peau boursouflée, ecchymosée et parsemée de taches rougeâtres, bleues et brunes. Les soies encore subsistantes s'arrachent aisément; leurs racines sont gonflées, d'un rouge foncé et saignantes. L'animal est triste, mou, paresseux; il perd l'appétit, boite du train de derrière, traine ses membres postérieurs, et finit par ne plus pouvoir se tenir debout. Il a une fièvre violente, avec grande soif : sur la langue se développent des pustules; la diarrhée finit par le faire périr, si l'on ne lui donne pas des secours à temps. La maladie, souvent accompagnée du feu Saint-Antoine, doit principalement naissance au défaut d'exercice, à la corruption de l'air, à la malpropreté. Le premier soin doit être de changer le régime, de mener le porc au grand air tous les jours, et de le faire baigner.

A l'intérieur, on lui fait prendre *aconitum*, *arsenicum*, *cocculus*, *rhus toxicodendron*, *sulphur*, et de temps en temps *china*, s'il est très-faible.

SUEUR ROUGE.

Chez le porc atteint de cette maladie, diverses parties du corps, surtout la ligne médiane du dos, se couvrent d'une crasse rouge, qui finit par s'étendre sur d'autres régions ; l'animal se frotte sans cesse, perd ses soies, et maigrit.

Le remède est *dulcamara*, dont on fait prendre journellement une dose pendant sept à huit jours.

TUMEURS.

Des coups, des heurts, des chutes, des morsures, etc., font parfois naître des tumeurs plus ou moins volumineuses, qui sont fort sujettes à s'abcéder lorsqu'on n'y porte pas remède à temps.

On prévient cet effet par *arnica*, qu'il faut aussi donner à l'intérieur si la lésion est considérable.

Parmi les tumeurs qui naissent spontanément, on doit distinguer l'enflure de la tête, qui entraîne souvent la mort.

Le spécifique est *belladonna*.

TYMPANITE.

Cette maladie, souvent associée à la gastrite ou à l'entérite, reconnaît pour cause principale des aliments venteux pris en trop grande quantité. Les gaz distendent l'estomac et les intestins, au point de ballonner le ventre, qui résonne comme un tambour quand on frappe dessus. L'animal est fort agité et inquiet, il ne mange pas, et meurt si l'on ne s'empresse de le secourir.

Le spécifique est *colchicum autumnale*, dont deux ou trois doses suffisent pour dissiper tous les accidents dans l'espace d'une heure.

VOMISSEMENT.

Le vomissement, auquel certains porcs sont très-sujets, leur ôte l'appétit; il les fait maigrir, et même cause leur mort quand il dure longtemps.

Veratrum album, et dans les cas difficiles *cuprum*, sont les principaux moyens à mettre en usage contre lui. *Pulsatilla*, *arsenicum* et *antimonium* conviennent, à titre de traitement consécutif, quand il tient à la gloutonnerie ou à une affection de l'estomac.

SIXIÈME PARTIE

MALADIES DES CHIENS.

Anatomie et Physiologie. — Tous les chiens sont maigres ; ils ont le corps élevé, les jambes effilées, allongées, les pattes étroites ; la colonne vertébrale est composée de vingt vertèbres dorsales et lombaires, de trois sacrées et de dix-huit à vingt-deux coccygiennes. Le thorax est formé par treize paires de côtes : neuf vraies et quatre fausses. La clavicule est recourbée, l'omoplate mince, le bassin fort ; la tête est petite, le museau long (*fig.* 29), le nez obtus et proéminent ;

comme chez tous les animaux aux allures rapides et qui ne peuvent respirer par la bouche, les cavités nasales sont très-amples ; elles présentent de plus cette disposition remarquable que leurs surfaces se multiplient par la formation de cornets

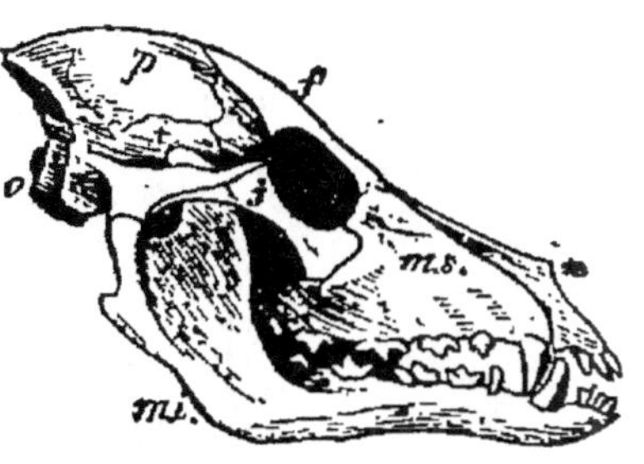

Fig. 29. — Crâne du chien, vue extérieure (*).

très-nombreux, représentant isolément de petits cônes ou des tubes semblables aux tuyaux des dentelles plissées, et par l'existence des volutes ethmoïdales qui occupent la région la plus supérieure des fosses na-

(*) *ms*, mâchoire supérieure ; *mi*, mâchoire inférieure ; *f*, frontal ; *o*, occipital ; *p*, pariétal ; *j*, jugal ou zygomatique ; *n*, os nasal. (Guibourt.)

sales (*fig.* 30) : leur nombre et leur finesse sont en raison directe de l'excellence de l'olfaction.

Le crâne est allongé ; les mâchoires surtout sont longues.

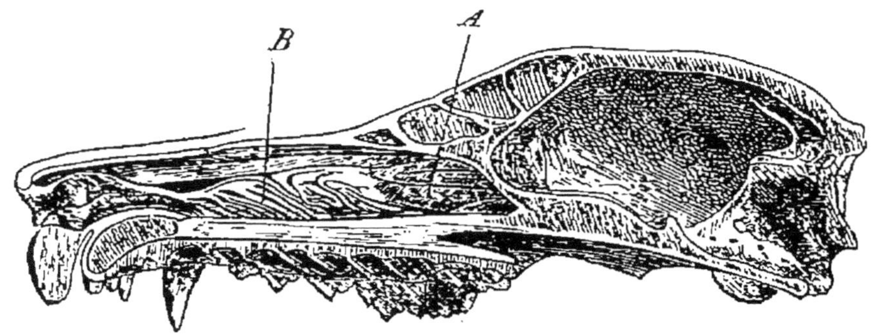

FIG. 30. — Tête du chien, coupe (*).

Les incisives caduques ou de première dentition, bien plus petites et surtout bien plus pointues que celles de remplacement, présentent cependant comme elles des lobes latéraux. Elles laissent entre elles un assez grand écartement au moment de leur éruption (*fig.* 31 et 32).

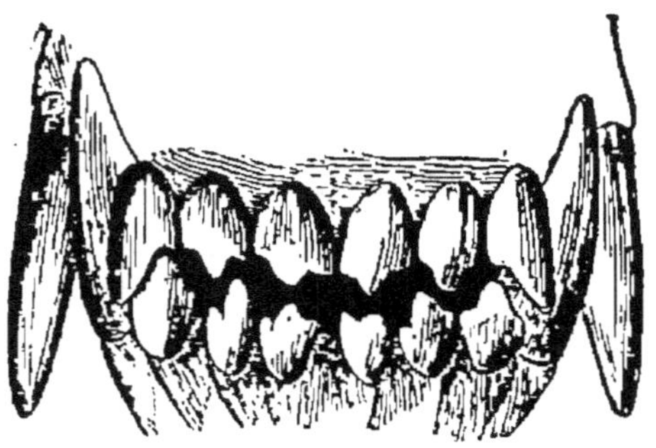

FIG. 31. — Incisives et crochets d'un chien d'un an, vue antérieure
(d'après Chauveau).

Les incisives de seconde dentition, surtout celles de

(*) A, volutes ethmoïdales ; B, masse des cornets, (G. Colin.)

la mâchoire supérieure, sont relativement grandes ;
les extérieures égalent presque les molaires en largeur, et ont en général un tubercule de chaque côté
de la partie principale de leur couronne. Les canines
sont longues, recourbées. Les fausses molaires, au

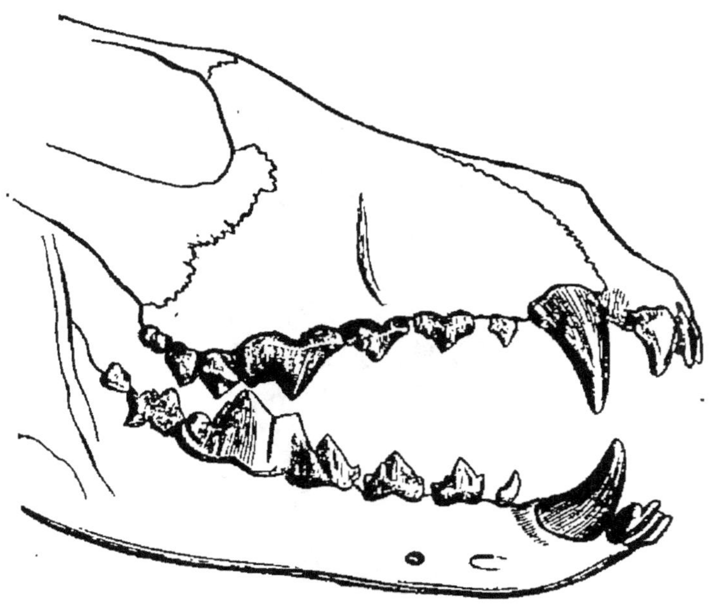

FIG. 32. — Dents du chien, vue latérale et générale
(d'après Chauveau).

nombre de trois à la mâchoire supérieure, de quatre à
la mâchoire inférieure, sont moins pointues que celles
des chats, et les vraies molaires sont des tubercules
assez mousses, propres à broyer les aliments.

Le pariétal (os large et mince qui s'incurve fortement en voûte pour former le plafond de la boîte
crânienne) se distingue chez le chien par le grand
développement des crêtes et de la protubérance parié-
tale (*fig.* 33).

Le cou est faible ; la queue est courte, souvent touffue ; chez les femelles, l'échine est incurvée.

Ils ont cinq doigts aux pattes de devant, quatre aux pattes de derrière, tous armés d'ongles forts, mais émoussés, non rétractiles.

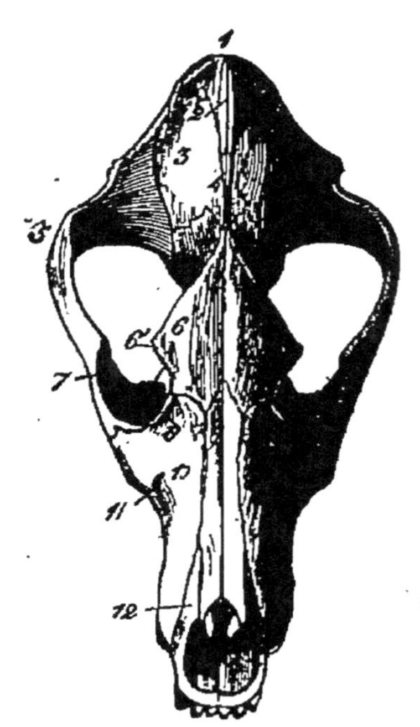

FIG. 33. — Tête du chien, vue par la face supérieure (*).

Leurs yeux sont grands et supportent mieux la lumière que ceux des chats ; leurs oreilles sont plus allongées, plus grandes que celles de ces derniers ; ils ont un plus grand nombre de mamelles pectorales et ventrales.

(*) 1, protubérance occipitale ; 2, éperon médian de l'occipital ; 3, pariétal ; 4, origine des crêtes pariétales ; 5, apophyse zygomatique du temporal ; 6, frontal ; 6', apophyse orbitaire ; 7, zygomatique ; 8, lacrymal ; 9, sus-nasal ; 10, grand sus-maxillaire ; 11, orifice inférieur du conduit sus-maxillo-dentaire ; 12, petit sus-maxillaire. (Chauveau.)

L'estomac (*fig.* 34) est arrondi ; l'intestin mesure de quatre à sept fois la longueur du corps.

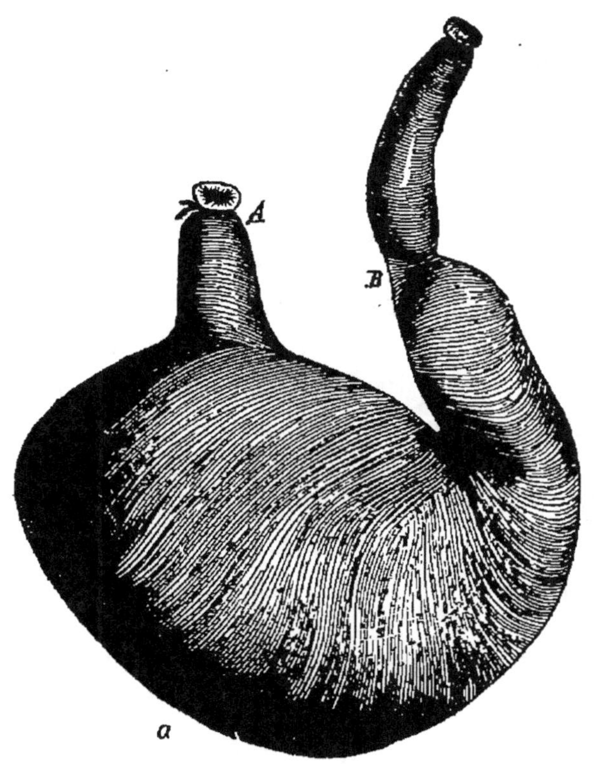

Fig. 34. — Estomac du chien (*).

Le chien (1) est un des plus utiles parmi nos animaux domestiques. On en compte un nombre infini de variétés, et il serait fort difficile de dire quelle est, à proprement parler, la souche primitive de l'espèce.

Hygiène. — Pour ce qui concerne l'élève de ces ani-

(1) *Voy.* Delabere-Blaine, *Pathologie canine, ou Traité des maladies des chiens, contenant une dissertation sur la rage, la manière d'élever et de soigner les chiens, etc.*, traduit de l'anglais, et annoté par Delaguette. Paris, 1828, in-8.

(*) A, œsophage ; B, pylore. (G. Collin.)

maux, il vaut mieux, sous tous les rapports, avoir des races pures que des races bâtardes et mélangées, qui sont généralement plus faibles, plus sujettes aux maladies, et plus exposées à contracter la rage, à cause de leur plus grande lasciveté. En conséquence, une chienne de bonne race qui entre en chaleur, doit être tenue enfermée, et il faut, si l'on veut propager l'espèce, lui chercher un mâle qui soit de la sienne. On sait que la chaleur s'annonce chez elle par la recherche des mâles, qui lui fait quitter la maison, même contre ses habitudes; les parties génitales enflent et sécrètent un liquide rougeâtre. La gestation dure neuf semaines. Pendant sa durée il faut nourrir l'animal mieux et le traiter avec plus de ménagement qu'en tout autre temps. Les chiennes de race font en général beaucoup de petits à la fois; on ne les leur laisse pas tous, parce qu'ils ne profiteraient pas et que la mère en souffrirait : trois au plus lui suffisent si elle est de petite taille, et cinq dans le cas contraire. On en laisse moins encore à la première portée : le choix doit porter sur les plus robustes, ou mieux encore être abandonné à l'instinct de la mère; pour cela, on les lui enlève, et on les dépose à quelque distance d'elle; elle vient aussitôt les trouver pour les reporter au chenil, et celui qu'elle prend le premier est ordinairement le meilleur.

Au bout de quelques jours, on place auprès des jeunes chiens un vase plat contenant du lait tiède, qu'ils boivent à volonté; mais il faut renouveler ce lait assez souvent pour qu'il ne s'aigrisse pas. Un peu plus tard, on le donne froid, et quand l'animal a pris un peu de force, on y ajoute du pain émietté, afin de le sevrer le plus tôt possible. Dès qu'il a ses dents, on lui présente des os, qui sont une nourriture très-convenable pour lui ; la viande et la graisse lui seraient nuisibles.

La nourriture du chien doit être réglée d'après le but dans lequel on l'entretient ; car le bichon demande à être nourri autrement que le dogue, et celui-ci autrement que le chien de chasse ou le chien de berger. Quoique l'espèce canine soit carnivore, et qu'à l'état sauvage elle ne vive que de chair, cette nourriture ne lui convient pas dans l'état de domesticité, où elle lui attirerait des maladies d'espèces diverses. En général, on peut prendre pour règle qu'il faut d'autant moins de viande au chien, que cet animal fait moins de mouvements au grand air. Au reste, personne n'ignore qu'on peut l'accoutumer à toutes sortes d'aliments. Ainsi, dans le Nord, il vit uniquement de poisson, et dans les îles de la mer du Sud, il ne mange guère que des végétaux. Le meilleur régime pour lui, dans nos contrées, est un mélange de matières végétales et de matières animales, dans la proportion de quatre à un. La viande gâtée ne lui nuit pas autant que la graisse et surtout les épices.

La quantité de nourriture varie suivant la taille du chien, les travaux qu'on lui impose et la saison. Le dogue en demande moins que le chien de chasse, et tous deux doivent en recevoir moins pendant l'été que durant l'hiver. Il est bon de régler l'heure de ses repas, surtout quand on le fait travailler : deux repas par jour suffisent. Le chien de chasse ne reçoit que peu de nourriture le matin, avant la chasse, parce que la plénitude de l'estomac le rend paresseux. Le meilleur moment pour son repas est le soir, au retour de la chasse.

Jamais on ne doit présenter au chien ses aliments chauds. Le mieux est de les lui donner dans un vase de bois ou de terre, qu'on lave chaque fois. Jamais non plus on ne doit lui donner plus de nourriture qu'il n'en peut prendre à la fois : c'est une très-mauvaise habitude, fort sujette à le rendre malade, que d'ajouter toujours de nouveaux aliments à ceux qu'il a laissés.

Comme la nature du chien le porte à boire beaucoup, on ne doit jamais le laisser manquer de bonne eau, surtout quand on le tient à l'attache ou renfermé ; ce serait l'exposer à la rage. Boire ne lui nuit pas quand il est échauffé, non plus que se baigner froid, car il ne transpire point par la peau, mais par la langue.

Le chenil doit être frais en été, chaud en hiver. L'animal ne doit ni coucher sur la terre humide ou sur le pavé, ni rester exposé, la nuit, au mauvais temps. Sa litière doit être sèche, douce et propre, et sa loge assez spacieuse, s'il est tenu à l'attache, pour qu'il puisse trouver du soleil en été, de l'ombre en hiver : elle doit aussi être un peu élevée au-dessus du sol, et non de plain-pied avec lui. La litière, paille ou foin, sera changée fréquemment, pour que la vermine ne s'y amasse point. Le chien aime beaucoup la propreté, et on l'y accoutume aisément.

L'exercice au grand air est absolument nécessaire au maintien de sa santé. Les chiens d'attache doivent donc être détachés quelquefois, et ceux de chambre promenés de temps en temps.

L'appétit vénérien demande une grande attention, car sa trop grande excitation et sa non-satisfaction sont une des principales causes du développement de la rage. Le chien ne s'échauffe que quand il approche d'une chienne en chaleur, et c'est pour cela que les règlements de police devraient défendre de laisser errer les femelles en rut, une seule suffisant pour mettre en émoi tous les mâles d'un canton, qu'elle ne saurait satisfaire. La chienne en chaleur étant attachée, on lui procure un mâle, ou l'on abat ses feux en lui donnant des aliments de moins ou moins nourrissants, lui procurant de l'eau à boire en quantité suffisante, et lui administrant *sabina* ou *platina*. On regarde aussi comme efficaces deux moyens domestiques qui consistent, l'un à lui faire lécher la mousse savonneuse qui provient de la barbe, l'autre à lui faire boire une émulsion de chènevis.

ABCÈS.

Les abcès proviennent de causes internes ou de causes externes. Les premiers sont rares chez les chiens qu'on fait toujours travailler, mais fort communs chez ceux d'appartements, où ils proviennent de trop grands soins, ou de trop bonne nourriture et du défaut d'exercice. Les tumeurs qu'ils constituent, et qui peuvent survenir dans toutes les parties du corps, sont plus ou moins dures, douloureuses, chaudes et enflammées; elles se terminent par résolution ou par suppuration, quelquefois par induration, et dans ce dernier cas donnent assez souvent lieu à des fongus sous-cutanés. Lorsqu'elles doivent abcéder, elles deviennent plus saillantes au-dessus de la peau; la chaleur, la rougeur et la douleur augmentent, et au milieu de la tumeur **se montre** un point ramolli, de la surface duquel les poils tombent.

Lorsque l'abcès doit naissance à une cause interne, on diminue la nourriture, on fait faire plus d'exercice à l'animal, et on le baigne souvent dans l'eau froide. La tumeur tend-elle à s'ouvrir, on favorise le travail de la nature par *mercurius vivus* ou *hepar sulphuris*, et on l'ouvre dès que la fluctuation est bien prononcée.

Quand la cause est une lésion externe, un coup, un heurt, une morsure, etc., on pratique quelques lotions avec l'eau d'*arnica*, qui ne manque jamais de tout faire disparaître en peu de temps.

AGGRAVÉE.

Les chiens, ceux de chasse surtout, qui fatiguent beaucoup, qui marchent et courent sur un sol dur, pierreux, ou sur la neige gelée, sont sujets à avoir les pattes enflées, douloureuses, écorchées, saignantes.

Quand le mal n'est pas grave, il guérit de lui-même, par le soin que prend l'animal de se lécher sans cesse, ce qui procure la résolution de la phlogose et de l'enflure. Dans le cas contraire, on lave le pied malade avec de l'eau d'*arnica*, et au besoin on administre une couple de doses d'*arnica* à l'intérieur.

ANGINE.

Comme chez tous les animaux, l'angine est une maladie fort dangereuse chez le chien, et elle tient ordinairement à ce que l'animal s'est refroidi après s'être échauffé. Elle commence par le froid aux oreilles et au museau, qui bientôt après deviennent brûlants, l'accélération des battements de cœur et la difficulté d'avaler, qui peut aller jusqu'au point que les boissons ressortent par le nez. La partie antérieure du cou, surtout à la région laryngienne, est gonflée, et il y a même aussi enflure des glandes situées sous la mâchoire et au cou. Quand la tumeur est considérable et la respiration fort gênée, il arrive assez souvent que l'animal périt de suffocation.

On administre cinq ou six doses d'*aconitum*, à une demi-heure d'intervalle, puis on attend trois ou quatre heures. Quelquefois le mal se dissipe complétement; mais souvent aussi, quoique les symptômes inflammatoires et la fièvre tombent, la gêne de la déglutition et de la respiration persiste. Dans ce cas, on fait prendre une couple de doses de *belladonna* ou de *spongia marina*, et si ces moyens n'amènent pas une complète guérison, on a recours à *hepar sulphuris*.

APHTHES.

Il survient quelquefois, dans la gorge du chien, des ulcères qui ressemblent à des aphthes, empêchent l'animal d'avaler, et lui causent plus ou moins de douleur.

Deux doses d'*aconitum*, et six ou huit heures après;

une couple de doses de *mercurius vivus,* suffisent en général pour guérir parfaitement cette maladie. S'il y a en même temps tuméfaction extérieure du cou, quelques doses de *belladonna* la font disparaître.

BRULURES.

Les chiens gourmands se brûlent quelquefois en renversant la marmite qui bout auprès du feu.

Il faut couper les poils de la partie échaudée, et humecter fréquemment celle-ci avec la forte teinture d'*urtica urens.* Au bout de douze à seize heures, tout est parfaitement guéri.

CHUTE DE LA MATRICE.

La chute de la matrice s'observe assez rarement chez les chiennes qui mettent bas.

On nettoie l'organe avec de l'eau tiède, et après s'être huilé les doigts, on le fait rentrer peu à peu. Comme l'accident tient presque toujours à une parturition difficile, et que la matrice elle-même peut avoir été blessée, il convient de pratiquer des injections d'eau d'*arnica* et de faire prendre aussi quelques doses d'*arnica*, précédées d'*aconitum*, s'il y a déjà de l'inflammation et de la fièvre.

CLAUDICATION.

Dès qu'un chien boite d'une patte, il faut examiner le pied avec soin, pour voir s'il n'aurait pas été atteint de quelque blessure. Ne découvre-t-on rien, on palpe le membre de bas en haut, surtout aux articulations, afin de trouver le point douloureux.

Si la claudication dépend d'une cause externe, on emploie l'eau d'*arnica*, et si la blessure a été profonde, qu'elle se soit étendue jusqu'à l'os, *symphytum*, toutefois, après avoir enlevé les corps étrangers, dans le cas où l'on en apercevrait. Souvent la claudication est la suite d'une luxation incomplète, c'est-à-dire d'une distension des ligaments, auquel cas la partie douloureuse est toujours un peu plus chaude que le reste du corps. Ici également on se trouve bien de l'emploi d'*arnica* à l'extérieur, et dans beaucoup de cas de celui de *ruta* à l'intérieur. Quelquefois, quand la claudication a duré longtemps, le membre commence à s'atrophier, ce dont on s'aperçoit aux épaules et aux lombes ; on peut alors essayer *arnica, china, arsenicum, sulphur, rhus toxicodendron* et *sepia*.

COLIQUE.

Le chien atteint de colique gémit et crie, il s'allonge et se resserre, tourne sa tête vers le côté et le ventre, se jette par terre et s'y roule. En général, il est constipé ; cependant la colique s'accompagne parfois aussi de la diarrhée. Elle dépend le plus souvent d'un refroidissement ou d'un excès de nourriture.

Dans le premier cas, elle cède à *aconitum* ; dans le second, *arsenicum*, précédé d'une couple de doses d'*aconitum*.

CONSTIPATION.

La constipation est plus commune que la diarrhée, chez les chiens ; on la reconnaît aux fréquents et unitiles efforts, accompagnés de gémissements et de tremblement.

Deux à trois doses de *nux vomica* la font cesser dans tous les cas.

CORYZA.

Le coryza ne s'observe que chez les chiens d'appartement, à la suite d'un refroidissement. D'ordinaire il est accompagné de toux et de l'écoulement d'un liquide muqueux par le nez. L'animal devient paresseux et perd l'appétit.

Nux vomica est le remède.

DIABÈTE.

Cette maladie, qui a pour cause une paralysie du sphincter de la vessie, et qui tient presque toujours à l'exercice trop souvent répété de l'acte vénérien, est caractérisée par la sortie involontaire de l'urine, qui s'échappe continuellement goutte à goutte, sans que l'animal prenne la posture accoutumée.

Belladonna, *ferrum* et *pulsatilla* sont les moyens curatifs.

DIARRHÉE.

Les matières liquides que rend le chien sont la plupart du temps muqueuses, et souvent mêlées de sang ; dans beaucoup de cas, leur émission est accompagnée de douleurs qui provoquent des gémissements et des cris.

Si la diarrhée provient, comme il arrive souvent, de ce que l'animal a pris trop d'aliments, de ce qu'il a mangé beaucoup de graisse, du lait aigri, des fruits, etc., on a recours à *arsenicum*, tandis qu'on emploie *chamomilla* lorsqu'elle provient d'un refroidissement. Une diarrhée légère, qui est souvent salutaire, n'exige rien autre chose que de procurer une couche chaude à l'animal.

ÉPILEPSIE.

Dans l'intervalle des accès, le chien frappé d'épilepsie semble bien portant : il mange bien, il conserve son appétit et son embonpoint. L'accès se déclare, en général, tout à coup; l'animal chancelle, puis tombe par terre, y reste couché quelque temps, gémit, râle, perd connaissance, n'entend ni ne voit, est pris de convulsions dans les pattes, et se frappe la tête. Une fois l'accès passé, il reprend peu à peu connaissance, regarde autour de lui, se relève et se secoue. Les intervalles sont plus ou moins courts. Les petits chiens d'appartement sont surtout sujets à cette maladie, tant parce qu'ils ont déjà d'eux-mêmes le système nerveux fort irritable, que parce qu'on les gêne beaucoup : cependant l'épilepsie se voit aussi parfois chez des chiens de grande taille, surtout lorsqu'ils ont éprouvé beaucoup de fatigue.

Quand l'affection est invétérée, on parvient difficilement à la guérir, ce qui arrive cependant quelquefois en donnant peu de nourriture à l'animal, évitant de l'échauffer, et ne lui permettant pas de se coucher sous le poêle allumé. La guérison s'obtient plus facilement dans le cas d'épilepsie récente. *Aconitum* immédiatement après l'accès, *belladonna* ensuite, et *stramonium* si la maladie se reproduit, tels sont les moyens sur lesquels on doit le plus compter. Si l'épilepsie a été causée par des aliments poivrés, qu'on accuse de lui donner souvent naissance, on la combat par *cina*. Quelques doses de *camphora* sont propres, dit-on, à prévenir le retour des accès.

ÉPONGE.

C'est une tumeur sous-cutanée, arrondie ou oblongue, médiocrement dure, non douloureuse, tantôt mobile et tantôt adhérente aux parties voisines. Elle se développe dans toutes les régions du corps, atteint parfois un volume considérable, et doit naissance, la plupart du temps, à des violences extérieures, contusions, morsures, coups, heurts, etc.

Au début, on lui oppose *arnica*, tant à l'intérieur qu'à l'extérieur ; plus tard, *causticum* en est le spécifique. J'ai employé avec succès *dulcamara*, dans un cas où elle était survenue à la suite d'un refroidissement.

FAIM CANINE.

Le chien atteint de cette maladie montre un appétit excessif, qu'on ne peut satisfaire ; cependant au lieu de profiter, il maigrit ; mais, du reste, il ne présente aucun symptôme de maladie.

Pulsatilla et *nux vomica* sont les moyens à mettre en usage. La faim canine dépend quelquefois de la présence de vers, auquel cas conviennent *china* et *silicea*.

FIÈVRE INFLAMMATOIRE.

La fièvre inflammatoire accompagne toujours une phlegmasie interne ou externe, soit l'inflammation d'un viscère thoracique ou abdominal, soit une plaie et une lésion extérieures. Dans ce dernier cas, on la désigne sous le nom de fièvre traumatique. Les principaux symptômes sont la dureté et la fréquence du pouls, l'accélération de la respiration; l'animal tire la langue, et boit souvent ; ses yeux sont rouges, gonflés et pleins d'eau; tout son corps est plus chaud que de coutume; il regarde souvent, et d'un air inquiet, le côté malade, éprouve de la peine à se coucher, et change fréquemment de position.

Aconitum est toujours indiqué alors; on le répète d'autant plus que la fièvre a davantage d'intensité dès le principe. Cependant il ne suffit pas toujours, et l'on est parfois obligé de recourir aux moyens réclamés par l'inflammation spéciale existante. *Aconitum* et *arnica* sont les remèdes de la fièvre traumatique.

FIÈVRE PUTRIDE ET NERVEUSE.

Cette maladie est caractérisée par la prostration des forces ; les battements du cœur sont à peine sensibles : il y a grande soif, défaut d'appétit, agitation, chaleur à la tête, trouble des yeux, aboiements, hurlements et gémissements, convulsions, odeur très-fétide de la transpiration et des excréments. L'issue est souvent mortelle.

Les causes principales sont l'échauffement, des efforts considérables, l'abus de la viande gâtée, l'usage de la chair d'animaux morts d'une maladie maligne.

On procure au chien une couche fraîche, on lui donne à boire de bonne eau, et on lui administre une dose de *natrum muriaticum*, qu'on peut répéter à de longs intervalles, et à laquelle on fait succéder quelques doses de *china*.

FOURBURE.

C'est une maladie dans laquelle le chien, soumis à un refroidissement après s'être échauffé beaucoup, devient tout à coup si roide, que souvent il ne peut pas même changer de place.

Les moyens curatifs sont *aconitum* et *bryonia*, et quand l'accident a été précédé d'une grande fatigue, *rhus toxicodendron*.

FRACTURES.

Les fractures simples des jambes sont très-faciles à guérir chez les chiens jeunes et vigoureux : il suffit de pratiquer la coaptation, d'appliquer des attelles et de visiter souvent le bandage, afin qu'il ne se dérange pas, sans quoi le membre pourrait guérir, mais rester de travers ou plus court que les autres.

Les fractures comminutives, ou celles de plusieurs os à la fois, compromettent en général la vie à tel point qu'on aurait la plupart du temps tort d'y consacrer des soins, du temps et de l'argent. Le bandage appliqué, on l'imbibe de *symphytum*, qu'on fait prendre aussi à l'intérieur. Cependant il vaut mieux administrer *arnica* le premier jour, pour écarter la fièvre traumatique.

FURONCLES.

Le chien est plus sujet qu'aucun autre animal domestique aux furoncles, qui naissent dans toutes les régions du corps, sous la forme de tumeurs rondes, dures, rouges et très-douloureuses, dont le centre est fort élevé, et qui d'ordinaire passent à la suppuration.

On les ouvre, par une incision, quand le milieu est bien ramolli; on exprime le pus, et l'on prévient le retour de la maladie en administrant pendant quelques jours *nux vomica* à l'intérieur.

GALE.

On distingue, chez le chien, la *gale ordinaire* ou *sèche*, et la *gale grasse*. La première, qui siége surtout au dos, s'accompagne d'un prurit violent: la peau est rouge, couverte d'écailles et d'excoriations, et elle sécrète un liquide rougeâtre qui corrode les racines des poils. La seconde survient après une enflure et une rougeur de la peau, avec sécrétion de matière épaisse, puriforme, et formation d'ulcères lardacés et de croûtes épaisses.

On recommande surtout *mezereum, staphysagria, sulphur* et *lycopodium*. Dans quelques cas, *sulphur* a produit de bons résultats. J'ai employé sans succès *scabiesinum*.

GASTRITE.

Suite fréquente des refroidissements, des indigestions et de l'ingestion de substances nuisibles, surtout de poisons, la gastrite a pour symptômes ceux de la fièvre inflammatoire, et en outre des douleurs très-vives, qui augmentent quand on appuie sur le ventre; celui-ci, dans certains cas, est ballonné et dur; l'animal vomit, et il est constipé.

On emploie alternativement *aconitum* et *arsenicum*, celui-ci quand il y a diarrhée; *nux vomica*, dans le cas

de constipation ; *pulsatilla,* lorsque l'animal a mangé
avec excès des corps gras.

HÉMORRHAGIE.

Les chiens perdent quelquefois du sang par le nez,
la gueule ou l'anus, surtout lorsqu'ils ont couru longtemps contre le vent, ou en montant, mais principalement à la suite d'une violence extérieure. La cause
occasionnelle doit toujours être prise en considération
dans le traitement.

Après une longue course, une dose d'*aconitum* suffit
presque toujours ; mais à la suite d'une violence extérieure, il faut administrer *arnica,* tant à l'extérieur
qu'à l'intérieur. Des lavements à l'eau d'*arnica* conviennent lorsque le saignement par l'anus dépend d'un
os que l'animal a avalé.

HYDROPISIE.

L'ascite et l'hydrothorax ne sont pas des phénomènes insolites chez le chien, tandis que cet animal
offre rarement des exemples d'anasarque. L'hydropisie de poitrine se reconnaît surtout à la gêne extrême de la respiration, accompagnée fréquemment de
toux ; et l'ascite, à la fluctuation qu'on sent en frap-
pant du plat de la main sur l'un des côtés du ventre,
l'autre main étant appuyée du côté opposé.

China et *arsenicum* sont les moyens qu'on doit essayer contre ces deux maladies.

LIPPITUDE.

La lippitude est commune chez le chien. On la

rencontre comme symptôme d'une maladie interne, ou par suite d'une nourriture trop succulente, animale surtout, ou par l'effet du défaut d'exercice et du séjour continuel à la maison.

Dans le premier de ces trois cas, il faut aller à la recherche de la maladie, et la combattre par les moyens appropriés.

Dans le troisième, on fait faire journellement de l'exercice à l'animal, et on lui lave fréquemment les yeux avec de l'eau fraîche.

Dans le second, l'abstinence et un régime moins succulent sont les moyens à mettre en usage. A l'intérieur, on recommande *pulsatilla*, *ledum* et *nux vomica*, cette dernière surtout lorsque l'œil est en même temps sensible à la lumière. *Sulphur* produit aussi de bons effets dans la plupart des circonstances. En général, la lippitude est la conséquence d'une autre maladie de l'œil, notamment de l'ophthalmie; il faut alors l'attaquer par *cannabis*, *conium*, *euphrasia* et *causticum*.

LUXATIONS.

Les luxations réclament de prompts secours chez les chiens. On tient la partie continuellement humectée d'eau d'*arnica*, et l'on administre aussi *arnica* à l'intérieur. S'agit-il d'une luxation de l'articulation du pied, *ruta* est spécifique.

MALADIE DES CHIENS.

Tous les chiens portent en eux le germe de cette maladie, dont quelques-uns même sont atteints jusqu'à deux fois, et qui, d'ordinaire, se manifeste d'abord par des convulsions, de la faiblesse, l'abattement et une diminution plus ou moins prononcée de l'appétit. Cependant l'accès ne commence pas toujours de la même manière. Souvent le premier symptôme de la maladie est une violente diarrhée ; dans d'autres cas, on voit survenir tout à coup des convulsions ; la plupart du temps, il y a amaigrissement progressif, et de temps en temps un peu de toux. Peu à peu les yeux et le nez deviennent plus humides que de coutume, ou bien il en découle une petite quantité de liquide aqueux, qui s'épaissit bientôt, et colle les paupières ou obstrue les narines. Le cours de la maladie n'est pas moins sujet à varier que son début. Quelquefois elle attaque principalement la tête, et se dénote alors par de fréquents éternuments, le larmoiement, un écoulement nasal et autres symptômes d'un grand refroidissement. Ailleurs, elle sévit sur la poitrine, et une toux brève, plus ou moins fatigante, précède le larmoiement et le flux nasal. Chez d'autres chiens encore, elle porte son action sur les membres postérieurs, et se signale par une faiblesse du train de derrière, qui augmente peu à peu, au point que l'animal peut à peine se traîner ; cette sorte de paralysie, quoique fort commune, n'arrive guère cependant qu'après les autres symptômes, et on ne la remarque presque jamais chez les chiens qui ont atteint un certain âge. Enfin, parfois, le corps entier tombe dans un état spasmodique, qui tantôt laisse à sa suite un état de paralysie ou des convulsions dans les membres, tantôt détermine des contractures. La maladie marche rapidement, ou lentement, et est fort contagieuse ; cependant sa violence varie suivant les races, et elle est plus longue chez les races pures.

Les remèdes à lui opposer sont *kali carbonicum*, et ensuite *rhus toxicodendron ;* toutefois on peut débuter par ce dernier, surtout lorsque les convulsions ont envahi un grand nombre de parties à la fois. *Belladonna* et *cocculus* ont aussi rendu de bons services dans certains cas. *Nux vomica* convient contre la constipation, qui existe presque toujours, accompagnée du défaut d'appétit et de vomissements.

MÉTÉORISME.

Le météorisme survient de préférence chez les chiens voraces et qui n'ont pas les facultés digestives très-robustes. Si, en même temps, les aliments ne sont pas de bonne qualité, l'animal devient parfois comme un tambour.

Souvent il suffit, pour le guérir, de lui faire faire une promenade un peu longue. Si ce moyen échoue, on a recours à *colchicum autumnale*, suivi d'une ou deux doses d'*arsenicum*. Quand il reste ensuite de la constipation, on administre *nux vomica*. Si *arsenicum* ne rétablit pas complétement l'appétit, on donne *antimonium crudum*.

ŒSOPHAGE (CORPS ÉTRANGERS DANS L').

On reconnaît aux symptômes suivants qu'un os, un cartilage, etc., se sont arrêtés dans l'œsophage d'un chien : immédiatement après avoir mangé, l'animal se met à tousser, il est inquiet, gémit, semble chercher du secours, et ne peut avaler; ses yeux sont rouges et saillants ; il s'écoule beaucoup de mucosités par sa gueule et son nez.

On lui introduit un peu d'huile dans la gorge, et on

lui bouche la gueule et le nez jusqu'à ce qu'il tousse, ou bien on lui ouvre la gueule autant que possible, et l'on y verse de l'eau chaude jusqu'à ce qu'il vomisse. Si ces moyens ne suffisent pas, on cherche à pousser le corps étranger dans l'estomac, à l'aide d'une baleine ou d'une petite baguette de saule garnie d'une éponge trempée dans l'huile. Quand l'œsophage a été blessé, on fait prendre, deux fois par jour, une cuillerée d'eau contenant deux à trois gouttes de teinture d'*arnica*, et pendant quelques jours on ne donne que du lait et de la soupe pour toute nourriture.

OPHTHALMIE.

L'œil est rouge, tuméfié, larmoyant ; l'animal ne l'ouvre pas du tout, ou ne l'ouvre qu'à demi. Si l'on écarte violemment les paupières, on trouve l'organe plus ou moins rouge et trouble. L'ophthalmie est *aiguë* ou *chronique*. La première a des symptômes plus intenses, et entraîne souvent la perte de la vue, surtout quand on l'abandonne à elle-même ou qu'on la traite mal. Dans la seconde, c'est généralement moins l'œil que les paupières, et surtout leurs bords qui souffrent.

Les causes sont *externes* ou *internes*. Parmi les causes externes se rangent la chaleur, la poussière, les coups, les heurts, les morsures; parmi les autres, une nourriture trop succulente, la pléthore, l'obésité, le défaut d'exercice, etc. L'ophthalmie attaque de préférence les chiens jeunes ou âgés.

Si l'animal a été trop bien nourri et trop peu exercé, on le met à la diète, ou du moins on ne lui donne pas de viande, on le fait promener, et on le loge dans un endroit frais. Dans le cas d'ophthalmie chronique, on administre à l'intérieur, d'abord quelques doses d'*aconitum*, puis *euphrasia*. Si ce dernier moyen ne suffit pas, on administre *conium*, et dans le cas où celui-ci échouerait, *cannabis*. L'ophthalmie chronique réclame surtout *sulphur*, indépendamment d'un bon régime. Lorsque la maladie résulte d'une violence extérieure, on emploie *arnica*, tant à l'intérieur qu'à l'extérieur.

OREILLES (MALADIES DES).

Deux maladies des oreilles sont assez fréquentes chez les chiens, la *surdité* et l'*otite*.

La *surdité* est souvent causée par du cérumen endurci.

Il faut alors couper les poils, ramollir le cérumen avec de l'eau de savon tiède, et l'enlever ensuite avec une curette. Si le chien est âgé, la surdité dépend de causes diverses difficiles à découvrir, ce qui la rend presque toujours incurable. On peut toutefois essayer *belladonna* à l'intérieur.

L'*otite* est due tantôt à des insectes qui ont pénétré dans l'oreille, tantôt à une cause rhumatismale.

Le chien se plaint et hurle, il se frotte l'oreille avec la patte de derrière, il est inquiet et agité, il réclame l'assistance de son maître. On examine l'oreille au soleil, et si l'on y découvre des insectes, on cherche à les extraire ou à les faire périr avec de l'huile. Si l'on n'en aperçoit pas, la maladie dépend d'une autre cause.

On tient l'animal plus chaudement que d'habitude, et on lui administre *dulcamara*, *nux vomica* ou *belladonna*. On se trouve bien quelquefois d'insinuer de l'eau tiède à laquelle on a ajouté deux gouttes d'opium.

Les chiens de chasse sont parfois atteints aux oreilles d'*ulcères rongeants* qui finissent par détruire le pavillon.

Ces ulcères reconnaissent pour cause, tantôt une lésion extérieure, tantôt un mal interne, assez souvent aussi l'excès de nourriture et de repos, parfois la faiblesse qui accompagne l'âge avancé.

On a recommandé *carbo vegetabilis*. J'ai employé avec succès quelques doses d'*arsenicum*, suivies de *sulphur*. Des expériences récentes sembleraient établir l'efficacité d'*aranea diadema* en pareil cas.

OZÈNE.

Les ulcérations du nez ne sont pas aussi communes chez les chiens que chez les autres animaux domestiques ; mais on ne doit pas les négliger, parce qu'elles pourraient porter atteinte au sens de l'odorat, ou même l'abolir.

Mercurius vivus et *arsenicum* sont les meilleurs moyens à leur opposer. On emploie *arnica*, à l'extérieur et à l'intérieur, quand l'ulcère a été causé par une lésion extérieure.

PIEDS (LÉSIONS DES).

Souvent les chiens s'introduisent dans le pied un clou, une épine, un morceau de verre, etc., ce qui les fait boiter.

On enlève sur-le-champ le corps étranger, en débridant la plaie, s'il est nécessaire, et l'on emploie à l'extérieur l'eau d'*arnica*, qui procure la guérison en peu de temps.

PLAIES.

Les plaies légères guérissent d'elles-mêmes, surtout quand la langue du chien peut y atteindre pour les lécher.

Lorsqu'elles sont considérables, on les traite extérieurement par l'eau d'*arnica*, et au besoin on administre une couple de doses d'*arnica* à l'intérieur.

PNEUMONIE.

La pneumonie est toujours l'effet d'un refroidissement éprouvé par l'animal après qu'il s'est échauffé.

Elle a pour symptômes ceux de la fièvre inflammatoire, savoir : froid, chaleur, pouls dur et fréquent, accélération de la respiration, battement des flancs, grande soif, chaleur à la peau, aux oreilles et à la tête, rougeur et larmoiement des yeux, etc.; l'animal tousse, il regarde souvent et avec inquiétude sa poitrine, il a de la peine à se coucher et il change souvent de position.

Une couple de doses d'*aconitum*, suivies de *bryonia*, procurent généralement la guérison en très-peu de temps.

PTÉRYGION.

Les chiens, tant jeunes que vieux, sont fréquemment atteints de cette maladie.

Chez les jeunes, la mère la guérit souvent en léchant l'œil de son petit ; mais chez les animaux avancés en âge, elle se montre opiniâtre et rebelle aux moyens les plus éprouvés. On recommande contre elle *cannabis, conium, causticum, euphrasia* et *sulphur*. Le ptérygion succède en général à l'ophthalmie, et réclame alors le traitement qui convient à cette dernière. Lorsqu'il dépend de la variole, ce qui n'est pas rare, on emploie avec succès *belladonna* et *sulphur*.

RAGE.

Les phénomènes et les symptômes de la rage varient beaucoup, chez les chiens, suivant la race, l'âge, le tempérament, etc. On distingue deux formes principales de cette maladie, la *rage proprement dite* et la *rage mue* (1).

La rage proprement dite s'annonce d'abord par un changement notable dans les allures du chien, qui paraît ou plus vif et plus irritable, ou triste et comme appesanti. Il s'y joint la plupart du temps une agitation particulière, périodique, qui ne permet pas à l'animal de rester en place, et augmente parfois au point de lui faire abandonner la maison pour errer au loin. Pendant presque toute la durée de la maladie, il reconnaît son maître, et il lui obéit, surtout dans les commencements. Toutefois la docilité diminue avec les progrès du mal, quoique jamais elle ne fasse place à une désobéissance continuelle. Dans la plupart des cas, l'appétit se perd tout à fait dès le principe; quelques chiens mangent bien encore un peu de soupe, mais aucun ne prend d'aliments solides : toutefois ils

(1) *Voy.* sur la rage : Bouley, *Rapport sur la rage* (*Bull. de l'Acad. de méd.*, 1863, t. XXVIII, p. 702, et *Ann. d'hyg.* Paris, 1863, 2ᵉ série, t. XX, p. 168. — Brehm, *La vie des animaux illustrée. Les mammifères.* Paris, 1869, t. 1ᵉʳ, p. 352.

dévorent toutes sortes de choses non alimentaires, du bois, du cuir, de la laine, de la paille, même leurs propres excréments ; ils boivent dans toutes les périodes de la maladie, ne témoignent pas d'hydrophobie, et rejetent l'eau quand ils ne peuvent plus l'avaler.

Un symptôme constant est un changement particulier de la voix, qui devient plus aiguë ou plus grave, mais toujours un peu rauque et désagréable. L'aboiement d'un chien enragé ne consiste pas en émissions de voix bien distinctes, et qui se succèdent avec rapidité, mais en une émission suivie d'un court hurlement ; il tient le milieu, pour ainsi dire, entre l'aboiement et le hurlement. L'envie de mordre, qui existe chez la plupart des chiens enragés, n'est pas continuelle ; elle se montre par moments, et à des degrés divers, qui dépendent du tempérament de l'animal. Sans commencer par aboyer, l'animal se jette sur les objets qu'il rencontre, d'abord sur les chats, puis sur les autres chiens, et en dernier lieu sur les hommes : il n'épargne ni les corps inertes, ni son propre maître et fréquemment il happe l'air, comme s'il voulait prendre des mouches. Quant à son aspect, il est d'abord peu ou point changé ; plus tard les yeux rougissent, ils se ferment et s'ouvrent alternativement ; à une époque plus avancée encore, ils sont troubles, ternes et comme couverts de poussière ; jamais ils ne sont étincelants. Parfois la peau se plisse sur le front, ou bien la tête enfle ; toujours il y a rapide amaigrissement. Il faut que la rage soit fort avancée, pour que le chien tienne sa queue pendante, comme il fait dans toutes les maladies graves ; il finit par devenir faible et pour ainsi dire paralysé du train de derrière, tandis qu'au début, quand il a encore de la vigueur, il porte sa queue comme à l'ordinaire, et ne diffère en rien, pour l'allure, d'un chien bien portant.

La rage mue détermine, sous le rapport de la conduite, du défaut d'appétit, de la boisson, de la voix et de l'envie de mordre, des phénomènes semblables à ceux de la rage proprement dite, mais avec les modifications suivantes : la mâchoire inférieure est pendante et comme paralysée dès le début de la maladie, de sorte que l'animal ne peut presque pas avaler de liquide, et que la salive lui coule continuellement de la gueule; parfois aussi il tient la langue pendante entre les dents. Il mord donc moins que dans la variété précédente; mais il n'en est pas moins à redouter, parce que, quand on l'irrite, il peut recouvrer pour un instant la faculté de fermer la gueule et par conséquent de mordre.

Il y a encore quelques symptômes qu'on a faussement attribués à la rage. Ainsi on prétend que les chiens ne deviennent enragés qu'en été, surtout pendant les jours caniculaires; mais la maladie éclate dans toutes les saisons, et quel que puisse être le temps. On veut que les chiennes et les chiens coupés ne contractent pas la rage; si le fait est problématique en ce qui regarde la rage spontanée, du moins ne laisse-t-il aucune place au doute en égard à celle qui se communique par morsure. L'hydrophobie a été donnée comme un signe de la rage; mais l'expérience a parfaitement établi qu'un chien enragé, même à un degré très-avancé, n'a point peur de l'eau, qu'il boit, qu'il se met même à nager. Il n'est pas vrai non plus que la bouche se couvre de bave : ce phénomène n'a lieu que dans la rage mue. Il est faux que le chien enragé porte toujours la queue entre les jambes : d'a-

bord ce signe n'existe pas dans les premiers temps de
la rage ; ensuite on l'observe dans beaucoup d'autres
maladies, et en général chez tous les chiens qu'on
chasse ou qu'on effraye. Le chien enragé court toujours, dit-on, en ligne droite : c'est encore une erreur,
car lorsque l'animal n'est pas poursuivi, il change
de direction, comme tout autre, et se porte vers les
objets qui l'attirent. Les autres chiens le fuient, à ce
qu'on assure ; mais il est de fait que les chiens d'une
localité attaquent le chien enragé étranger au lieu qu'ils
habitent. On prétend enfin qu'un chien bien portant
a de la répugnance pour la bave d'un chien enragé ;
mais l'expérience a prouvé qu'ayant faim il mange
avidement la viande imprégnée de cette bave.

Quant à la cause, la rage peut être spontanée ou
communiquée. La première doit principalement naissance au défaut de soins, au manque de bonne eau,
surtout dans les temps chauds, à l'influence d'une
chaleur et d'un froid intenses, et à la non-possibilité
de satisfaire l'appétit vénérien. L'autre ne se développe que par l'inoculation de la bave à la suite d'une
morsure. Dans ce dernier cas, elle n'éclate jamais
avant le neuvième jour, et elle peut survenir beaucoup plus tard.

Aucun des moyens qu'on a proposés pour prévenir
le développement de la rage n'a d'efficacité. C'est une
grande folie que d'exciser le ligament cartilagineux
situé sous la langue : on ne fait par là que mutiler
l'animal, et le rendre presque incapable de boire. Il
faut lui faire prendre chaque jour une dose de *belladonna*, et s'il a été mordu, arroser fréquemment la
plaie avec de l'eau contenant quelques gouttes d'extrait de belladone. On peut essayer à l'intérieur *hy-*

drophobinum, conseillé par Hering (1). Le mieux, quand la rage est déclarée, est de tuer l'animal, pour éviter des malheurs.

RÉTENTION D'URINE.

Quoiqu'il soit dans la nature du chien d'émettre son urine plus souvent que ne le fait aucun autre animal, il lui arrive quelquefois de n'y pouvoir pas parvenir, du moins sans douleurs, ce qui se voit surtout dans le cas de néphrite ou à la suite d'un coup reçu sur la région lombaire.

Une couple de doses d'*aconitum*, auxquelles on fait succéder *cantharides*, le guérissent en très-peu de temps. S'il y a eu lésion de la région lombaire, c'est à *arnica* qu'il faut recourir.

RHUMATISME.

Le rhumatisme, qui attaque surtout les chiens de chasse et ceux d'appartement, se manifeste par la manière dont l'animal boite d'une patte, qu'il traîne ou tient levée en marchant, faisant entendre des plaintes ou des hurlements lorsqu'il la pose par terre. En examinant le membre avec soin, on n'y découvre aucune lésion; mais les articulations sont, la plupart du temps, un peu enflées et chaudes, et assez souvent même il y reste du gonflement après que l'accès est dissipé.

Un refroidissement est la cause la plus ordinaire de cette maladie.

(1) Hering, *Médecine homœopathique domestique.* Paris, 1867, page 256.

Il faut tenir l'animal chaudement, le mettre à l'abri des intempéries du temps, et lui retrancher toute nourriture animale. *Bryonia* et *dulcamara* sont les moyens internes les plus efficaces; si le mal est invétéré, on les fait alterner avec *nux vomica*.

SPASMES.

Les chiens sont souvent atteints de convulsions dans les membres, ordinairement à la suite de la maladie.

On emploie alors *anacardium*, *platina* et *spigelia*. Fréquemment aussi ils sont pris tout à coup de crampes en marchant ou en courant, poussent des plaintes, hurlent et lèvent leurs pattes. La crampe cède bientôt à des frictions avec la main ou un morceau de drap. On en prévient le retour par *cocculus* et *ipecacuanha*.

TOUX.

Les chiens bien nourris sont assez fréquemment pris d'une toux sèche et pénétrante, surtout lorsqu'ils exécutent des mouvements ou mangent des choses froides, et, dans beaucoup de cas, s'ils sont avancés en âge, la maladie dégénère en asthme.

Comme elle paraît avoir l'obésité pour cause, du moins très-souvent, il faut diminuer la nourriture et faire prendre de l'exercice.

A l'intérieur, on donne *antimonium crudum*; s'il ne s'ensuit pas une prompte amélioration, et que la toux semble venir du fond de la poitrine, on a recours à *nitrum*.

VARIOLE.

Commune surtout chez les jeunes chiens, la variole est contagieuse. L'animal malade témoigne une grande agitation, sa respiration est sensiblement gênée; puis, ordinairement au troisième ou quatrième jour, on voit paraître sur le ventre de petites taches, semblables à des piqûres de puces, qui, saillantes au-dessus de la peau, augmentent peu à peu de hauteur, pâlissent au centre, et conservent une auréole rouge. Peu à peu elles s'emplissent d'un pus jaunâtre, puis s'affaissent, et forment une pustule qui se dessèche au bout d'un laps de temps plus ou moins long. Le nez, d'abord sec et chaud, devient frais et humide, et l'appétit renaît. Quand la variole suit cette marche simple, l'art ne doit pas intervenir; mais si les taches ont une teinte plus foncée, qu'elles ne s'élèvent pas au-dessus de la peau, qu'elles se confondent ensemble, la maladie n'est plus bénigne, et fort souvent elle entraîne la mort : l'animal a le nez chaud, il respire avec peine en tirant la langue, il recherche la chaleur, il ne mange pas, mais il boit beaucoup, et ordinairement aussi il est atteint de rétention d'urine et de constipation.

S'agit-il d'un jeune chien, le mieux est de le tuer avant qu'il infecte les autres, car presque toujours il est perdu. L'animal est-il âgé, on lui donne alternativement *toxicodendron* et *arsenicum*, après quoi on termine le traitement par *dulcamara*.

VERRUES.

Les verrues ne sont pas communes chez les chiens.

Le meilleur moyen de les détruire est la ligature. Si elles sont déchiquetées, suintantes, saignantes, on les humecte avec la forte teinture de *thuja*.

VERS.

Aucun animal domestique n'est autant tourmenté que le chien par les vers, ascarides, lombrics et tænia.

Les moyens à employer sont les mêmes que pour le cheval. (*Voyez* page 238.)

VERTIGE.

Les chiens trop bien nourris et pléthoriques sont quelquefois pris de vertige ; ils chancellent en marchant, ou même se laissent tomber, restent habituellement couchés, et ne mangent pas ; leur gueule est chaude, leurs yeux sont fixes, saillants et brillants.

On les guérit par quelques doses d'*aconitum*, auxquelles succède *belladonna*.

VOMISSEMENT.

Rien n'est plus commun que le vomissement spontané chez les chiens ; il a lieu toutes les fois que l'animal mange trop, et ne porte alors aucune atteinte à sa santé, de sorte qu'on n'a point à s'en inquiéter.

S'il durait trop longtemps, on administrerait *coculus ;* l'existence simultanée de la diarrhée exigerait *veratrum*, et si la guérison n'allait pas vite, *cuprum*.

FIN.

TABLE DES MATIÈRES.

FIN DE LA TABLE DES MATIÈRES.

TABLE ALPHABÉTIQUE

DES MATIÈRES.

Paris. — Imprimerie de E. MARTINET, rue Mignon, 2.